本书受以下项目资助：
国家重点研发计划（2018YFC1704100、2018YFC1704102）、
广东省中医证候临床研究重点实验室（广东省科技计划项目 No. 2017B030314166）、
王小云全国名老中医药专家传承工作室建设项目（国中医药人教发〔2016〕42 号）、
广东省中医院岭南妇科流派传承工作室项目（中医二院〔2013〕233 号）

望诊心悟

主　编　王小云

副主编　黄旭春　聂广宁　叶润英
　　　　杜巧琳　冯　璇

编　委（按姓氏笔画排序）

王小云　王吉菊　叶润英　冯　璇　冯大宁
成芳平　朱　敏　朱静妍　任晋洪　刘　建
杜巧琳　陈　玲　饶玲铭　骆赟韵　聂广宁
黄旭春　黄梓燕　曹晓静　曾玉燕　黎霄羽

人民卫生出版社
·北京·

图书在版编目（CIP）数据

望诊心悟 / 王小云主编. —北京：人民卫生出版
社，2022.7

ISBN 978-7-117-33029-9

Ⅰ.①望… Ⅱ.①王… Ⅲ.①望诊（中医） Ⅳ.
①R241.2

中国版本图书馆 CIP 数据核字（2022）第 058061 号

人卫智网	**www.ipmph.com**	医学教育、学术、考试、健康， 购书智慧智能综合服务平台
人卫官网	**www.pmph.com**	人卫官方资讯发布平台

望诊心悟
Wangzhen Xinwu

主　　编：王小云
出版发行：人民卫生出版社（中继线 010-59780011）
地　　址：北京市朝阳区潘家园南里 19 号
邮　　编：100021
E - mail：pmph @ pmph.com
购书热线：010-59787592　010-59787584　010-65264830
印　　刷：廊坊一二〇六印刷厂
经　　销：新华书店
开　　本：710×1000　1/16　印张：16
字　　数：267 千字
版　　次：2022 年 7 月第 1 版
印　　次：2022 年 8 月第 1 次印刷
标准书号：ISBN 978-7-117-33029-9
定　　价：98.00元

打击盗版举报电话：010-59787491　E-mail：WQ @ pmph.com
质量问题联系电话：010-59787234　E-mail：zhiliang @ pmph.com
数字融合服务电话：4001118166　E-mail：zengzhi @ pmph.com

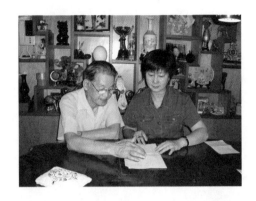

2004年，王小云教授与导师"国医大师"路志正教授合影

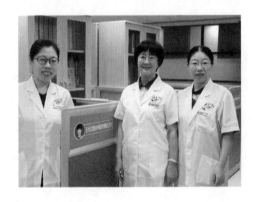

2016年，王小云教授入选国家中医药管理局"2016年全国名老中医药专家传承工作室建设项目专家"，与弟子合影

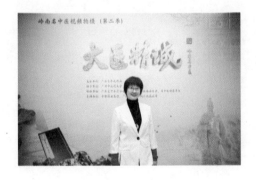

2020年，王小云教授受广东省中医药局邀请参加"岭南名中医"视频拍摄

主编简介

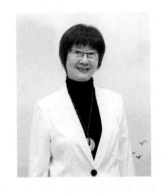

王小云，女，广东省名中医，二级教授、主任医师、博士研究生导师、博士后协作导师，首届国医大师路志正教授学术传承人，第五、七批全国老中医药专家学术经验继承工作指导老师，全国名老中医药专家传承工作室指导专家，广东省教学名师，广州中医药大学重点学科中医妇科学学科带头人，广东省中医院中医妇科专科学术带头人、主任导师。入选首届国家中医药领军人才支持计划"岐黄学者"。

任中国民族医药学会第二届妇科分会会长，中华中医药学会第四、五届妇科分会副主任委员、世界中医药学会联合会第一、二届妇科专业委员会副会长，中国中药协会第一届女性生殖健康药物研究专业委员会副主任委员，中国针灸学会腹针专业委员会副主任委员，广东省中医药学会第一届妇婴保健专业委员会主任委员，广东省中西医结合学会第三、四届妇产科专业委员会主任委员。

临证40余年，擅长应用"五行望诊、见微知著、针药并用、心身同治"的理论与方法来诊治妇科疑难重症如更年期综合征、卵巢早衰、早发性卵巢功能不全、不孕症、复发性流产、抑郁症、重度睡眠障碍及复发性子宫内膜异位症、晚期或复发性恶性肿瘤等。

承担国家级、省部级等各级课题45项，荣获科技成果奖16项。出版专著30部，在省级以上杂志发表学术论文185篇，其中被SCI等收录22篇。

序一

望诊是中医四诊之一，能够获得神、色、形、态等信息。运用中医思维和理论对这些信息进行认知是做出中医诊断的重要依据。扎实的理论思维功底和丰富的临床经验积累是运用好望诊必不可少的前提。临床中望诊有诸多要诀，只有深入研究，善于总结，才能避免"望而不得其要"的困局。

随着医学与现代科技的紧密结合，望诊可及的范围和深度得到了很大的延伸。医学的视野从体表深入到了内脏，从宏观深入到了微观。这是中医学创新的重要领域。然而我们应该看到传统中医理论指导下的望诊仍有不可替代的作用。传统中医学善于从宏观整体关联的角度认识人体。望诊获得的信息往往被赋予整体的意义。其随后的治疗目标主要也是恢复整体机能的平衡。传统中医学重视整体功能态平衡的特点非常可贵，至今仍然值得继承和发扬。

王小云教授是首批岐黄学者。她从医40余年，熟读经典、勤于实践，特别重视运用望诊搜集病人的信息，进行了深入的理论思考，尤其在妇科望诊方面具有独到的心得体会。这本《望诊心悟》是对望诊理论和临证经验的系统总结和发挥。它首先阐述了望诊的概念、发展源流、理论基础、具体内容和临床意义，然后详细介绍了面诊、眼诊、舌诊、耳诊、手诊的方法要诀。其中百余幅望诊实例图谱以及临床疑难案例应用解析是本书的特色。二者互相映照，图文并茂，实用性强。

王小云教授研究望诊确有心得，故乐为之序。

国医大师 许鹏回忆

2022 年 2 月于广州

序二

　　"望、闻、问、切"是中医诊病的基本方法。望诊素为四诊之首，前有《难经》"望而知之谓之神"，后有《伤寒论》"上工望而知之"的论述，可见望诊地位之重要。《内经》云"善诊者，察色按脉，先别阴阳"，说明基于临床实践的望诊与脉诊，对疾病进行更精准的辨证施治，将会取得更好的治疗效果。经验丰富的望诊，不仅可以明辨疾病的阴阳、虚实、寒热等属性，还可以了解病势轻重，甚至可以察知病位。因此，望诊是中医临床诊治疾病的一项极具中医特色的技能和不可或缺的方法之一，我们亟需引起重视和深入研究。

　　王小云教授从事妇科临床数十载，刻苦钻研经典，潜心临床工作，学术研究态度严谨，临床经验丰富。在繁忙的工作中，为更好传承中医望诊理论技术，将独特的临床经验和珍贵的临床资料，撰写成书，与同道分享，我欣喜之极！

　　该书除了系统全面阐述中医望诊的理论基础、辨证解析之外，王小云教授还综合自身数十年临床经验总结，对现代妇科临床的常见病、疑难病和某些危重病进行深入分析，并独具匠心收集了大量宝贵的临证实例图片，突出望诊在妇科疾病诊治的重要作用，弥补传统妇科教材理论为主而欠缺实例图片示范的不足。全书理论与临床密切结合，传承了以望诊入手，四诊合参的中医特色，是望诊在现代妇科临床运用和研究的总结，丰富了中医妇科病证的内涵，是一本集"理论、图示、病案解析"为一体、图文并茂、实用性强的望诊专著，是对中医望诊理论的传承与发展，可供临床、科研工作者以及医学院校学生参考。同时我也代表各位读者同道，感谢王小云教授能将自己数十年独特的临床经验和所收集的珍贵的临床图片毫无保留地予以展示，这种对中医的传承精神和无私的分享精神值得我们新时代中医人学习和借鉴！

2022 年 1 月于广州

前言

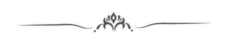

本书为作者王小云教授从医 40 余年的临证感悟。

王小云教授从年轻时候开始研读《黄帝内经》《难经》《伤寒论》等中医经典，非常推崇《难经·六十一难》"望而知之谓之神"以及《伤寒论》"上工望而知之"的理论，对于古人如此重视"望诊"地位深为感叹，并由此开启了望诊的运用与研究之路，在临床实践过程中注重病例的积累，从中不断学习感悟中医精髓，在综合中医阴阳五行学说、经络学说以及《易经》相关理论等，在传统望诊的基础上，融入了《易经》数术的五行生克制化理论，逐步形成了自己独特的望诊特点。经过数十年的经验积累，王小云教授通过望诊"司外揣内"，抽丝剥茧，准确捕捉核心病机，治疗卓有成效。同时对于预测疾病的发生、发展、病程、病情轻重、疾病预后等都有极其重要的意义。

本书内容包括：中医望诊基础、望微知著——望诊图解、临证医案——以案说医三大部分。第一部分中医望诊基础，主要讲述了望诊的源流与发展、中医基础理论、内容与意义以及妇科疾病的望诊要点和注意事项。第二部分望微知著——望诊图解，主要以望诊图谱实例讲解为主，其中图片都是原创制作，百余幅实例图片全部由王小云教授在日常诊疗中亲自拍摄，历时数年，涵盖面诊、鼻诊、唇诊、舌诊、眼诊、耳诊、手诊等多个部位的彩色图谱，通过各部的五色以及皮肤光泽度、平滑度、湿润度、黯疮、湿疹、纹理及瘢痕等情况，结合相关望诊理论，直观反映人体五脏六腑寒热属性、津液盈亏、气血盛衰等变化。第三部分临证医案——以案说医，全部来自王小云教授数十年的临床医案库，其中基本都是现代医学久治不愈或束手无策的疑难杂病案，甚至是危重医案。王小云教授从"望诊"入手，结合"闻、问、切"等综合分析，达到"力挽狂澜"、快速治愈的效果。本书的最大特点就是"理论丰富、图谱全面、解说清晰、临证实用"。

在临床上，由于每个医者的临床经验或诊治习惯不同，尽管"望诊"在中医四诊"望、闻、问、切"中位居首位，但可能更多的临床医者倾向于问诊和脉诊的运用，望诊的精奥运用相对较少。历版《中医诊断学》规划教材除个别版本附有少量舌、苔的代表性彩图外，多为文字论述，无对应的图片直观对照学习，初学者临床应用相对困难。迄今为止市场上关于望诊的图书较多，也有不乏彩色图谱者，但以某一局部图谱如舌诊、眼诊等多见。本书同时涉及面诊、鼻诊、唇诊、舌诊、眼诊、耳诊、手诊等多个部位的彩色图谱望诊解析，并结合疑难重症案例分析，为望诊系列图书中首部。王小云教授撰写本书并出版，以冀传承并充分发扬中医望诊的精髓，为临床同道增加一种便捷有效的诊治途径，提高临床诊治疑难重病的水平，最终使更多的患者获益。同时王小云教授也强调，中医讲究"望、闻、问、切"，临床诊治四诊缺一不可，本书旨在与同道分享望诊在临床诊治中的应用，切不可独取望诊，以偏概全，断章取义。

最后，在此对所有为本书编写工作付出努力和支持的全体人员表示衷心的感谢！由于编者水平有限，本书尚有许多不足之处，欢迎同道及广大读者批评指正，多多交流，以期今后不断修正与完善，共同为传承中医药、提升中医诊治水平、造福人民群众做出积极的贡献。

编者

2022 年 1 月

目录

第二章

望微知著——望诊图解 27

第三章

临证医案——以案说医 79

第一章

中医望诊基础

第一节　望诊的概念

望诊，是医生运用视觉，观察人体的神、色、形、态、分泌物及排出物、舌象等全身或局部变化，了解脏腑、经络、气血的生理病理状况，以诊断疾病、判断证候的有效方法之一。中医"望诊"与"闻诊、问诊、切诊"组成"中医四诊"，是中医辨证论治的基础技能。望诊位居中医四诊之首，其重要性不言而喻。《素问·阴阳应象大论》有言："善诊者，察色按脉，先别阴阳。"《难经·六十一难》亦有云："望而知之谓之神"，均强调了望诊在临床辨证上的重要性，诚如名医林之翰在《四诊抉微·凡例》中所言："四诊为岐黄之首务，而望尤为切紧。"

第二节　望诊的源流与发展

一、萌芽阶段

中医望诊的萌芽可以追溯到西周到春秋时期，《周礼·天官》中记载："以五气、五声、五色视其死生。"此可谓初见四诊合参的雏形，这里"五色"即指望诊。西汉司马迁在《史记·扁鹊仓公列传》中称扁鹊能"切脉、望色、听声、观形、言病之所在"；西晋王叔和《脉经·扁鹊脉法》曰："相病之法，视色听声，观病之所在，候脉要诀岂不微乎？"这两本医著中所提到的"望色""视色"均是指望诊。上述三部书所言是关于望诊比较早期的记载。

二、理论雏形阶段

望诊理论雏形始于先秦两汉时代，《灵枢·本脏》首先提出的"视其外应，以知其内脏，则知所病矣"，指出通过望外而知内，为人体脏器疾病的体表有序映射提供了理论基础，该书主要是从人的整体、局部、分泌物的望诊论述。并对望神、望色、望面部全息、望姿态等做了详述。可以说《黄帝内经》奠定了中医望诊学的基石。《史记》中比较详细地记载了西汉淳于意对望诊的临床运用，如"诊齐王后弟宋建之病，淳于意见其太阳颜色发干，而知其发病日期"等，为其望诊理论奠定了基础。此后，东汉伟大医家张仲景所著的《伤寒论》对望诊在临床具体运用进行了更为详细的记载，如"面色缘缘正赤者，阳气怫郁在表"（《伤寒论·辨太阳病脉证并治中》）是对太阳病面色的记载。张仲景还首次把舌苔从舌象诊查内容分离出来，丰富了《素问·刺热论》"肺热病者……舌上黄"对"舌上"的认识；并将望舌理论分别从舌本、舌苔、舌觉等方面论述，如"阳明病，胁下鞭满，不大便而呕，舌上白苔者，可与小柴胡汤"（《伤寒论·阳明病》）。描述了患阳明病时小柴胡汤证的舌苔特征等，成为后世舌诊理论的雏形和基础。

三、临床发展阶段

望诊经验的丰富积累和全面整理，是在魏晋隋唐时期。隋代巢元方的《诸病源候论》是我国最早的病源证候学专著，该书较详细论述了各种证候的诊断方法，其中望诊发挥了重要作用，如："眼青黄，视其瞳子青，脉亦青，面色青者是，其由脾移热于肝，肝色青也。其人身热而发黄赤，视其眼赤，高视，心腹胀满，脉赤便是，此由脾移热于心，心色赤，故其人身热而发赤黄，不可治，治之难瘥"（《诸病源候论·黄病诸候》），指出通过望诊可推测出疾病的预后；唐代《外台秘要·温病及黄疸》首次提出了望尿色以判断用药的疗效，如"每夜小便中浸白帛片，取色退为验"，丰富了中医望诊的内容；唐代王超《水镜图诀》创立了小儿食指络脉诊法，丰富了望皮部理论，扩大了小儿疾病的临床诊查方法；《洗冤集录》是我国首部法医学专著，补充了尸检望诊的内容，如："冻死者，面色痿黄，口内有涎沫，牙齿硬，身直，两手紧抱胸前，兼衣服单薄"（《洗冤集录·病死》）。金元名家的著作中均有对望诊的描述，如元代齐德之《外科精义·论持手诀消息法》"视精明，察五色，听音声，问所苦，方始按尺寸，别浮沉，以此参伍，决死生之分矣。复观患者身形长短肥瘦，老少男女，性情缓急，例各不同"。说明望、闻、问、切诊查病情后还要结合望诊患者的高矮胖瘦、年龄、性别和性情等体质、形态来综合分析。

宋元时期，望诊得到了更好的发展，特别是舌诊。元代医家敖氏所著的《金镜录》是伤寒舌诊专论，元代杜清碧在敖氏舌诊的基础上丰富了舌诊的内容，著为《敖氏伤寒金镜录》，这是我国第一部舌诊学专著。该书详细介绍了白胎舌、将瘟舌、生斑舌、红星舌等三十六种病理舌及其用药。元代滑寿强调小儿血气未充，脉尚未定，应诊食指脉络为凭，认为："小儿三岁已前，看虎口三关纹色"（《诊家枢要·小儿脉法》）。在诊疗方面指出，先知其常，方能知其变。

明清时期，望诊进一步发展，明代申斗垣《伤寒观舌心法》对舌色进行了分门别类的记载，并全面总结了验舌的方法。同治年间傅松元《舌苔统志》首先提出胎色（苔色）和舌色的区别，曰"无论外感内伤，以察舌为最有凭"，将舌苔的适用范畴扩大至杂病。光绪年间刘以仁所著《活人心法诊舌镜》为清以前舌诊学之总汇。

四、理论成熟阶段

清代汪宏所著《望诊遵经》是一部望诊专著，全书提纲挈领地阐明了对望诊的总结，并分述了有关人体每个部位的望诊专论，阐述了望眼、鼻、口唇、齿、耳眉须发、腹背手足以及望汗、血、便、溺、痰、月经等排出物的临床意义。清末周学海《形色外诊简摩》全面而系统地论述了望诊的主要内容。周氏在该书中首次论述了面部脏腑肢节分位图说，使得面诊更加清晰。该著作是《望诊遵经》之后又一本较系统的望诊专著。吴瑭《温病条辨》首次提出"舌诊分辨三焦"的观点，并被后世沿用至今。

五、拓展与延伸阶段

进入近现代后，望诊的发展稍有迟缓，但随着近年来生物全息理论的发展，中医的望诊理论基础也有了更好的诠释。"全息"一词源于全息摄影，其形成的全息图的每一部分都记录了物体上各点的光信息，故原则上它的每一部分都能再现原物的整个图像。全息观点提示了生物体的部分与整体、部分与部分之间有这样一种辩证关系：任何一个相对独立的部分同整体都有对应关系；在结构模式上与整体相同，是整体的比例缩小；两个相邻的相对独立的部分之间存在着对称关系。全息现象普遍存在，在中医学中有着广泛的应用。中医理论认为，人体是一个有机整体，内在脏腑与体表的形体官窍之间是密切相关的，任何疾病都或多或少地具有整体性的变化。在解剖和试验未充分开展的情况下，中医对身体内部疾患的诊断一贯是借助外部信息来推断的，故有"望而知之谓之神"之说。这种"有诸内者形诸外""司外揣内"的法则正是全息理论在中医望诊中的应用。

随着现代科技的快速进步，中医望诊与现代技术结合，做了很多有益的探索，望诊有望被改进与量化，如借助红外热成像仪等进行望诊的现代定量化测定。红外热成像仪是通过感知人体所释放的极微量的红外线，将人体疼痛或疾病部位细微的体温变成光电，转换成数字处理，用彩色图像显示出来。可以获知直观检查无法测知的神经病症、肌肉疼痛、循环障碍、炎性疾病等病症的影像设备。借助该设备可以辅助中医望诊诊断疾病，也可以判断治疗后疗效和转归。红外热成像仪广泛用于神经系统疾病、肌肉骨骼系统疾病、炎性疾病、血管系统疾病、乳腺疾病、体表器官疾病的诊断。仪器对温度测定的灵敏度分辨率达到 0.01～0.05℃，超过靠切诊感知分辨的近百倍，同时也使一部分切诊诊法转换成"望诊"，并以图像的形式，准确地画出病变范围并保留当时的情况资料，留有依据，这个依据可用于疾病的动态观察。红外热成像如能很好地与中医望诊对接，有望既有助于诊断，又有助于评价中医治疗的效果。

现代影像学手段丰富了中医望诊内容，使望诊内涵得到拓展与延伸，如超声、CT、磁共振的应用可以把人体内部器官结构、病变准确地记录在图文报告上。内脏的器质性病变能精确地被仪器望见，尤其是肝、肾、肺、脑等器官的恶性肿瘤早期没有任何症状，超声、CT、磁共振的应用就显得尤为重要。如果说超声、CT、磁共振可"望见"人体内部器官；红外成像可"望见"人体的体表；内窥镜则可"望见"器官或腔道黏膜表面的情况，如消化内镜、腹腔镜、胸腔镜、鼻腔镜、宫腔镜等都可以通过腔镜观察目标部位；组织病理学借助显微技术观察组织结构变化、判断疾病及转归；除了依靠现代仪器，妇科还有如望基础体温表（BBT 表）了解患者妇科内分泌的动态情况。以上"望诊"所见均可用图文形式永久保存，这是传统中医望诊难以达到的"望诊"效果，与传统中医望诊互相弥补，辨病与辨证相结合，提高临床诊病治病的准确性和客观性，使中医疗效更加突出，增加应用的可重复性。

第三节　望诊中医理论基础

中医望诊的理论基础与阴阳五行学说、经络学说密不可分。

一、阴阳五行学说与望诊

　　阴阳五行学说，是中国古代朴素的唯物论和自发的辩证法思想，它认为世界是物质的，物质世界是在阴阳二气作用的推动下发生、发展和变化；并认为木、火、土、金、水五种最基本的物质是构成世界不可缺少的元素。这五种物质相互资生、相互制约，处于不断的运动变化之中。我国古代医学家，在长期医疗实践的基础上，将阴阳五行学说广泛地运用于医学领域，指导着临床的诊断和防治，成为中医理论的重要组成部分，对中医学理论体系的形成和发展，有着极为深刻的影响。

（一）阴阳学说

　　《周易·系辞》"易有太极，是生两仪"体现了"气分阴阳""阴阳者，一分为二也"的思想，强调了阴阳是统一体的两个方面。阴阳学说认为，世界是物质性的整体，自然界的任何事物都包括着阴和阳相互对立的两个方面，而对立的双方又是相互统一的。阴阳的对立统一运动，是自然界一切事物发生、发展、变化及消亡的根本原因。阴和阳，既可以表示相互对立的事物，又可用来分析一个事物内部所存在着的相互对立的两个方面。事物的阴阳属性，并不是绝对的，而是相对的。这种相对性，一方面表现为在一定的条件下，阴和阳之间可以发生相互转化，即阴可以转化为阳，阳也可以转化为阴。另一方面，体现于事物的无限可分性。其基本内容包括阴阳对立、阴阳互根、阴阳消长、阴阳转化。《素问·生气通天论》有云："阴平阳秘，精神乃治；阴阳离决，精气乃绝"。

　　（1）阴阳对立：是指自然界的一切事物或现象都存在着相互对立的阴阳两个方面。例如，上与下、天与地、动与静、升与降等，其中上属阳，下属阴；天为阳，地为阴；动为阳，静为阴；升属阳，降属阴等。

　　（2）阴阳互根：是指事物或现象中对立着的两个方面，具有相互依存、相互为用的联系。如上为阳，下为阴，而没有上也就无所谓下；热为阳，冷为阴，而没有冷同样就无所谓热。所以可以说，阳依存于阴，阴依存于阳，每一方都以其相对的另一方的存在为自己存在的条件。

　　（3）阴阳消长：是指事物和现象的阴阳属性两个方面，是运动变化的，其运动是以彼此消长的形式进行的。例如，四季气候，由春至夏，寒气渐减，温热日增，就称为"阴消阳长";由秋至冬,热气渐消,寒气日增,就称为"阳消阴长"。这种正常的阴阳消长,反映为四季气候变化的一般规律。如果四季气候出现了反常变化,也就往往是阴阳消长的异常反映。

(4)阴阳转化:是指事物和现象的阴阳属性,在一定条件下,可以向其对立面转化,即由阴转阳、由阳转阴,因而,事物和现象的性质也就发生了根本的变化。阴阳转化是一个质变,即所谓的物极必反。

(二)五行学说

(1)五行的基本概念:五行是指木、火、土、金、水五种物质的运动。中国古代人民在长期的生活和生产实践中认识到,木、火、土、金、水是必不可少的最基本物质,并由此引申为世间一切事物都是由木、火、土、金、水这五种基本物质之间的运动变化生成的。这五种物质之间,存在着既相互资生又相互制约的关系,在不断的相生相克运动中维持着动态的平衡,这就是五行学说的基本涵义。

根据五行学说,"木曰曲直",凡是具有生长、升发、条达舒畅等作用或性质的事物,均归属于木;"火曰炎上",凡具有温热、升腾作用的事物,均归属于火;"土爱稼穑",凡具有生化、承载、受纳作用的事物,均归属于土;"金曰从革",凡具有清洁、肃降、收敛等作用的事物则归属于金;"水曰润下",凡具有寒凉、滋润、向下运动的事物则归属于水。

(2)五行之间的调节机制:五行学说认为,五行之间存在着生、克、乘、侮的关系。五行的相生相克关系可以解释事物之间的相互联系,而五行的相乘相侮则可以用来表示事物之间平衡被打破后的相互影响。

相生,即相互资生和相互助长。相克,即相互克制和相互约束。

五行相生的次序是:木生火、火生土、土生金、金生水、水生木。相生关系又可称为母子关系,如木生火,也就是木为火之母,火则为木之子。

五行的相克次序为:木克土、土克水、水克火、火克金、金克木。

在相生的关系中,任何一"行",都具有"生我""我生"两个方面的关系,生我者为母,我生者为子,所以又称为"母子关系"。在相克的关系中,任何一"行",都具有"克我""我克"两个方面的关系,我克者为我所胜,克我者为我所不胜,所以又称为"所胜"与"所不胜"的关系。《本草备要·药性总义》言:"人之五脏应五行，金木水火土，子母相生。"木生火，火生土，土生金，金生水，水生木，如此循环，以"补不足，损有余"。

相生与相克，是事物联系不可分割的两个方面，没有生，就没有事物的发生和成长；没有克，就不能维持事物在发展变化中的平衡与协调。这种生中有克、克中有生，相反相成，相互为用的关系，推动和维持着事物正常的生长、发展、变化过程。

如果五行相生相克太过或不及，就会破坏正常的生克关系，而出现相乘或相侮的情况。《素问·五运行大论》所谓："气有余，则制己所胜而侮所不胜；其不及，则己所不胜侮而乘之，己所胜轻而侮之。"相乘，即五行中的某一行对被克的一行克制太过。比如，木过于亢盛，而金又不能正常地克制木时，木就会过度地克土，使土更虚，这就是木乘土。相侮，即五行中的某一行本身太过，使克它的一行无法制约它，反而被它所克制，所以又被称为反克或反侮。比如，在正常情况下水克火，但当水太少或火过盛时，水不但不能克火，反而会被火烧干，即火反克或反侮水。

（三）中医阴阳五行在望诊中的指导作用

"天有六气，降生五味，发为五色，征为五声，淫生六疾"（《左传·昭公元年》），这是"五色"第一次出现在典籍里。除此之外，在很多经书中所提到的五色，都有各自明确的体系，比如《逸周书·作雒解》说"其壝东青土、南赤土、西白土、北骊土，中央暴以黄土"，《左传·昭公十二年》谓"黄，中之色也"。这些经书中都将"五色"与"阴阳五行"联系在一起。

在中国传统文化中，"青"属于正色，而且是正色中的首位，《周礼·考工记》载："画缋之事杂五色，东方谓之青。"青属于东方的颜色，是与"木"相对应的，在人体就对应肝。

赤，《说文解字·赤部》："南方色也。从大从火。凡赤之属皆从赤。"火燃烧起来，就是赤色，所以"赤色"对应五行中的"火"，"火"所对应的方位是"南"，因此，赤是南方色，在人体对应于心。

黄，《说文解字·黄部》："地之色也。从田从灮，灮亦声。灮，古文光。凡黄之属皆从黄。"黄是土地的颜色，因为土地是黄色的，故从田。《易》："天玄而地黄。"孔颖达疏:"天色玄,地色黄"。黄色在人体对应脾胃。

白,《说文解字·白部》:"西方色也。阴用事,物色白"。按照阴阳五行说,西方属金,是白色。在人体对应于肺。

黑,《说文解字注》:"北方色也。""黑"属于北方色,阴阳五行说中指的是水的颜色,在人体对应于肾。

我国古代医家在长期医疗实践的基础上,将阴阳五行学说运用于医学领域,借以阐明人体的生理功能和病理变化,并用以指导临床的诊断和治疗。在望诊中,阴阳五行有着重要的指导作用。

(1)阴阳学说在望诊中的指导作用:一般来说,凡是剧烈运动者的、外向的、上升的、温热的、明亮的,都属于阳;相对静止的、内守的、下降的、寒冷的、晦暗的,都属于阴。阴阳的消长失去平衡协调,又会形成阴阳偏盛、偏衰,或阴不制阳、阳不制阴的病理状态。

在望诊中,首先是望神,得神属阳,虽病而正气未伤;失神属阴,病情严重者,甚至邪陷心包,乃阴阳离决之危候。假神乃精气衰竭已极,阴不敛阳,以致虚阳外越,暴露出一时"好转"的假象,乃临终前兆。

望面色,面色润泽明亮,此谓色之有神气,属阳;面色晦暗无泽,属阴。

《望诊遵经》汪宏据《黄帝内经》理论,总结个人临床经验,提出望诊十法,即浮、沉、清、浊、微、甚、散、抟、泽、夭,分别用以判断疾病的表、里、阴、阳、虚、实、新、久、轻、重。清是色泽清晰,浊是色泽黯浊。清浊可分阴阳。色清病在阳,色浊病在阴。从清而浊,病由阳入阴;从浊而清,病由阴转阳。

病色又分善恶。若面色光明润泽,则为善色,表示脏腑精气未衰,胃气尚荣于面,主新病、轻病、阳病,预后较好;若面色晦暗枯槁为恶色,表示脏腑精气已衰,胃气不荣于面,主久病、重病、阴病,预后较差。

望形态,身体强壮者,为阳,如骨骼粗大,胸廓宽厚,肌肉充实,皮肤润泽等,其内脏坚实,气血旺盛,虽病亦预后良好;身体衰弱者,为阴,骨骼细小、胸廓狭窄,肌肉瘦削,皮肤枯燥等,其内脏脆弱,气血不足,体弱多病,预后较差。

望姿态,患者喜动多属阳,如热病热盛动风,内伤血虚阴亏所致;喜静多属阴。阳证者多欲寒,欲得见人;阴证者多欲得温,欲闭户独处,恶闻人声。坐卧姿态上,如卧而蜷曲,喜向里,多为阳虚寒证;卧而袒露,喜向外,多为阳盛热证。

望头面，面部水肿多见。肿起较迅速，眼睑头面先肿为阳水；肿起较慢，先从四肢、下腹部肿起，最后波及头面的为阴水。

（2）五行学说在望诊中的指导作用：五行学说将人体的脏腑组织结构分别配属五行，同时又将自然界的五方、五时、五气、五味、五色等与人体的五脏、六腑、五体、五官等联系起来，表达了天人相应的整体观念（表1-1）。

表1-1 五行与自然界和人体对照表

自然界							五行	人体						
五音	五味	五色	五化	五气	五方	五季		五脏	六腑	五官	形体	情志	五声	变动
角	酸	青	生	风	东	春	木	肝	胆	目	筋	怒	呼	握
徵	苦	赤	长	暑	南	夏	火	心	小肠	舌	脉	喜	笑	忧
宫	甘	黄	化	湿	中	长夏	土	脾	胃	口	肉	思	歌	哕
商	辛	白	收	燥	西	秋	金	肺	大肠	鼻	皮毛	悲	哭	咳
羽	咸	黑	藏	寒	北	冬	水	肾	膀胱	耳	骨	恐	呻	栗

五行学说认为由于天地万物是由五行的木火土金水这五种基本物质组成，木为青色，乃木叶萌芽之色；火乃赤色，为篝火燃烧之色；土乃黄色，为地气勃发之色；金乃白色，为金属光泽之色；水为黑色，为深渊无垠之色。故将五色分属五行。望诊中，常以五色诊来诊病。青色主寒证、痛证、瘀血证、惊风证。黄色主湿证、虚证。白色主虚寒证、血虚证。黑色主肾虚证、水饮证、寒证、痛证及瘀血证。赤色主热证和戴阳证。

（3）八卦与面部望诊（图1-1）

八卦是阴阳、五行的延续，清代顾世澄曾著《疡医大全》，记载有面部八卦图，用于指导面部望诊。八卦分别指乾、坎、艮、震、巽、离、坤和兑。大肠，八卦中乾卦主之，象天，属金，位于面部左下方；肺，八卦中兑卦主之，为泽属金，位

于面部正左侧；脾，八卦中坤卦主之，为地，属
土，位于面部左上侧；心，八卦中离卦主之，属
火，位于面部正上方即额头处；小肠同属于八卦
中离卦主之，属火；胆，八卦中巽卦主之，为风
属木，位于面部右上侧；肝，八卦中震卦主之，
属木为雷，位于面部右侧；胃，八卦中艮卦主之，
为山，与脾同属土，位于面部右下侧；肾，八卦
中坎卦主之，为水五行属水，位于面部正下即下
颌部（图1-1）。

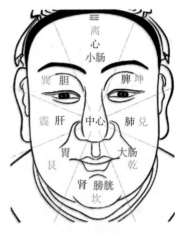

图1-1　面部八卦图

二、经络学说与望诊

经络是人体经气运行的通道，又是疾病发生和传变的途径。分布周身、运行全
身，联络脏腑肢节，沟通上下内外，使人体各部相互协调，共同完成各种生理活
动。故当外邪侵入人体，损伤经气，病邪会通过经络逐渐传入脏腑；反之，如果内
脏发生病变，同样也循着经络反映于体表，在体表经脉循行的部位，特别是经气聚
集的腧穴之处，出现各种异常反应，如皮肤色泽改变，或见脱屑、结节等，或麻
木、酸胀、疼痛，对冷热等刺激的敏感度异常。

经络望诊主要是通过观察经脉循行部位在色泽、润燥及组织形态等方面所表现
出来的一系列病理变化来分析是属于何经的病变。由于脏腑有病能够通过经络反映
到体表的相应部位，出现种种特异的、可见的"经络现象"，故可借以诊断疾病。

1. **头面部的经络分布**　头为诸阳之会。手三阳经从手走头，足三阳经从头走
足。在头面部，阳明经行于面部、额部；太阳经行于面颊、头顶和头后部；少阳经
行于头侧部。六阴经及奇经八脉中督、任、冲、阴跷、阳跷、阳维诸脉均有主支或
分支循行至头面部。

手阳明大肠经分支从缺盆上行，经颈旁（天鼎、扶突）至面颊，入下齿龈中，
复返出来夹口角，通过足阳明胃经地仓穴，绕至上唇鼻中央督脉的水沟穴（人中），
左脉右行，右脉左行，分别至鼻翼两旁（迎香穴），与足阳明胃经相接。

足阳明胃经起于鼻翼两侧（迎香穴），挟鼻上行，左右交会于鼻根部，旁行入

目内眦，交会足太阳膀胱经（睛明穴），向下沿鼻柱外侧（承泣、四白），进入上齿龈内，复出环绕口角，左右相交于颏唇沟（承浆穴），再向后沿着下颌出大迎穴，沿下颌角（颊车穴），上行耳前，经颧弓上行，沿着前发际，到达前额（会神庭穴）。其面部分支从大迎穴前方下行到人迎穴，沿喉咙旁进入缺盆。

足太阴脾经上膈挟咽，连舌本，散舌下。

手少阴心经从心系向上的分支从心系上行，夹咽喉，经颈、颜面深部联系于"目系"（目系，又名眼系、目本，是眼球内连于脑的脉络）。

手太阳小肠经缺盆分支从缺盆沿着颈部向上至面颊部（颧髎穴），上至外眼角，折入耳中（听宫穴）。颊部分支从颊部，斜向目眶下缘，直达鼻根进入内眼角（睛明穴），与足太阳膀胱经相接。

足太阳膀胱经起于内眼角（睛明穴），上过额部，直至巅顶交会于督脉的百会穴。巅顶部的分支从巅顶（百会穴）分出至耳上角。巅顶向后直行分支从巅顶下行（至脑户穴）入颅内络脑，复返出来下行项后（天柱穴）。

足少阴肾经腰部的直行分支沿喉咙，上至舌根两侧。

手少阳三焦经胸中分支从膻中穴分出，向上走出缺盆，至项后与督脉的大椎穴交会，上走至项部，沿耳后（翳风穴）上行至耳上方，再屈曲向下走向面颊部，至眼眶下（颧髎穴）。耳部分支从耳后（翳风穴）分出，进入耳中，出走耳前（过听宫、耳门等穴），经过上关穴前，在面颊部与前一分支相交。上行至眼外角，与足少阳胆经相接。

足少阳胆经起于目外眦（瞳子髎穴），上至头角（颔厌穴）。再向下到耳后（完骨穴），再折向上行，经额部至眉上（阳白穴），又向后折至风池穴，沿颈下行至肩上。一分支从耳后进入耳中，出走于耳前，至目外眦后方。另一分支从目外眦分出，下行至大迎穴，同手少阳经分布于面颊部的支脉相合，行至目眶下，向下经过下颌角部下行至颈部。

足厥阴肝经沿喉咙的后边，向上进入鼻咽部，上行连接目系，出于额，上行与督脉会于头顶部。分支：从目系分出，下行于颊里，环绕在口唇的里边。

督脉沿后正中线，经项部至风府穴，进入脑内，属脑，沿头部正中线，上至巅顶的百会穴，经前额下行鼻柱至鼻尖的素髎穴，过人中，至上齿正中的龈交穴。一分支至咽喉与冲、任二脉相会合，到下颌部，环绕口唇，至两目下中央。另一分支与足太阳膀胱经同起于眼内角，上行至前额，于巅顶交会，入络于脑，再别出下项。

任脉沿前正中线经咽喉部（天突穴），到达下唇内，左右分行，环绕口唇，交会于督脉之龈交穴，再分别通过鼻翼两旁，上至眼眶下（承泣穴），交于足阳明经。

冲脉经咽喉，环绕口唇。

阴跷脉上行于喉结旁足阳明经的人迎穴之前，到达鼻旁，连属眼内角，与足太阳、阳跷脉会合而上行。

阳跷脉经颈外侧，上挟口角，到达眼内角。与足太阳经和阴跷脉会合，再沿足太阳经上行进入发际，向下到达耳后，与足少阳胆经会与项后的风池穴。

阴维脉上行交于任脉的天突穴，止于咽喉部的廉泉穴。

阳维脉经颈部、耳后，前行到额部，分布于头侧及项后，与督脉会合。

十二经别是从十二经脉别行分出，循行于胸、腹及头部的重要支脉。加强了十二经脉对头面的联系。而且不仅六阳经别，六条阴经的经别亦上达头部。足三阴经的经别在合入阳经经别后上达头部。手三阴经经别，均经喉咙而合于头面部。

2. **躯体的经络分布**

（1）手太阴肺经：起于中焦，下络大肠，还循胃口（下口幽门，上口贲门），通过膈肌，属肺，至喉部，横行至胸部外上方（中府穴），出腋下，沿上肢内侧前缘下行，过肘窝入寸口上鱼际，直出拇指之端（少商穴）。分支：从手腕的后方（列缺穴）分出，沿掌背走向食指桡侧端（商阳穴），交于手阳明大肠经。

（2）手阳明大肠经：起于食指桡侧端（商阳穴）经过手背行于上肢伸侧前缘，上肩，至肩关节前缘，向后到第七颈椎棘突下（大椎穴），再向前下行入锁骨上窝（缺盆），进入胸腔络肺，向下通过膈肌下行，属大肠。分支：从锁骨上窝上行，经颈部至面颊，入下齿中，回出挟口两旁，左右交叉于人中，至对侧鼻翼旁（迎香穴），交于足阳明胃经。

（3）足阳明胃经：起于鼻翼旁（迎香穴），挟鼻上行，左右侧交会于鼻根部，旁行入目内眦，与足太阳经相交，向下沿鼻柱外侧，入上齿中，还出，挟口两旁，环绕嘴唇，在颏唇沟承浆穴处左右相交，退回沿下颌骨后下缘到大迎穴处，沿下颌角上行过耳前，经过上关穴，沿发际，到额前。分支：从大迎穴前方下行到人迎穴，沿喉咙向下后行至大椎，折向前行，入缺盆，深入体腔，下行穿过膈肌，属胃，络脾。直行者：从缺盆出体表，沿乳中线下行，挟脐两旁（旁开2寸），下行至腹股沟处的气街穴。分支：从胃下口幽门处分出，沿腹腔内下行到气街穴，与直行之脉会合，而后下行大腿前侧，至膝膑，沿下肢胫骨前缘下行至足背，入足第二趾外侧端（厉兑穴）。分支：从膝下3寸处（足三里）分出，下行入中趾外侧端。分支：从足背上冲阳穴分出，前行入足大趾内侧端（隐白穴），交于足太阴脾经。

（4）足太阴脾经：起于大趾内侧端（隐白穴），沿内侧赤白肉际，上行过内踝的前缘，沿小腿内侧正中线上行，在内踝上8寸处，交出足厥阴肝经之前，上行沿大腿内侧前缘，进入腹部，属脾，络胃。向上穿过膈肌，沿食道两旁，连舌本，散舌下。分支：从胃别出，上行通过膈肌，注入心中，交于手少阴心经。

（5）手少阴心经：起于心中，走出后属心系，向下穿过膈肌，络小肠。分支：从心系分出，挟食道上行，连于目系。直行者：从心系出来，退回上行经过肺，向下浅出腋下（极泉穴）沿上肢内侧后缘，过肘中，经掌后锐骨端，进入掌中，沿小指桡侧断（少冲穴），交于手太阳小肠经。

（6）手太阳小肠经：起于小指外侧端（少泽穴），沿手背、上肢外侧后缘，过肘部，到肩关节后面，绕肩胛部，交肩上（大椎穴），前行入缺盆，深入体腔，络心，沿食道，穿过膈肌，到达胃部，下行，属小肠。分支：从缺盆出来，沿颈部上行到面颊，至目外眦后，退行进入耳中（听宫穴）。分支：从面颊部分出，向上行于眼下，至目内眦（睛明穴），交于足太阳膀胱经。

（7）足太阳膀胱经：起于目内眦（睛明穴），向上到达额部，左右交会于头顶部（百会穴）。分支：从头顶部分出，到耳上角部。直行者：从头顶部分别向后行至枕骨处，进入颅腔，络脑，回出分别下行到项部（天柱穴），下行交于大椎穴，再分左右沿肩胛内侧，脊柱两旁（1.5寸），到达腰部（肾俞穴），进入脊柱两旁的肌肉（膂），深入体腔，络肾，属膀胱。分支：从腰部分出，沿脊柱两旁下行，穿过臀部，从大腿后侧外缘下行至腘窝中（委中穴）。分支：从项分出下行，经肩胛内侧，从附分穴挟脊（3寸）下行至髀枢，经大腿后侧至腘窝中与前一支脉会合，然后下行穿过腓肠肌，出走于足外踝后，沿足背外侧缘至小趾外侧端（至阴穴），交于足少阴肾经。

（8）足少阴肾经：起于足小趾下，斜行于足心（涌泉穴），出行于舟骨粗隆之下，沿内踝后，分出进入足跟，向上沿小腿内侧后缘，至腘内侧，上股内侧后缘入脊内（长强穴），穿过脊柱，属肾，络膀胱。直行者：从肾上行，穿过肝和膈肌，进入肺，沿喉咙，到舌根两旁。分支：从肺中分出，络心，注于胸中，交于手厥阴心包经。

（9）手厥阴心包经：起于胸中，出属心包络，向下穿过膈肌，依次络于上、中、下三焦。分支：从胸中分出，沿胸浅出胁部当腋下 3 寸处（天池穴），向上至腋窝下，沿上肢内侧中线入肘，过腕部，入掌中（劳宫穴），沿中指桡侧，出中指桡侧端（中冲穴）。分支：从掌中分出，沿无名指出其尺侧端（关冲穴）。交于手少阳三焦经。

（10）手少阳三焦经：起于无名指尺侧端（关冲穴），向上沿无名指尺侧端至手腕背面，上行尺骨、桡骨之间，通过肘尖，沿上臂外侧向上至肩部，向前行入缺盆，布于膻中，散络心包，穿过膈肌，依次属上、中、下三焦。分支：从膻中分出，上行出缺盆，至肩部，左右交会于大椎，上行到项，沿耳后（翳风穴），直上出耳上角，然后屈曲向下经面颊部至目眶下。分支：从耳后分出，进入耳中，出走耳前，经上关穴前，在面颊部与前一分支相交，至目外眦（瞳子髎穴），交于足少阳胆经。

（11）足少阳胆经：起于目外眦（瞳子髎穴），上至头角（颔厌穴）。再向下到耳后（完骨穴），再折向上行，经额部至眉上（阳白穴），又向后折至风池穴，沿颈下行至肩上，左右交会于大椎穴，前行进入缺盆。分支：从耳后进入耳中，出走于耳前，至目外眦后方。分支：从目外眦分出，下行至大迎穴，同手少阳经分布于面颊部的支脉相合，行至目眶下，向下的经过下颌角部下行至颈部，与前脉会合于缺盆后，进入体腔，穿过膈肌，络肝，属胆，沿胁里浅出气街，绕毛际，横向至环跳穴处。直行者：从缺盆下行至腋，沿胸侧，过季肋，下行至环跳穴处与前脉会合，再向下沿大腿外侧、膝关节外缘，行于腓骨前面，直下至腓骨下端，浅出外踝之前，沿足背行出于足第四趾外侧端（足窍阴穴）。分支：从足背（足临泣穴）分出，前行出足大趾外侧端，折回穿过爪甲，分布于足大趾爪甲后丛毛处，交于足厥阴肝经。

（12）足厥阴肝经：起于足大趾爪甲后丛毛处，向上沿足背至内踝前 1 寸处（中封穴），向上沿胫骨内缘，在内踝上 8 寸处交出足太阴脾经之后，上行过膝内侧，沿大腿内侧中线进入阴毛中，绕阴器，至小腹，挟胃两旁，属肝，络胆，向上穿过膈肌，分布于胁肋部，沿喉咙的后边，向上进入鼻咽部，上行连接目系，出于额，上行与督脉会于头顶部。分支：从目系分出，下行于颊里，环绕在口唇的里边。分支：从肝分出，穿过膈肌，向上注入肺，交于手太阴肺经。

（13）督脉：起于小腹内，下出会阴，向后至尾骶部的长强穴，沿脊柱上行，经项部至风府穴，进入脑内，属脑，沿头部正中线，上至巅顶的百会穴，经前额下行鼻柱至鼻尖的素髎穴，过人中，至上齿正中的龈交穴。分支：第一支，与冲、任二脉同起于胞中，出于会阴部，在尾骨端与足少阴肾经、足太阳膀胱经的脉气会合，贯脊，属肾。第二支，从小腹直上贯脐，向上贯心，至咽喉与冲、任二脉相会合，到下颌部，环绕口唇，至两目下中央。第三支，与足太阳膀胱经同起于眼内角，上行至前额，于巅顶交会，入络于脑，再别出下项，沿肩胛骨内，脊柱两旁，到达腰中，进入脊柱两侧的肌肉，与肾脏相联络。

（14）任脉：起于胞中，下出于会阴，经阴阜，沿腹部正中线上行，经咽喉部（天突穴），到达下唇内，左右分行，环绕口唇，交会于督脉之龈交穴，再分别通过鼻翼两旁，上至眼眶下（承泣穴），交于足阳明经。

（15）冲脉：起于胞宫，下出于会阴，并在此分为二支。上行支：其前行者（冲脉循行的主干部分）沿腹前壁挟脐（脐旁五分）上行，与足少阴经相并，散布于胸中，再向上行，经咽喉，环绕口唇；其后行者沿腹腔后壁，上行于脊柱内。下行支：出会阴下行，沿股内侧下行到大趾间。

（16）带脉：起于季胁，斜向下行，交会于足少阳胆经的带脉穴，绕身一周，并于带脉穴处再向前下方沿髋骨上缘斜行到少腹。

（17）阴跷脉：起于足跟内侧足少阴经的照海穴，通过内踝上行，沿大腿的内侧进入前阴部，沿躯干腹面上行，至胸部入于缺盆，上行于喉结旁足阳明经的人迎穴之前，到达鼻旁，连属眼内角，与足太阳、阳跷脉会合而上行。

（18）阳跷脉：起于足跟外侧足太阳经的申脉穴，沿外踝后上行，经下肢外侧后缘上行至腹部。沿胸部后外侧，经肩部、颈外侧，上挟口角，到达眼内角。与足太阳经和阴跷脉会合，再沿足太阳经上行与足少阳经会合于项后的风池穴。

（19）阴维脉：起于足内踝上五寸足少阴经的筑宾穴，沿下肢内侧后缘上行，至腹部，与足太阴脾经同行到胁部，与足厥阴肝经相合，再上行交于任脉的天突穴，止于咽喉部的廉泉穴。

（20）阳维脉：起于足太阳的金门穴，过外踝，向上与足少阳经并行，沿下肢外侧后缘上行，经躯干部后外侧，从腋后上肩，经颈部、耳后，前行到额部，分布于头侧及项后，与督脉会合。

第四节　望诊的内容与意义

望诊分为整体望诊、局部望诊。整体望诊是通过观察全身的神、色、形、态变化来了解疾病情况；局部望诊则是通过局部的变化征象了解相关的疾病。临床上，总体望诊与局部望诊勿需严格区分。《黄帝内经》和《难经》总结了诸如"形神合一""五色理论""五形之人"及"颜面对应五脏"等对神、色、形、态的望诊方法，又强调望诊与闻、问、切三诊的合参。具体而言，中医望诊包括望神、望形态、望面色与五官、望舌、望斑疹等。而具体到妇科而言，又有望带下、望经血、望生殖道局部，还有望 MR、CT、B 超、基础体温等。

一、望神

在疾病的诊察过程中，对"神"的诊察为望诊法之首要任务和关键。《素问·上古天真论》中说："形与神俱，而尽终其天年"。望神就是观察人体生命活动的外在表现，即观察人的精神状态和功能状态，以判断脏腑阴阳气血的盛衰、病情的轻重以及预后的好坏。因此，望神在望诊中具有至关重要的位置。在形诊、色诊、目诊、姿态诊中，均应首先重点诊察神之有无，以此来判断疾病的生死顺逆。

"望神"乃诊法之灵魂。望神实际上是医生与患者"以神会神"的过程，医者对患者的第一印象能够对患者整体状态做出初步的判断。石寿棠在《医原·望病须察神气论》中提出："以我之神，会彼之神。"他强调医生在诊察患者时，应当做到"清心凝神，一会即觉"，认为："人之神气，在有意无意间流露最真。医者清心凝神，一会即觉，不宜过泥，泥则私意一起，医者与病者神气相混，反觉疑似，难于捉摸。此又以神会神之妙理也。"

望神应重点观察患者的目光、神志、面色和形态。望神的内容包括得神、失神、假神，此外神气不足、神志异常等也应属于望神的内容。

二、望形态

望形态是通过观察患者形体和姿态进行诊断的方法。

（一）望头面形态

头为精明之府，中藏脑髓，而脑为元神之腑。脑为髓之海，为肾所主，肾之华在发，发为血之余；头又为诸阳之会，脏腑精气皆上荣于头。血脉上荣于面，而心之华为面。故望头部的情况，主要可以诊察肾、脑的病变和脏腑精气的盛衰。头面望诊包括头形、囟门、头发、面肿、腮肿、口眼歪斜、头动态如头摇等。

（二）望躯体形态

1. **望形体**　主要是观察形体的强弱胖瘦、肢体和体型等情况。中医很早就有望形诊病的记载，如在《素问·三部九候论》中曰："必先度其形之肥瘦，以调其气之虚实。"形体特点一般可反映人体阴阳、气血禀赋，如瘦长者多阴虚阳盛，矮胖者多阳虚阴盛，不胖不瘦、身长适中者，则阴阳平衡。同时，形体胖瘦还可体现病邪性质，如胖人多痰，瘦人多火等。躯干肢体的外形，也有一定的疾病诊断意义，如鸡胸、龟背，多属先天禀赋不足或后天失养，由肾精气亏损或脾胃虚弱所致；胸如桶状，多为伏饮积痰，而致咳喘顽症；单腹肿大四肢瘦，为臌胀。

2. **望姿态**　即观察患者的动静姿态、行为动作。如面唇指趾颤动，若为热病属热盛动风，若为内伤杂病属血虚阴亏；四肢抽搐痉挛，颈项背强直，角弓反张，属痉病，多见于肝风内动或热盛动风等证。手足运动功能失常和各种疼痛症状，也可通过望姿态推断出有关病证。如手足软弱无力，行动不灵而无痛，是痿证；手足关节肿痛，行动困难，是痹证；手足不能运动，麻木不仁，或拘急，或痿软，为瘫痪；以手护腹，行动前倾，多为腹痛；以手护腰，弯腰曲背，转动艰难，多为腰痛等。另外，望姿态还可从行为意向的表现判断出有关病证。如畏缩不欲去衣，是恶寒的表现，为表寒或里寒证；欲揭衣被，是恶热，为表热或里热证；想见人而又喜寒凉，多为阳证；怕见人而喜温，多为阴证。从坐卧姿态也可推断人体阴阳消长和正邪盛衰的情况。如卧而蜷曲，喜向里，多为阳虚寒证；卧而袒露，喜向外，多为阳盛热证；坐而喜伏，多为肺虚少气；坐而喜仰，多属肺实气逆等。

三、望面色与五官

（一）望面色

《素问·五脏生成》中言："能合脉色，可以万全。"可见望色对疾病证候的诊断有着重要的指导意义。望面色，是指医生观察患者面部颜色与光泽的一种望诊方法。颜色就是色泽变化，可反映脏腑、经络、气血的盛衰和运行情况，并反映疾病的性质和不同脏腑的病症。光泽则是明度变化，肤色的荣润与枯槁，反映脏腑精气的盛衰。

望面色要注意辨识常色与病色。常色是人在正常生理状态时的面部色泽。又有主色、客色之分。其共同特征是：明亮润泽、隐然含蓄。病色是指人体在疾病状态时的面部颜色与光泽。病色有青、黄、赤、白、黑五种，分善恶。若面色光明润泽，则为善色，表现为青如翠羽，赤如鸡冠，黄如蟹腹，白如豕膏，黑如乌羽，表示脏腑精气未衰，胃气尚荣于面，主新病、轻病、阳病，预后较好。若面色晦暗枯槁为恶色，表现为青如草兹，赤如衃血，黄如枳实，白如枯骨，黑如炱，表示脏腑精气已衰，胃气不荣于面，主久病、重病、阴病，预后较差。具体而言，青色主寒证、痛证、瘀血及惊风。赤色主热证。黄色主湿证、虚证。白色主虚寒证、血虚证。黑色主肾虚证、水饮证、寒证、痛证及瘀血证。

（二）望五官

望五官是对目、鼻、耳、唇、口、齿龈、咽喉等头部器官的望诊。诊察五官的异常变化，可以了解脏腑病变。

1. 望目 《灵枢·大惑论》曰："五脏六腑之精气，皆上注于目而为之精。"《诸病源候论·目病诸候》亦云："目，是腑脏之精华，肝之外候。"说明目与五脏六腑都有密切关系，望目不仅在望神中有重要意义，而且可测知五脏的变化。望目，除了观察目神之外，还应注意色、形、态。而其中目神，是望神的重点。凡眼睛黑白分明，精彩内含，神光充沛，有眵有泪，视物清晰，是眼有神。反之，白睛黯浊，黑睛色滞，失却精彩，浮光暴露，无眵无泪，视物模糊，是眼无神。

2. **望鼻** 望鼻主要是审察色泽、形态及其分泌物的变化。鼻位居面部中央，为九窍之一，其不同部位的色泽形态变化可反映脏腑内在的疾患，而足阳明胃经分布于鼻旁，更加增加了鼻与脾胃的联系。所以望鼻不仅可以诊察肺和脾胃的病变，而且还可以判断脏腑的虚实，胃气的盛衰，病情的轻重和预后。望鼻包括望鼻之色泽、形态、分泌物等。

3. **望耳** 《临证指南医案·耳》："盖耳为清空之窍，清阳交会流行之所"。耳郭上的一些特定部位与全身各部有一定的联系，其分布大致像一个倒置的胎儿，头颅在下，臀、足在上。当身体的某部有了病变时，在耳郭的相应部位，就可能出现充血、变色、丘疹、水泡、脱屑、糜烂或明显的压痛等病理改变，可供诊断时参考。耳为宗脉之所聚，耳与整个人体都有联系，所以耳的颜色应与整个面部一致。则正常的耳色为红黄隐隐、明润含蓄，此为"得神"。望耳主要观察耳壳色泽、形态及耳内的情况。

4. **望口唇** 望唇要注意观察唇口的色泽和动态变化。

中医学很早就开始重视对口唇的望诊，早在《诸病源候论》时期，望唇诊病已经配合了其他面部诊法，应用于多种疾病的诊断之中，这对后世有着很重要的启示意义。《诸病源候论·黄病诸候》中提到"唇黑眼黄，舌下脉黑"，《诸病源候论·中风候》中提到"唇青面黄"，《诸病源候论·久水谷痢候》中提到"齿龈紫黑，唇白齿龈生疮"等证候。

唇部色诊的临床意义与望面色同，但因唇黏膜薄而透明，故其色泽较之面色更为明显。

5. **望齿与龈** 望齿与龈应注意其润枯、色泽和形态。

《望诊遵经·牙齿望法提纲》曰："齿者……肾之标，骨之余也，少长别乎此，盛衰见乎此。""察其滋润干燥，可知病之寒热，察其枯槁明亮，可决病之死生。"《口齿类要·齿痛》亦曰："诸经多有会于口者，齿牙是也。"

（1）望齿：牙齿洁白润泽，是津液内充，肾气充足的表现，虽病而津未伤。牙齿黄而干燥者，是热盛伤津见于温病极期。牙齿松动稀疏，齿根外露，多属肾虚或虚火上炎。病中咬牙啮齿是肝风内动之征。睡中啮齿，多为胃热或虫积。

（2）察龈：龈红而润泽是为正常。如龈色淡白，多为血虚；红肿或兼出血多属胃火上炎；龈色淡白而不肿痛，齿缝出血者，为脾虚不能摄血。

6. **望咽喉** 主要观察咽喉颜色及形态的改变。如咽喉红肿而痛，多属肺胃积热；红肿而溃烂，有黄白腐点是热毒深极；若鲜红娇嫩，肿痛不甚者，是阴虚火旺。如咽部两侧红肿突起如乳突，称乳蛾，是肺胃热盛，外感风邪凝结而成。如咽间有灰白色假膜，擦之不去，重擦出血，随即复生者，是白喉，因其有传染性，故又称"疫喉"。

四、望舌

望舌象，又称为舌诊。是中医望诊中独特而重要的内容，也是中医诊断的重要依据之一。人体五脏六腑、四肢百骸通过经络的络属关系与舌体构成一个有机的整体，脏腑的生理功能、病理变化可通过舌的动态变化反映出来，因此舌质、舌苔、舌态及舌下络脉的变化是中医辨证论治的重要医学依据。

望舌，主要观察舌质、舌苔和舌下络脉三方面。舌质又称舌体，舌苔是舌体上附着的一层苔状物，由胃气所化生，所谓"胃气"。机体在疾病病理变化过程中，阴阳的盛衰、气血的调和、津液的存亡，均可直接反映在舌苔变化中，察舌苔的变化，即可知脏腑盛衰、病邪凶吉进退。曹炳章《辨舌指南·辨舌之神气》中说："荣润则津足，干枯则津乏。荣者谓有神。神也者，灵动精爽，红活鲜明，得之则生，失之则死。明润而有血色者生，枯黯而无血色者死。"

正常舌象，是活动灵活，舌质淡红，舌面有薄而均匀，干湿适中的白苔，通常描写"淡红舌，薄白苔"。一般情况下，舌质与舌苔的变化是统一的，其主病往往是二者的综合。如内有实热者，多见舌红苔黄而干；病属虚寒者，则多见舌淡苔白而润。同时亦有舌苔变化不一致的情况，需四诊合参，加以综合判断。

五、望斑疹

1. **望斑** 皮下出现红色斑块，压之不退色，大而成片者为斑。斑平铺于皮下，摸之不碍手，一般多属热入营血，络脉受损，迫血妄行的征象。但也有斑色淡红，出没无常，伴有形寒气弱的，多属虚寒，乃气不摄血所致。临床上以色红润泽，斑出而神志清醒为顺；若斑色晦暗，神志昏迷为病重。

2. 望疹　疹也是皮下出现的红色斑点，但小如粟粒，高出皮肤表面，摸之碍手，色红而压之退色，一般多属于风热郁于血络所致，如麻疹、风疹等。临床上以疹色红活润泽为顺；若疹色晦暗，或突然隐没、神昏喘息则属疹毒内陷。

第五节　妇科疾病的望诊要点

诊治妇人之病也当遵循中医整体望诊和局部望诊的方法，从望神、望色、望形态、望舌等综合出发，再以四诊合参，做出诊断。妇人因其自身特点，也有特殊的望诊要点。

一、形体望诊

妇科有两种典型的体型要注意，一种是肥胖型，或伴有多毛、痤疮、黑棘皮，以气虚痰湿为多，临床上多见于多囊卵巢综合征、不孕症等；另外一种是消瘦型。而消瘦型又分为两类：一类是神疲乏力、纳食欠佳、面色萎黄，表现为脾虚气血不足证，多见于月经过多、崩漏、原发闭经或中枢性的继发闭经等；还有一类是伴有情绪易激动，或多愁善感，或伴有痤疮，表现为肝郁阴虚夹火，多见于月经先后不定期、经前期综合征、痛经等。

二、乳房望诊

西医学认为乳房是女性雌激素的靶器官，是女子的第二性征。中医学认为乳头属肝，乳房属胃，肾经入乳内。月经初潮前后，乳房渐丰，是正常生理现象。若乳房平坦，乳头细小，多为肾精不足之征，可见于原发闭经患者；孕后乳房渐膨大，乳晕加深扩大，若孕期乳房突然变松软不胀，注意胎萎不长甚或胎死腹中；产后哺乳期间若乳房松软、乳汁清稀者，多为气血虚弱，可致缺乳；若乳房胀硬、红肿热痛，乳汁稠浓者，为肝郁化热化火，可发为乳痈；若非孕后期、产后，却溢乳而经闭或经不调者，为肝气逆乱，肝木乘脾或肝郁化热等所致，多见于高泌乳素血症。

三、面部望诊

《灵枢·邪气脏腑病形》曰："十二经脉，三百六十五络，其血气皆上于面而走空窍。"中医认为面部能比较灵敏地反映全身的健康状况。而女子以血为本，以气为用，面部的望诊对于气血的判断尤为重要。

妇女面部黯晦，常见于生殖内分泌功能失调引起的慢性疾病；面色晦暗或兼斑点或斑块，多为肾虚血瘀，不论肾阳虚或肾阴虚都可见晦暗无华之面象；但须结合出现黯滞部位在面部的所属脏腑分析辨证；若眼眶黯黑，多为肾虚，下眼睑浮肿且黯滞者，多属脾虚；面目浮肿，面色晦暗，提示脾肾阳虚。

妇人面部黯斑多见，王小云教授临证望诊尤为重视面部、躯干斑点状况，从其发生的部位、色泽明黯、形态大小等，结合闻、问、切三诊资料，辨证论治，疗效显著。

四、望人中

《灵枢·五色》："面王以下者，膀胱子处也"。面王以下，一般指人中部位；子处，一般泛指生殖系统。有研究发现，正常人的人中长度与中指同身寸长度相等，凡是不等长者，膀胱子处可能有病变，一般长度差别越大，症状可能越明显。如人中过短，可能会有闭经、月经量少等。另外，从颜色看，若此处晦滞色黯，系属经阻疾患，如痛经；若色淡白而干，可能为血枯经闭；若黄浊，可能为湿邪带下；若隐青，可能为寒为痛。

五、望外阴

外阴属肝肾所主，宗筋所聚。若育龄期女性外阴平塌不荣，阴毛枯萎，是肝肾不足。外阴红肿热痛为肝经湿热。外阴色素减退，多为寒、瘀所致。

六、望排出物

1. 望带下　若带下量多，色白或黄白如涕如唾者，多属脾虚湿盛；若量多清稀如水，多属肾阳虚衰，失于闭藏；若带下色黄或赤，淋漓不断，外阴瘙痒者，多属肝经湿热下注；若杂见五色带下如脓如血者，多为热毒或湿毒；倘兼有恶臭气者，应注意是否恶性肿瘤，宜进一步详细检查。

2. 望经血　月经量多，色深红，质稠浓或有小血块者，多为血热；若量多色淡质稀者，多为气虚；若量少，经色黯滞或有血块，伴小腹冷痛者，多属血寒；量少而色淡质稀，则为血虚；量或多或少，断续不匀，经色紫黯夹小血块，胸腹胀满不舒者，多属肝郁血滞，气血运行不畅，疏泄失调；经色紫红，量多或淋漓不断，血块甚多而腹痛难忍，血块排出后痛减者，多属血瘀。

3. 望恶露　恶露色深红或紫红，质稠最多为血热；色淡质稀为气虚；色紫黑有块为血瘀，要注意有无胞衣残留宫腔。如恶露色紫黯如败酱，有臭秽气者，要警惕感染邪毒之危重症。

七、望盆腔MR、CT、B超以及基础体温

随着望诊理论的延伸，MR、CT、B超等影像检查以及基础体温（BBT）逐渐成为妇科望诊的重要部分，影像学上提示盆腔包块，在中医称为"癥瘕"，为血瘀所致；望BBT可帮助了解患者的卵巢、雌孕激素的变化。

第六节　望诊注意事项

一、适宜的时间

《素问·脉要精微论》曰："诊法常以平旦，阴气未动，阳气未散，饮食未进，经脉未盛，络脉调匀，气血未乱。"这个不仅仅是适用于脉诊，也适用于望诊。清晨患者刚刚睡醒，未进饮食，而且这时在一天之中气温适中，因此人体的阴阳气血

都处于均匀平静的状态，病证较能如实地反映于体表。不过在实际临床中，清晨看病是比较难以做到的，也因此强调望诊时患者处于平静状态的重要性。若患者情绪正激动，或刚刚进食，或刚迅步走来看病，则望诊的状态较平时都会有所改变。

另外，现代很多女性都有化妆习惯，会干扰到望诊结果，需要同患者沟通，求得理解后在自然状态下望诊。

二、适宜的地点

望诊是用眼睛看，用眼睛看当然需要合适的光线，不可以太暗，也不宜于太强，更不宜于彩色光线。为了看清楚身上某些不很明显的颜色和形态，光线最好是斜射，灯光虽然可以调节，但是在灯光下无法认清黄的颜色，因此要尽量依靠自然的光线。

三、望诊部位

特殊的望诊部位要注意尊重和保护患者隐私。望乳房、望月经、望带下、望外阴等均涉及隐私部位，要注意与患者及时沟通，获同意后方可进行。如果是男医生在望诊特殊部位时，必须有女护士或者患者家属等第三者在场陪同。

四、医者当安神定志，以神望神

孙思邈《备急千金要方·大医精诚》曰："凡大医治病，必当安神定志，无欲无求。"即强调诊治疾病的时候，医生情绪必须安定，使心情宁静，不生杂念。望神实际上是医生与患者"以神会神"的过程，水平高的医生往往对患者的第一印象即能够对患者整体状态做出初步的判断，即"望而知之"，其实是医者在凝神定气中与患者的"两神相照"，一下子捕捉到整体要点。石寿棠在《医原·望病须察神气论》中提出："以我之神，会彼之神。"强调医生在诊察患者时，应做到"清心凝神，一会即觉"。故医生望诊中不可有杂念干扰，凝神定气方可一望知要机。

第七节 望诊中的同病异证和异病同证

随着中西医结合的进展，辨证论治和辨病治疗的过程集中反映了中医和西医在诊断和治疗方面各自的特点。疾病更着重患者共同的病理基础，而证候更强调患者的个体化差异。同一疾病，因时、因地、因人不同，或由于病情进展程度、病机变化，以及用药过程中正邪消长等差异，可以表现为不同的证型，望诊所见也可见不同外在表现，即为同病异证。典型的如更年期综合征，虽然统称为一个疾病，但症状繁杂，证型多样，肾阴虚与肾阳虚者在面部望诊可见完全不同的表现，一个面色潮红，一个面色㿠白。而不同的疾病，如果在其发展过程中，由于出现了相同的病机，在望诊上也可出现同样的或者类似的表现，即为异病同证。如肾气亏虚不仅可见于月经后期，也可见于闭经，两者均可见眼胞色黯。从本质上，同病异证、异病同证均体现了中医治病的法则，不是着眼于病的异同，而是着眼于证候的区别。

第二章

望微知著
——望诊图解

第一节　面诊

面部望诊，简称面诊，是医生通过"望脸面"的方法，观察面部以及五官的神态、色泽、斑点等来判断全身和相关内脏的健康状况，面部的变化与内脏的疾病密切相关，《丹溪心法·能合脉色可以万全》提出"有诸内者形诸外"，提示人体体表的每一个部位，都是脏腑功能的一面镜子，当内脏发生病变时，也会在面部反映出来。在面诊过程中，医生运用眼睛来收集患者的整体信息，在中医理论的指导下，进行辨证分析，对健康状况或病情做出综合判断，从而诊断疾病或预测疾病的发生、发展。因此，面诊在诊断学上具有重要的意义。

一、正常面部特征

中国人健康的肤色，古语云是"红黄隐隐、明润含蓄"，就是明亮、润泽、皮肤下能见隐隐的血色但不突兀的意思。人的一生中婴儿的脸是最洁净光滑的，但随着年龄的增长，环境的改变、生活压力的增加、健康状况的变化，脸上会逐渐显示出脏腑、经络、气血的相关信息，表现出不同的特征，如面部的色泽改变，出现痤疮、色斑、皱纹等。人的面部就像一幅地图，分有不同的区域，不同的区域能够体现不同脏腑的功能表现和疾病的相关信息。

二、面部分区

王小云教授通过多年临床实践，总结出一套面部望诊的有效经验，她将面部分为以下三个部分（图 2-1），使大家容易理解、记忆和临证运用。

面部上部： 从发际至眉毛及以上，包括：额部发际、额区、颞区、眉毛、眉间区（眉心）。主要反映人体横膈以上内脏器官组织的信息，包括心、肺、咽喉、扁桃体、气管等。

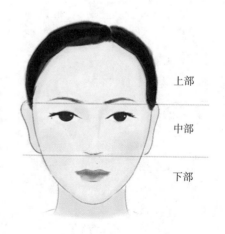

上部

中部

下部

图 2-1　面部三部图

面部中部：从眉毛以下至鼻翼以上，包括：眼眶区、眶下区、颧区、鼻区、腮腺咬肌区。主要反映人体横膈以下至脐部内脏器官组织的信息，包括脾、胃、肝、胆、部分肠道等。

面部下部：从鼻翼以下至下巴底部，包括：鼻唇沟、口唇区、颏区、颊区、颏下区、颌下区等。主要反映脐以下内脏器官组织的信息，包括肾、膀胱、输尿管、子宫、卵巢、输卵管、尿道、睾丸、前列腺等（图2-2、图2-3）。

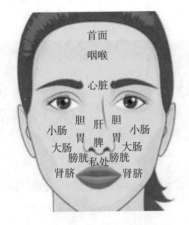

图2-2　面部人体器官对应图

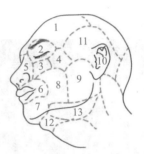

1. 额部　2. 眼眶部　3. 眶下部　4. 颧部
5. 鼻部　6. 口唇部　7. 颏部　8. 颊部
9. 腮腺咬肌部　10. 耳部　11. 颧骨
12. 颏下部　13. 颌下部

图2-3　面部结构分区图

三、面部望诊的顺序与内容

1. **面部望诊的顺序**　初学者在面部望诊时要顺从面部三个分部（上部、中部、下部）所对应的脏腑、证候相关信息进行综合分析，逐渐熟练并形成记忆。

2. **面部望诊的内容**　重点望脸面各部的五色（红、青、黑、白、黄），皮肤的光泽度、平滑度、湿润度、弹性、毛孔、粉刺、黯疮、纹理及瘢痕情况等。

四、面部各部望诊临证解析

（一）面部上部望诊与解析

面部上部是从发际至眉毛及以上的部位，对应于心、肺、咽喉、扁桃体、气管等。正常应饱满光洁，明润含蓄，若出现以下颜色，常提示相应的脏腑功能失调，有发生病变或即将发生病变可能。

1. 红色

（1）额部痤疮或色红

面部特征：额头区域出现痤疮，或皮肤颜色发红（图2-4、图2-5）。

临床意义：额头对应心，红色属火。额头痤疮或发红常提示心火旺盛或心阴虚内热。

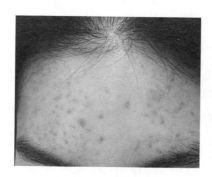
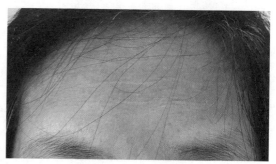

图2-4　额部痤疮　　　　　　　　　图2-5　额部皮肤色红

若额头痤疮较大，浓密，颜色艳红，带脓点，伴心烦、失眠、多梦、口干、小便黄，提示心火旺盛，属实证。

若额头痤疮较小，稀疏，色偏红，没有脓点，或额区皮肤色红，伴心烦、心悸、失眠、易惊、健忘，提示心阴不足证。

（2）眉间区发红

面部特征：面诊上部的眉间区皮肤颜色发红（图2-6）。

临床意义：眉间区对应于咽喉、肺、气管、支气管等。

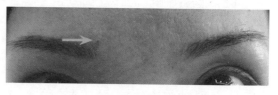

图2-6　眉间区皮肤发红

若见眉间区上部的皮肤色红，伴发热、咽喉疼痛、咽干或咳嗽痰黄等，可见于急性咽喉炎、急性扁桃体炎，属于热邪犯肺。

若见眉心发红，伴鼻塞流涕、喷嚏、咽痛、咳嗽或发热等，属于风热感冒。

2. 青色

面部特征：额区皮肤隐隐发青（图2-7）。

临床意义：提示阳虚证，或兼里寒证，或木火过盛犯心。

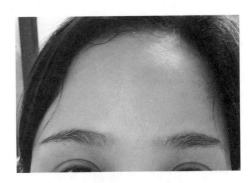

图2-7　额区皮肤色青

若见额区皮肤青黯，伴脘腹冷痛、畏寒肢冷、胸背彻痛、呼吸困难、咳逆短气、呕吐清水、食纳减少、腰骶发凉、少腹阴冷、下肢水肿、清稀、小便频数等，可见于慢性肺心病、冠心病、充血性心力衰竭、哮喘、痉挛性支气管炎、慢性胃炎、阳痿、不孕症、盆腔炎性疾病后遗症、痛经等，属于阳虚证或内寒证。

额部属于八卦中的离部，离属于心。若在心经所属的额部（离部）出现青色（青色属肝木），并伴心烦易怒、心悸不安、失眠多梦、胁肋胀痛、乳房胀痛等，提示肝木过旺，有木火过盛犯心的趋向。治疗除了疏理肝气外，还要注意养心安神，以防木生火太过，引起心火亢盛诸症。

3. 白色

面部特征：额区皮肤颜色㿠白无华（图2-8）。

临床意义：提示气血亏虚，或寒证。

若见额区和脸部面色㿠白无华，伴头晕眼花、心慌心悸、短气疲乏、面目浮肿、自汗等，可见于出血性疾病，如

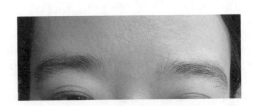

图2-8　额区皮肤色白

崩漏、月经过多、消化道出血、贫血等，属于气血亏虚证。

若见额部面色青白，伴腹部冷痛、大便稀烂、腹泻、月经稀发、经行不畅等，可见于急性胃肠炎、痛经、月经后期、月经过少、闭经、妊娠腹痛、产后腹痛、癥瘕等，属于寒证。

4. 黯滞（黑色）

面部特征：面诊上部的额区皮肤黯滞，或散在斑点，或片状黯斑（图2-9）。

临床意义：额区对应心，若见斑点，提示瘀阻脉络，若出现面积较宽黯斑，提示血瘀证或水气凌心证。

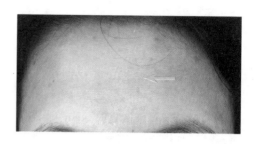

图2-9 额区皮肤黯滞

额区皮肤颜色黯滞，或面积较宽的黯斑，或整个额区发黯，伴有呼吸不畅、胸闷喘息、易于疲劳、舌黯等，可见于更年期综合征、慢性肾病，或心肌缺血、冠心病、慢性心力衰竭等心血管疾病，属于血瘀证或水气凌心证。

若额区及其余面色黯滞无华，伴腰腹冷痛、形寒肢冷、下腹疼痛、月经量少、色黯血块，可见于异常子宫出血、不孕症、不育症、盆腔炎性疾病后遗症等，属于寒凝血瘀证。

（二）面部中部望诊的临证解析

面部中部是从眉毛以下至鼻翼以上的部位，望诊主要观察眼部、鼻部和面部中间区域。

1. 面部中间区域望诊

（1）红色

1）颧区皮肤色红

面部特征：面部颧区皮肤色红，范围较大（图2-10）。

临床意义：提示热证。

若见颧区皮肤颜色发红，伴心胸烦热、口舌糜烂或咽喉疼痛、腹痛、小便黄短，可见于盆腔炎性疾病、产乳感

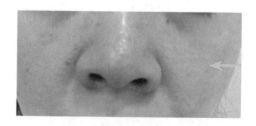

图2-10 颧区皮肤色红

染、发热、消化不良（食滞）、睡眠障碍等属于实热证者；若伴手足心热、失眠多梦、口干心烦，可见于月经过少、不孕症、更年期综合征、睡眠障碍、胎漏、胎动不安等属于阴虚内热证者。

2）颧区痤疮

面部特征： 颧区下方痤疮、颜色发红（图 2-11）。

临床意义： 提示血热证。

若见颧区下方、或伴额部、或伴口周痤疮，颜色发红，伴月经失调（月经先期、月经过多）、口苦口臭、小便短赤、大便不畅等，可见于多囊卵巢综合征、不孕症、经前期综合征等属于血热证者。

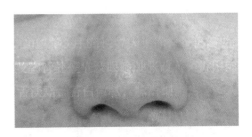

图 2-11　颧区痤疮、颜色发红

3）腮腺咬肌区痤疮、黯斑

面部特征： 面诊中部的腮腺咬肌区出现痤疮或黯斑（图 2-12）。

临床意义： 腮腺咬肌区对应大肠，此处出现痤疮或黯斑，提示大肠积热夹瘀。

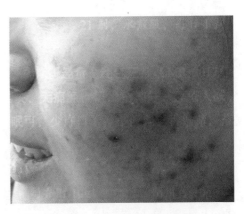

图 2-12　腮腺咬肌区痤疮

若见腮腺咬肌区出现红色为主的痤疮，伴大便秘结、口苦口臭、肛门灼热、矢气酸臭等，可见于多囊卵巢综合征、抑郁症、睡眠障碍或熬夜属于大肠积热证者。

若见腮腺咬肌区出现颜色偏深的黯斑，伴腹胀痛、痛有定处、口苦、大便秘结，可见于结肠炎、便秘、痛经、不孕症、不育症（弱精子症、少精子症、畸形精子症）、多囊卵巢综合征等属于肠腑不通夹瘀者。

（2）青色：青色提示气郁，也主寒凝、痛症。

面部特征： 面中部的鼻旁皮肤颜色发青（图 2-13）。

临床意义： 此处部位对应于肝胆，出现青色多见于肝胆疾患，或气郁体质，或寒证。

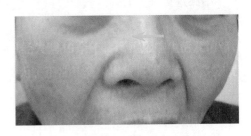

图 2-13　面中部鼻旁皮肤颜色发青

若见面中部的鼻旁皮肤出现青色，伴胁肋胀痛、烦躁易怒、善太息、乳房胀痛、经行少腹胀痛等，多见于肝胆疾患（如急性肝炎、慢性肝炎、乙型肝炎）、急性胆囊炎、胆道结石合并感染、经前期综合征、不孕症、更年期综合征、痛经、慢性盆腔痛、抑郁症、焦虑症等属于肝郁气滞证者。

若见鼻旁皮肤青白，伴有精神萎靡、形寒肢冷、口淡、纳呆、腹泻、大便溏薄等，可见于痛经、不孕症、闭经、卵巢早衰、更年期综合征、异位妊娠等属于寒证或虚寒证者。

（3）白色

面部特征：面中部的皮肤㿠白，缺乏光泽（图2-14）。

临床意义：提示肺脾气虚或气血不足。

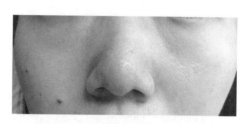

图2-14 面中部的皮肤㿠白

若见面色㿠白无华，伴短气乏力、食欲减少、头晕眼花、心悸失眠、久咳痰稀、气喘自汗、哺乳期乳汁过少、腹胀便溏、颜面下肢浮肿、手足发麻、皮肤瘙痒等，可见消化吸收功能下降，如慢性胃炎、慢性肠炎、消化不良、厌食症、瘙痒症；或失血性疾病，如消化道出血、吐血、月经过多、崩漏、产后缺乳；或呼吸系统慢性疾病，如慢性支气管炎、痉挛性支气管炎、哮喘等属于肺脾气虚证或气血虚弱证者。

（4）黄色

1）面黄色

面部特征：面部皮肤黄色（图2-15）。

临床意义：脾主黄色。面部皮肤黄色，提示脾胃湿热证。

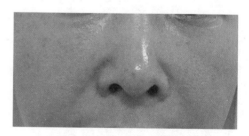

图2-15 面部皮肤黄色

若面部皮肤黄色，其他部位的皮肤颜色正常，伴脘腹胀满、不思饮食、厌恶油腻、体重身困、口苦尿黄、舌苔黄腻者，属于湿热内蕴证；若伴带下量多、色黄，提示湿热下注，损伤带脉。

若面部、巩膜及全身皮肤发黄，颜色艳丽，要注意排除黄疸。

2）面色萎黄

面部特征：面色萎黄，欠光泽，或虚浮（图2-16）。

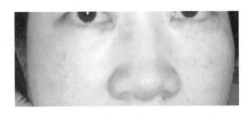

图2-16 面色萎黄

临床意义：提示气血亏虚证。

若面色萎黄，无光泽，球结膜苍白，伴头晕眼花、身体疲倦、食欲不振、恶心、阴道干涩等不适，提示贫血、血虚证或脾虚证，或久病失养。

若面色萎黄，伴眼距增宽、马鞍鼻、前额突出，要注意排除地中海贫血。

（5）褐黑色

面部特征：面中部颧区散在的黯褐斑点（图2-17）或片状黯斑（图2-18）。

临床意义：颧区出现片状黯斑，色浅者，提示气滞为主；斑色深、浓密者提示合并血瘀。

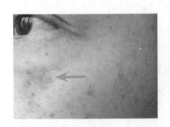

图2-17 面中部颧区散在黯褐斑点

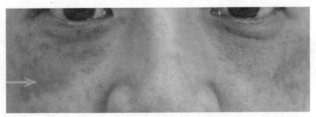

图2-18 面中部颧区片状黯斑

若见颧区存在小而散在的淡斑或斑点，伴经行腹痛、头胀痛、烦躁易怒、善太息、肩背酸痛、胸闷憋气、容易伤感、婚后多年不孕不育、腹胀矢气等，多见于痛经、不孕症、不育症、经前期综合征、围绝经期抑郁症、产褥期抑郁症、头痛等属于气机不畅者。

若颧区斑色深、浓密者，伴痛有定处、局部包块、固定不移、月经血块、舌黯、舌底络脉曲张等，多见于子宫内膜异位症、子宫腺肌病、盆腔炎性疾病后遗症、各种痛症、肿瘤性疾病属于血瘀证者。

2. 眼部望诊　眼睛位于面诊的中部，由于眼睛同时也是反映人体的全息图，与五脏六腑均有关系，具体参看第二节"眼诊"相关内容。

3. 鼻部望诊

（1）正常鼻子特征：鼻子端正，大小适中，厚薄均匀，皮肤光滑，有光泽度，无明显黯斑，无血丝、无丘疹及隆起。如果脏腑功能失调，出现不适或有疾病时，鼻子的形态、皮肤的颜色及光滑度都会发生变化，通过观察鼻部的微小变化也能自查疾病。

（2）鼻部的分区：鼻子分为鼻根部、鼻梁中部和鼻下部。其中鼻根部，主心；鼻梁中部及两侧，主肝胆；鼻下部，主脾胃（鼻头主脾，鼻翼主胃）（图2-19）。

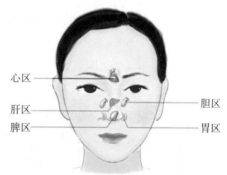

图2-19　鼻部分区图

（3）鼻部望诊的临证解析

1）鼻根部望诊：鼻根部对应于心血管系统，其颜色、纹理的变化，可提示心血管系统病变或病变先兆。

①鼻根部发红

鼻部特征：鼻根部颜色发红（图2-20）。

临床意义：提示有心血管疾患。

若见鼻根部颜色发红，伴心悸易慌、五心烦热、低热盗汗、失眠健忘等，可见于心律失常、急性心肌炎、心肌劳损、冠心病等属于心阴虚证，但提示病情尚轻，或病程较短，应及时治疗。

②鼻根部色青黯

鼻部特征：鼻根部颜色青黯（图2-21）。

临床意义：提示有心脏病患。

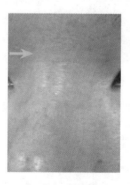

图2-20　鼻根部颜色发红

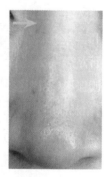

图2-21　鼻根部颜色青黯

若见鼻根部颜色发青，提示肝木过旺；常在情绪激动后容易引发或加重心脏病，需要注意调节情绪，避免过于激动。

③鼻根部皱褶

鼻部特征：鼻根部皮肤皱褶（图2-22）。

临床意义：鼻根部皮肤皱褶出现越多，提示心血管疾病的病程越长，或比较严重。

④鼻根与上眼睑交界处的皮肤异常

鼻部特征：鼻根与上眼睑交界处皮肤出现增粗或杂乱的皱褶（图2-23），或皮肤发黯或黯斑（图2-24）。

临床意义：提示乳腺病变可能。

若见鼻根与上眼睑交界处的皮肤出现增粗杂乱皱褶，伴经前乳房胀痛、烦躁易怒、情绪抑郁等；多见于乳腺增生、乳腺囊肿、乳腺小纤维瘤等乳腺疾患。

若该处皮肤明显黯滞，伴乳房溢液、乳腺皮肤出现小凹陷、消瘦、乏力、低热、食欲差等，要注意排除乳腺恶性肿瘤，需要及早诊治。

2）鼻梁中部望诊：鼻梁的中间部位及两侧对应于肝和胆，该处皮肤的颜色、光滑度发生变化，提示需要注意肝胆疾病，或肝胆经络失调引起的不适。

①鼻梁中部色红

鼻诊特征：鼻梁中部皮肤发红（图2-25）。

临床意义：多见肝胆经疾患。

若见鼻梁中部皮肤泛红，伴头胀头痛、胁肋胀痛、急躁易怒、口干口苦、

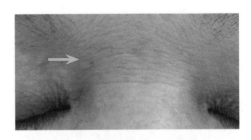
图2-22　鼻根部皮肤皱褶

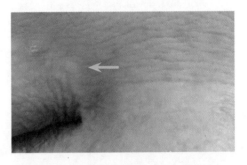
图2-23　鼻根与上眼睑交界处皮肤增粗

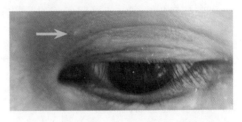
图2-24　鼻根与上眼睑交界处皮肤发黯

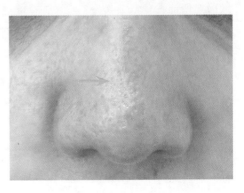
图2-25　鼻梁中部皮肤色红

乳房胀痛、月经先期、月经量多等，可见于肝炎、胆囊炎、胆管炎、胆结石合并感染、高血压、经前期综合征等属于肝经郁热证者。

②鼻中部色青

鼻部特征：鼻中部皮肤颜色发青（图2-26）。

临床意义：多见肝胆经疾患，多属于气分病变。

若见鼻中部皮肤颜色发青，伴经期腹部胀痛、乳房胀痛、经行头胀痛、烦躁易怒、情志不舒、纳食不馨、咳嗽、失眠多梦、经行不畅等，多见于痛经、头痛、经前期综合征、卵巢早衰、更年期综合征、妊娠咳嗽等属于肝郁气滞证者。

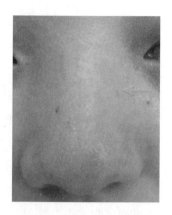

图2-26　鼻中部皮肤色青

③鼻中部黯斑

鼻部特征：鼻子中部皮肤发黯，或见斑状改变（图2-27）。

临床意义：多见于肝胆经疾患，提示已由气分病变涉及入血分。

若见鼻子中部皮肤出现黯斑，伴食欲减退、腹胀、易于疲劳，或烦躁易怒、情绪低落等，可见于各种慢性肝胆疾病，如慢性肝炎、肝硬化、乙型肝炎、重度脂肪肝、慢性胆囊炎、胆道结石或抑郁症等属于气滞血瘀证者。

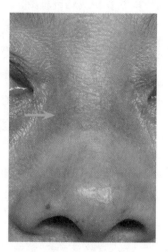

图2-27　鼻中部黯斑

如果黯斑颜色发黑，斑块较大，不容易消退者，要注意排除肝胆或消化系统恶性肿瘤。

3）鼻下部望诊：鼻下部包括鼻头和鼻翼，鼻头对应于脾脏，鼻翼对应于胃腑。其颜色、痤疮、血管等改变提示脾胃功能障碍、消化系统疾病。

①鼻头色红

鼻部特征：鼻头部位皮肤颜色发红、粗糙（图2-28），或鼻头色红、皮肤粗糙、血管显露（酒糟鼻）（图2-29）。

临床意义：提示脾胃湿热。

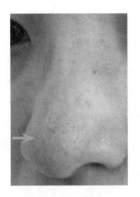
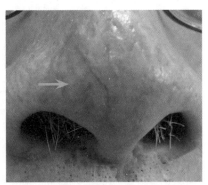

图2-28 鼻头色红　　　　图2-29 酒糟鼻

若见鼻头发红，伴脘腹胀满、不思饮食、口干口苦、口臭口渴、口腔溃疡、牙龈肿痛、大便秘结等，多见于恣食辛辣香燥、酗酒无度，损伤脾胃的消化功能障碍，或中焦湿热。若出现酒糟鼻，则提示脾胃积热日久。

②鼻头结节

鼻部特征：鼻头部位出现小结节，颜色黯红（图2-30）。

临床意义：提示消化系统慢性疾病，可能病程较长。

若见鼻头小结节，颜色发黯，伴腹部胀满不适、食欲不振、精神疲乏、形体消瘦等，可见于慢性萎缩性胃炎、胃溃疡、十二指肠溃疡、消化不良、胃肠动力不足等病症。

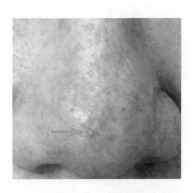

图2-30 鼻头结节

③鼻头色白

鼻部特征：皮肤颜色发白，缺乏光泽（图2-31）。

临床意义：提示脾气虚弱或脾胃虚寒证导致消化功能下降。

若见鼻头比较小而单薄，皮肤皖白，伴不思饮食，或饮食较少、身倦乏力、食后腹胀、面色

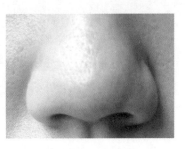

图2-31 鼻头色白

苍白等，可见于先天性消化功能不全或消化系统慢性疾病。

若见鼻头苍白无华，且发凉，伴上腹冷痛、胃脘隐痛、食欲不振、精神萎靡、大便稀烂，属于脾胃虚寒证。

④鼻头色黯

鼻部特征：鼻头的皮肤颜色发黯（图2-32）。

临床意义：提示脾胃功能失调日久，病程较长，病势缠绵。

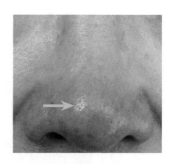

图2-32 鼻头色黯

若见鼻头黯滞无华，伴食后腹胀、腹部隐痛、食欲减退、大便溏薄，可见于慢性消化功能障碍、萎缩性胃炎、大病久病后属于脾胃虚弱证者。

⑤鼻头、鼻翼色黄

鼻部特征：鼻头及鼻翼皮肤发黄（图2-33）。

临床意义：提示脾胃湿热所致。

若鼻子发黄，并面目及全身皮肤色黄，伴发热、胁肋或腹部胀满不适、食欲不振、身体困倦、大便黏腻不爽等，多见于黄疸性肝炎、胆道结石、胆道肿瘤等引起胆管梗阻者。

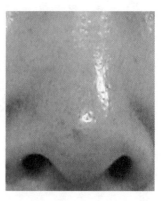

图2-33 鼻头、鼻翼色黄

⑥鼻翼色红

鼻部特征：鼻翼发红（图2-34）。

临床意义：提示脾胃炽热，或胃阴虚内热。

若见鼻翼发红，颜色鲜艳，皮肤比较粗糙或油腻感，伴口臭口渴、牙龈肿痛、牙龈出血、大便秘结，多见于急性胃炎、胃溃疡、消化不良、睡眠障碍等属于脾胃炽热证者；也可见于平素喜食辛辣温燥食物，导致胃火炽盛者。

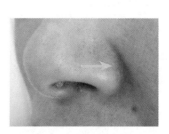

图2-34 鼻翼色红

鼻翼发红而干，缺乏滋润度，伴口咽发干、知饥不食、心烦低热、大便偏干者，提示胃阴虚内热证。

⑦鼻翼色白

鼻部特征：鼻翼皮肤发白（图2-35）。

临床意义：提示脾胃功能虚弱或胃寒证。

若鼻翼发白，该处组织菲薄，伴饮食乏味、不思饮食、胃脘冷痛、四肢冰冷、大便稀烂等，可见于慢性萎缩性胃炎、胃溃疡、消化不良等属于脾胃虚弱或胃寒证者。

⑧鼻翼色黯

鼻部特征：鼻翼皮肤颜色发黯（图2-36）。

临床意义：提示患有胃部疾患日久。

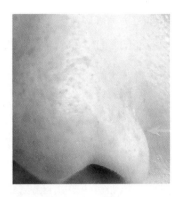

图2-35　鼻翼色白

胃溃疡日久者，可见鼻翼色黯，可伴上腹部疼痛，呈隐痛、钝痛、胀痛、烧灼样痛等表现；若鼻翼黯斑逐渐加深不退，或结节状改变，要注意排除胃部恶性病变，需及时诊治。

（三）面部下部望诊的临证解析

面部下部是从鼻翼以下至下巴的部位，包括鼻唇沟、口唇及下颌部望诊。

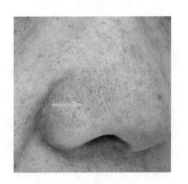

图2-36　鼻翼色黯

1. **鼻唇沟望诊**　在上唇中部有一条纵沟，即鼻唇沟，中间有"人中"穴。

（1）鼻唇沟色红或疖肿

面部特征：鼻唇沟边缘皮肤发红（图2-37）。

临床意义：鼻唇沟及周围区域对应于泌尿、生殖器官，《灵枢·五色》曰："面王以下者，膀胱子处也。"正是指此处。该处皮肤发红、疖肿，提示下焦有热，注意泌尿、生殖器官炎症。

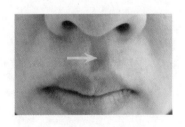

图2-37　鼻唇沟边缘皮肤发红

若见鼻唇沟隆起，色红或小痤疮，伴阴痒、阴痛、带下量多、色黄质稠、臭秽，可见于盆腔炎性疾病、急性阴道炎、前列腺炎、急性泌尿道感染等属于湿热下注或膀胱湿热证者。

（2）鼻唇沟色黯

面部特征： 鼻唇沟皮肤发黯或隆起小结节（图2-38）。

临床意义： 提示可能有内生殖器官慢性疾病或肿瘤性病变。

若见鼻唇沟发黯，伴下腹坠胀、反复隐痛、腰骶部酸痛、肌肤甲错、月经失调、色黯血块等，可见于盆腔炎性疾病后遗症（如输卵管积水、盆腔粘连）、慢性盆腔痛、痛经等属于血瘀证者。

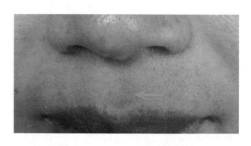

图2-38　鼻唇沟皮肤发黯

若鼻唇沟皮肤隆起、色黯，或斑点边界欠规则，要注意排除生殖器官肿瘤性疾病。

2. **口唇望诊**　口唇分为上唇、下唇、嘴角和口裂四个组成部分（图2-39），均属于脾胃所主。口为脾胃之窍，口唇常能反映脾胃运化水谷功能的盛衰。脾胃健运，则口唇红润光泽；脾失健运，水谷精微运化障碍，则口唇萎黄不泽。因此脾"开窍于口，其华在唇"。唇部望诊主要观察唇形、唇色和滋润度。

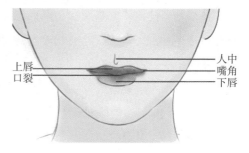

图2-39　唇部结构图

（1）唇形异常

1）口唇肿胀

唇部特征： 下唇肿胀兼色红（图2-40）。

临床意义： 多见于脾胃火盛；可伴有腹部胃脘疼痛、痛处灼热感、口干口苦、吐出物为胃内容物、有酸臭味或苦味、饮食喜冷恶热、大便干结。

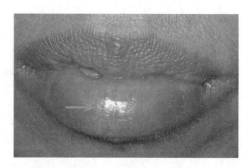

图2-40　下唇肿胀、色红

2）口唇燥裂

唇部特征： 口唇干燥裂开，表面粘着零碎的小皮屑（图2-41）。

临床意义：提示阴液不足（除天气干燥外）。

若见口唇干燥或干裂，伴咽干、心烦低热、潮热汗出、失眠梦多、大便干燥，属于阴虚，津液不足；若妊娠妇女呕吐频频、食入则吐，伴神疲乏力、形体消瘦、提示气阴两虚重证，需注意水电解质及酸碱平衡紊乱。

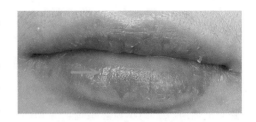

图2-41　口唇干裂伴小皮碎

3）口唇皱缩

唇部特征：口唇皱缩而焦枯（图2-42）。

临床意义：提示胃病日久，耗伤胃阴。

若见口唇皱缩而焦枯，伴口舌干燥、胃脘部疼痛、烧心反酸、消化不良、食后腹胀、神疲乏力、大便异常等，辨证属于胃阴不足证；可见于各种胃疾日久。

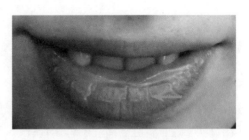

图2-42　口唇皱缩而焦枯

（2）唇色改变

1）唇色红

①唇色鲜红

唇部特征：口唇颜色艳红如妆（图2-43）。

临床意义：提示热证。

若见唇色鲜红，伴发热、烦躁不安、面红目赤、咽喉肿痛、口干喜冷饮、口舌糜烂、小便短赤、大便秘结等，为热邪内盛。

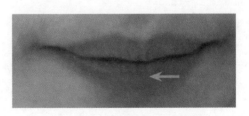

图2-43　口唇颜色艳红如妆

若口唇色红并欠润，伴舌干少津、小便短少、大便干燥等，为热甚伤津之象。

若唇红而干，伴五心烦热、口燥咽干、眼睛干涩、失眠盗汗、阴部干涩，皮肤干燥、尿频痛量少等，属于阴虚内热证。

②口唇内侧发红

唇部特征：口唇内侧颜色鲜红，犹如艳妆（图2-44）。

临床意义：阳明胃经环经口唇，口唇内侧色鲜红，提示胃热疾患。

若见唇内侧鲜红，犹如艳妆，伴胃脘灼热而痛、烦渴冷饮、牙龈肿痛、口臭反酸、呕吐呃逆，可见于胃炎、胃息肉、胃溃疡、口腔溃疡等属于胃热炽盛证者。

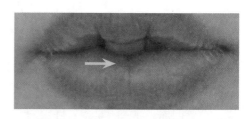

图2-44　口唇内侧颜色鲜红

③唇色干红

唇部特征：口唇颜色红而干皱（图2-45）。

临床意义：提示热伤津液。

若见口唇色红，干燥缺乏湿润度，伴口咽干燥、胃脘隐痛、不思饮食、心烦不宁、大便干结等，可见于慢性胃炎、妊娠剧吐等属于胃阴虚内热证者。

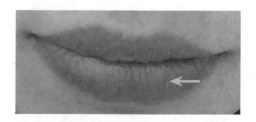

图2-45　口唇颜色红而干皱

④唇色黯红

唇部特征：口唇黯红，缺乏滋润度（图2-46）。

临床意义：提示阴虚内热夹瘀证。

2）唇色淡白

唇部特征：口唇淡白无华（图2-47）。

临床意义：提示气血虚弱。

若见口唇淡白无华，伴心悸心慌、气喘懒言、疲倦乏力、食欲不振、头晕眼花、手足发麻等，可见于营养不良或出血性疾病（如月经过多、崩漏、消化道出血、异位妊娠）等属于气血虚弱证者。

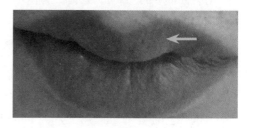

图2-46　口唇黯红

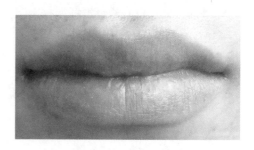

图2-47　口唇淡白无华

3）唇色黯

①唇色黯淡

唇部特征：口唇色黯而淡，缺乏润泽（图2-48）。

临床意义：提示气虚夹瘀证或阳虚夹瘀证。

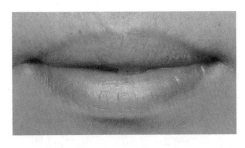

图2-48　口唇色黯而淡，缺乏润泽

若见口唇黯淡，伴面色黯、腰腹冷痛、月经色黯、精神疲乏、气短懒言、腹部隐痛、得温痛减、口淡无味，可见于月经过多、崩漏、闭经、痛经、更年期综合征、异位妊娠、抑郁症、慢性萎缩性胃炎等属于气虚夹瘀证或阳虚夹瘀证者。

②唇色黯

唇部特征：全口唇颜色发黯，缺乏润泽度和弹性（图2-49）。

临床意义：脾主运化，主肌肉，其华在唇。全唇色黯提示脾胃功能障碍，气血瘀滞明显或有比较严重的循环障碍性疾病。

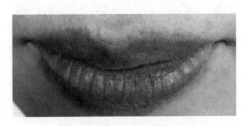

图2-49　全口唇颜色发黯

若见口唇发黯，伴有腹痛、痛有定处，多见于各种痛症、羊水过少、胎盘植入、子宫异常出血、子宫内膜异位症、子宫腺肌病、不孕症、子宫肌瘤等属于血瘀证者。

若见口唇乌黑，伴有心胸憋闷、心悸心慌、咳嗽、咯痰、食欲下降、盆腹腔包块或下肢水肿，多见于慢性心力衰竭、慢性阻塞性肺气肿、心房颤动、心室颤动、晚期恶性肿瘤等属于血瘀证者。

③唇色灰黑

唇部特征：口唇上下颜色灰黑，如涂铅色，无光泽（图2-50）。

临床意义：见于血瘀顽疾或重症，或铅中毒。

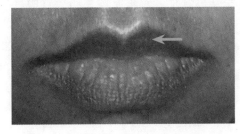

图2-50　口唇上下颜色灰黑，如涂铅色

若见口唇灰黑或乌黑，多见于血瘀

顽疾或重症，或铅中毒；若同时伴长期脸面或皮肤黯滞无华者，要注意排除恶性肿瘤。

3. 下颌部望诊

面的下颌部对应肾与膀胱，属于身体的下焦。

（1）下颌部皮肤潮红或痤疮

面部特征： 下颌部皮肤色红（图2-51），或出现痤疮或有脓点（图2-52）。

临床意义： 下颌部皮肤色红或出现痤疮，提示血热证。

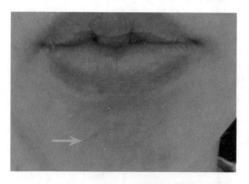

图2-51 下颌部皮肤色红

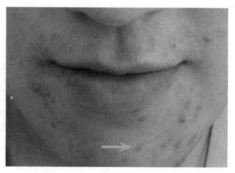

图2-52 下颌部痤疮、脓点

若见下颌部皮肤痤疮，伴脓点、月经失调、经色深红、口苦、尿频尿急等，多见于多囊卵巢综合征、盆腔炎性疾病、痛经、泌尿系感染等属于实热证者。

若见下颌部皮肤发红，伴口咽干燥、五心烦热、腰酸盗汗、头晕目眩、失眠多梦等，多见于早发性卵巢功能不全、卵巢早衰、不孕症、异常子宫出血、更年期综合征、先兆流产等属于肾阴虚证者。

（2）唇周皮肤青色

局部特征： 唇周皮肤见青色环绕（图2-53）。

临床意义： 提示肝木乘土之患。

若见口唇周围出现明艳的青色，提

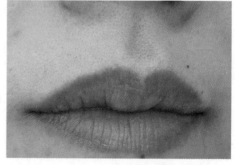

图2-53 唇周皮肤色青

示近期常有大怒或烦躁易怒的病史，可伴胸胁胀痛、乳房胀痛、食欲减退、嗳气不舒；治疗时不要忽略情志调理。

若口唇周围青色较黯，提示不良情绪压抑日久；多见于经前期综合征、乳腺疾患、不孕症、妊娠剧吐、更年期综合征、胃疾等。

（3）下颌皮肤青黯

面部特征：下颌部皮肤青黯（图2-54）。

临床意义：提示肾阳不足。

若见整个下颌部颜色青黯，伴腰膝冷痛、四肢不温、精神萎靡、情绪低落、腰酸耳鸣、心悸失眠、头晕健忘、注意力难集中、夜尿频多、性欲下降等，可见于更年期综合征、卵巢早衰、月经失调、闭经、不孕症等属于肾阳虚证者。

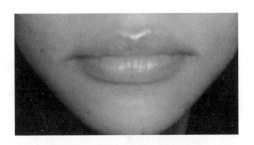

图2-54　下颌部皮肤青黯

（4）下颌色黯

面部特征：下颌部色黯，或皮肤粗糙（图2-55）。

临床意义：下颌部对应肾，属于身体的下焦。

整个下颌部位色黯或有黯斑，或皮肤粗糙，提示肾虚血瘀或下焦瘀滞。

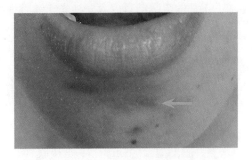

图2-55　下颌部皮肤色黯、粗糙

第二节　眼诊

眼部望诊主要观察眼神、眼球的色泽与活动状态、眼睑的变化等可以了解人体脏腑、气血的偏颇，为防治疾病提供参考依据。

《灵枢·经脉》说："肝足厥阴之脉……上贯膈，布胁肋，循喉咙之后，上入颃颡，连目系，上出额，与督脉会于巅。"足厥阴肝经与目系直接相连，再上行额部，与督脉交会于头顶。《灵枢·经别》又说："足少阳之正……别者，入季胁之间，循胸里，属胆……出颐颔中，散于面，系目系，合少阳于外眦也"，可见足厥阴肝经、足少阳胆经与眼睛联系最密切。

足太阴脾经与旁边足太阳膀胱经交会于睛明穴以后，向下沿眼眶下方的承泣穴、四白穴下行，入上齿中。《灵枢·经别》又说："足阳明之正……属胃，散之脾，上通于心，上循咽，出于口，上颐颃，还系目，合于阳明也。"由此可知，足阳明胃经本起于眼下鼻旁迎香穴，行经内眦睛明穴后，到目眶下方承泣穴、四白穴；别出之正经直接与眼的重要组织目系相连。足阳明胃经与足太阴脾经相表里。故足阳明胃经及足太阴脾经与眼睛有直接或间接的联系。

一、正常眼部特征

正常的眼睛精彩内含，神光充沛，视物清晰。眼球黑白分明，转动灵活，角膜光滑，没有突出、下陷或者偏斜；泪道、泪腺通畅，没有黏浊泪水外溢或血丝布睛，眼睛各部位没有疼痛，眼睑无肿胀，无凹陷。

二、眼部望诊的顺序与内容

1. 眼部望诊的顺序　主要从眼神、眼球、眼睑顺序望诊。

2. 眼部望诊的内容　重点望眼球巩膜颜色（红、白、青、黄），眼睑的颜色、肿胀、凹陷等。若眼球异常，多与肝胆有关；眼睑异常，多与脾肾有关（图2-56）。

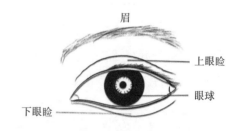

图2-56　眼部结构示意图

三、眼部望诊的解析

1. 观眼神　有神的眼睛是看起来神采奕奕、眼神内敛，一般提示身体健康良好，即使有病也容易治好；无神的眼睛看起来目无神采、眼神外露、视物不清，一般提示身体有病，且病重难治。

2. 观巩膜（白睛） 巩膜的色泽变化多有色红、色白、色青、色黄等。巩膜（白睛）属肺。

（1）巩膜色红

眼部特征：眼球巩膜发红（图2-57）。

临床意义：提示热证，热邪犯肺。

若巩膜局部发红，血管增粗，伴头痛、咽喉不适、咳嗽等，属于风热犯肺。

若巩膜弥漫性发红，伴急躁易怒、失眠、口干口苦、口舌糜痛、小便黄短，大便干结，属于木火刑金。

若眼球充血发红、水肿、伴眼睛涩痛，注意急性结膜炎。

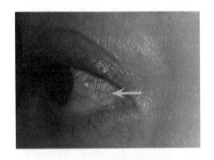

图2-57　眼球巩膜发红

（2）巩膜色白

眼部特征：眼球巩膜淡白（图2-58）。

临床意义：提示气血亏虚。

常伴有气短自汗、心跳心慌、心胸憋闷、活动或劳累后加重等表现。

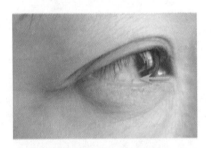

图2-58　眼球巩膜淡白

（3）巩膜色青

眼部特征：眼球巩膜色青（图2-59）。

临床意义：提示肝木侮金或寒证。

若伴面色青白、形寒肢冷、咳喘无力、周身乏力，则提示寒证。

若咳嗽、胸闷，伴情绪抑郁、郁郁寡欢、乳房胀痛等，属于肝木侮金。

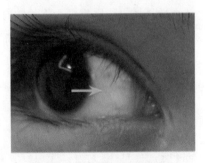

图2-59　眼球巩膜色青

（4）巩膜色黄

眼部特征：眼球巩膜黄色比较均匀（图2-60）。

临床意义：提示肝胆湿热。

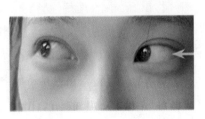

图2-60　眼球巩膜色黄

多见于黄疸性肝炎、胆道肿瘤引起的梗阻性黄疸，也可见于胆囊炎引起的胆道结石。

3. 观眼睑

（1）眼睑发红

眼部特征：下眼睑颜色发红（图2-61）。

临床意义：提示脾胃蕴热。

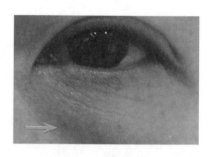

图2-61　下眼睑颜色发红

若见下眼睑发红，伴胃脘灼热疼痛、胃腹胀满、烦渴多饮或渴欲冷饮、口苦口臭、牙龈肿痛、大便臭秽不爽、矢气酸臭，可见于胃部疾患等属于脾胃蕴热证者。

（2）眼睑浮肿或肿胀

眼部特征：下眼睑浮肿如水胞（图2-62）或上眼睑肿胀（图2-63）。

临床意义：上眼睑属于肝，上眼睑肿胀，提示肝郁气滞，木克土象；下眼睑属于脾肾，下眼睑浮肿并眼眶发黯，提示脾肾亏虚。

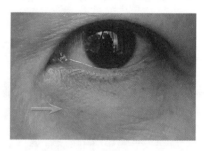

图2-62　下眼睑浮肿如水胞

若见上眼睑明显肿胀，伴眼睛胀涩、乳房胀痛、腹胀嗳气或矢气则舒，多见于更年期综合征、抑郁症、经前期综合征、痛经、不孕不育等属于肝郁气滞证者。

若见下眼睑浮肿，伴食欲不振、食后腹胀、面色苍白、身倦无力、气短懒言、口泛清水、四肢不温、大便稀烂等，多见于慢性胃炎、胃溃疡性出血、慢性溃疡性肠炎、胃下垂、胃肠动力不足、营养不良属于脾虚湿盛证者。

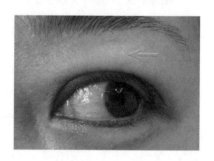

图2-63　上眼睑肿胀

若下眼睑浮肿并眼眶发黯，伴腰腹冷坠、头晕目眩、失眠健忘、白带量多、质稀色淡、性欲下降等，可见于异常子宫出血、盆腔脏器脱垂、压力性尿失禁、不孕症、盆腔炎性疾病后遗症等属于肾阳虚夹湿者。

（3）眼睑凹陷

眼部特征：眼睑凹陷（图2-64）。

临床意义：提示脾胃受伤，津液亏损，气血耗伤所致。

若见眼睑凹陷，伴口唇干燥、形体消瘦、大便干结，可见于妊娠剧吐日久；若伴大便稀溏，甚至水样便，常见于剧烈腹泻或腹泻日久者；若见于久病重病，则为阴阳竭绝之候，属于病危。

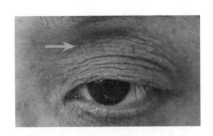

图2-64　眼睑凹陷

（4）眼睑黯黑

眼部特征：眼睑颜色发黯，俗称"熊猫眼"（图2-65）。

临床意义：提示脾肾亏虚，或久病重病，元气大伤。

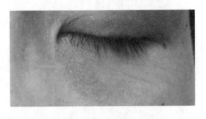

图2-65　眼睑颜色发黯

若见下眼睑颜色发黯，两目无神，伴腰酸膝软、头晕健忘、失眠脱发、性欲下降、虚胖、大便不畅等，可见于中、重度睡眠障碍或经常熬夜而属于脾肾亏虚证者。

若整个眼眶颜色晦暗，伴腰背酸痛、怕冷、食欲欠佳、精神萎靡、性欲下降、尿频夜尿多、大便稀烂，多见于性功能冷淡、不孕症、生殖器官发育不良、重病久病、房事过频属于脾肾阳虚证者。

4. 观内眦　眼睛内眦属心。内眦发红，提示心火亢盛，多伴有心烦多梦、口渴、失眠等（图2-66）。

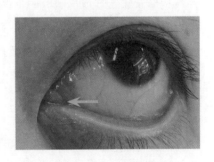

图2-66　内眦发红

第三节　舌诊

舌诊具有悠久的历史，早在《黄帝内经》就有"舌诊"的记载。通过望舌的形态、颜色、湿润度、血管显露等情况，了解人体脏腑虚实、气血盛亏、寒热虚实等状况。实践证明，舌诊可比较客观地反映病情，对辨别病证的性质，推断病情的深浅轻重，判断疾病转归与预后，均有重要意义，是中医辨证不可缺少的客观依据。

一、正常舌部特征

正常的舌体柔软，活动灵活，厚薄适中，颜色淡红。

舌面上铺有薄薄的、颗粒均匀的、干湿适中的薄白舌苔，其舌苔不黏不腻，揩之不去。

二、舌部分区

舌主要分为舌尖部、舌中部、舌根部（图2-67）和舌底四个部分。舌尖部是指舌体的前1/3，主要反映心肺情况；舌中部包括舌体的中部和舌边，舌体中部反映脾胃功能变化，舌边反映肝胆情况；舌根部相当于舌体的后1/3，反映肾与膀胱情况；舌底主要观察舌下络脉和血管的变化。

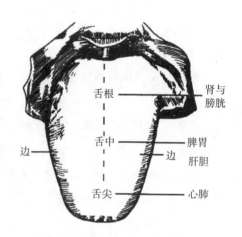

图2-67　舌各部与脏腑对应图

三、舌诊的意义

在疾病发生发展过程中，舌的变化迅速且改变鲜明，犹如内脏的一面镜子，如《临症验舌法·临症以验舌为准统论》所曰："即凡内外杂症，亦无一不呈其形、着其色于舌……据舌以分虚实，而虚实不爽焉；据舌以分阴阳，而阴阳不谬焉；据舌以分脏腑、配主方，而脏腑不瘥、主方不误焉。危急疑难之顷，往往症无可参，脉无可按，而惟以舌为凭；妇女幼稚之病，往往闻之无息，问之无声，而惟有舌可验。"一般认为，舌质主要反映脏腑虚实、气血盛衰等变化情况；舌苔主要反映病证寒热的深浅、邪正的消长变化。一般情况下舌质与舌苔的变化和主病是一致的，若见舌质与舌苔变化不相一致时，应结合全身症状，进行综合分析，做出正确判断。

1. 判断正气盛衰　舌质红润，舌苔薄白而润，提示气血旺盛，脾胃健旺；舌质淡白，舌光无苔，提示气血亏虚，胃气胃阴衰败。

2. 辨病位深浅　舌苔薄白，舌底络脉稍粗，疾病初起，病位相对较浅；舌苔厚，病邪入里，病位偏深；舌质红绛，热入营血，病情较重；舌底静脉增粗、迂曲，瘀血日久，病情缠绵。

3. 区别病邪性质　白苔多主寒邪；黄苔常主热邪；腐腻苔多主食积、痰浊；舌黯或舌边瘀点、瘀斑主瘀血。

4. 推断病势进退　舌苔自白转黄，变为灰黑色，表示病邪由表入里，病情由轻到重，病情发展；舌苔由润转燥，多是热邪渐盛而耗伤津液；舌苔由厚变薄、由燥转润，常常是病邪渐消，津液复生。

5. 估计病情预后　舌胖瘦适中，活动自如，淡红润泽，舌面有苔，是正气内存，胃气旺盛，预后多佳；若舌质枯晦，舌苔骤剥，舌强或偏歪等，多属正气亏损，胃气衰败，病情危重，预后多凶。

应注意的是，舌的变化只是全身生理病理变化在局部的一个反应，临床应用时应结合其他诊法，进行综合分析，方符合四诊合参的原则。

四、舌部望诊的顺序与内容

1. 舌部望诊的顺序　舌部望诊一般先望舌质的整体状况，包括舌形、舌色与舌态；然后望舌质的局部状况，舌苔的厚薄、润燥及分布部位，再观察舌下络脉状况。如果一次望舌判断不清，可稍休息数秒钟，再重复望舌，切忌伸舌时间较久或伸舌频繁，影响望舌的效果。

2. 舌部望诊的内容　重点观察舌部特征，分析舌诊的临床意义，分析其与疾病或证候的相关性，以指导临证治疗。

五、舌诊的注意事项

1. 光线　望舌以充足、柔和的自然光线为佳。

2. 伸舌姿势　伸舌时，应尽量张口，使舌体充分暴露，舌体自然放松，舌面平展。

3. 避免"染苔" 望舌前服某些食物或药物，可以使舌苔着色，称为"染苔"，如饮用牛乳、豆浆等可使舌苔变白变厚；吃蛋黄、核黄素可使舌苔变黄变厚；吃黑芝麻、桑葚果、蓝莓可使舌苔变黑等。"染苔"会影响对身体健康信息的判断，所以望舌前1小时最好避免服用色重的食物或药物。

六、舌部望诊的临证解析

（一）舌部整体望诊

1. **望舌形** 舌形异常一般包括舌的肿胀、瘦薄、齿痕、裂纹、芒刺等，意义各有不同。

（1）舌肿胀：舌肿胀一般提示津液内停或湿邪内阻，分为阳虚津液不化或湿热内蕴。

1）舌肿胀色淡

舌部特征：舌体比较均匀的肿胀，横向充满口腔，色淡（图2-68）。

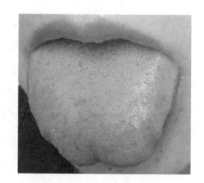

图2-68 舌肿胀色淡

临床意义：提示气虚证、阳虚证。

若见舌质淡，舌体胖，并面色㿠白，伴身体疲倦、气短懒言、腹部冷痛、得温则舒、口泛清水、四肢不温、小腹空坠、月经色淡等，可见于月经过多、子宫脱垂、慢性胃炎、慢性结肠炎、胃下垂、慢性支气管炎等属于气虚证者。

若见舌质黯淡，肿胀，伴形寒肢冷、咳喘无力、周身乏力、自汗、带下清稀、腰腹酸坠等，可见于哮喘、肺心病、盆腔炎性疾病后遗症等属于阳虚证者。

2）舌质红赤肿胀

舌部特征：舌体红赤，肿胀（图2-69）。

临床意义：提示湿热瘀邪内蕴。

若见舌体红赤肿胀，伴食欲减退、腹胀、烦热口苦、小腹作痛、外阴瘙痒、带下量多色黄、大便黏滞不爽等，可见于盆腔炎性疾病、多囊卵巢综合征、闭经、不孕症、不育症、阴道炎、肝炎等属于湿热瘀邪内蕴者。

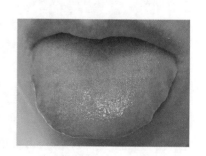

图2-69 舌红赤肿胀

（2）舌体瘦薄：舌体瘦薄一般提示津液不足或气血不足。

1）舌体瘦薄色淡

舌部特征：舌体瘦薄，颜色偏淡，舌有裂纹（图2-70）。

临床意义：提示气血不足。

若见舌体瘦薄色淡，伴形体消瘦、神疲乏力、心慌心悸、头晕眼花、胃痛且进食后加重、下腹隐隐作痛或月经量多、色淡等，可见于月经量多、崩漏、产后乳汁自出、产后发热、消化道出血、营养不良等属于气血不足证者。

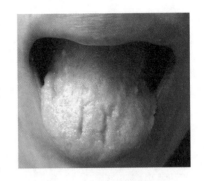

图2-70 舌体瘦薄色淡

2）舌体瘦薄而红

舌部特征：舌体瘦薄，颜色偏红（图2-71）。

临床意义：提示阴虚伴津液耗伤。

舌质瘦薄色红，伴形体消瘦、潮热汗出、手足心灼热、口干咽燥、月经量少、色红、皮肤干燥、小便量少涩痛、大便干结等，可见于经期延长、更年期综合征、不孕症、早发性卵巢功能不全、卵巢早衰、胃炎、反复性泌尿道感染等属于阴虚证者。

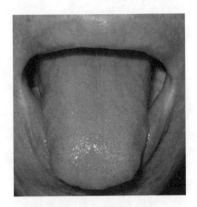

图2-71 舌体瘦薄而红

（3）舌裂纹

舌部特征：舌体上有各种形状的裂沟或裂纹（图2-72）。

临床意义：提示气阴不足或阴虚内热。

若见舌体出现裂纹，伴口渴咽干、消瘦、消谷善饥、胃脘不适、反酸烧心、消化不良、五心烦热、小便色黄、大便干结等，可见于糖尿病、

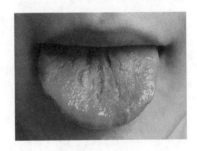

图2-72 舌裂纹

慢性萎缩性胃炎、热病后期等属于阴虚内热证者；若早孕妇女伴食入即吐、疲倦乏力、少气懒言、咽干唇燥、皮肤干燥、尿少等表现，要注意妊娠剧吐之重症，应及时处理。

（4）舌芒刺

舌部特征：舌面的乳头增生或肥大，可见红色点状小突起（图2-73）。

临床意义：提示血热证。

若舌体出现芒刺色红，伴心烦口干、身热夜甚、鼻衄等，属于血热证；若伴腹胀痛、口中异味、食欲减退、大便秘结，属于胃肠热盛证。

2. **望舌色** 舌的病色主要分为白色、红色、青紫色。

（1）舌色淡白

舌部特征：舌色比正常颜色浅淡（图2-74）。

临床意义：提示气血亏虚，或阳虚证，或虚寒证。

若舌质淡白，并面色苍白或萎黄，伴疲倦乏力、头晕眼花、心悸失眠、手足发麻、哺乳期乳汁减少等，可见于出血性疾病（包括异常子宫出血、胃出血、下消化道出血、血液病、痔疮出血等）或产后缺乳等属于气血亏虚证者。

若见舌体颜色淡白，伴腰腹冷痛、疲倦乏力、气虚自汗、婚久不孕、阳痿、性欲下降、小便清长等，可见于呼吸系统、消化系统、生殖系统疾病属于阳虚证者。

若见舌体颜色淡白，并面色青白，伴经期小腹冷痛、得温痛减、怕冷喜暖、手足肢冷、大便稀烂，多见于痛经、闭经、子宫内膜异位症、子宫腺肌病等属于寒凝证者。

（2）舌色红

舌部特征：舌色鲜红色（图2-75）。

临床意义：提示血热证，或阴虚内热证。

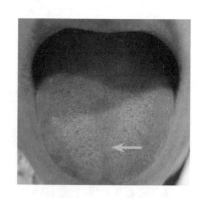

图2-73 舌芒刺

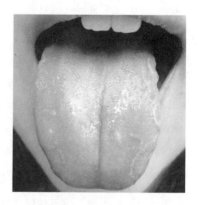

图2-74 舌淡白

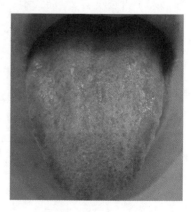

图2-75 舌色红

若见舌色鲜红，并面色潮红，伴反复高热、心烦口渴等，可见于急性感染性疾病属于热证者。

若见舌色鲜红，伴潮热汗出、口渴盗汗、皮肤干燥、小便黄少、大便干结等，可见于月经后期、月经过少、闭经、更年期综合征、不孕症、胎漏、胎动不安、睡眠障碍、结核病等属于阴虚内热证者。

（3）舌黯或瘀点、瘀斑

舌部特征：舌质紫黯（图2-76），舌黯或伴有瘀点、瘀斑（图2-77）。

临床意义：舌紫黯，提示寒凝血瘀证；舌黯或伴有瘀点、瘀斑，提示瘀血内阻。

若见舌质紫黯，并口唇色紫，伴畏寒肢冷、小腹冷、局部刺痛、面色晦暗、皮肤粗糙，可见于如痛经、慢性盆腔痛、子宫内膜异位症、子宫腺肌病、不孕症等属于寒凝血瘀证者。

若见舌黯，或瘀点、瘀斑，伴盆腔肿块、经期小腹刺痛、痛处固定、面色晦暗、口唇色紫、肌肤甲错、月经色黯、夹杂血块等，可见于子宫内膜增生、子宫内膜息肉、子宫内膜异位症、子宫腺肌病（瘤）、子宫或卵巢肿瘤、胎盘植入或羊水过少等属于血瘀证者。

3. 望舌态

舌歪斜

舌部特征：舌体偏歪不正（图2-78）。

临床意义：提示颅脑病变或神经系统损伤。

若见舌体歪斜，伴头晕、一侧肢体麻木、唇麻或舌麻、肢体无力或活动不利、恶心呕吐，可见于脑血管意外。

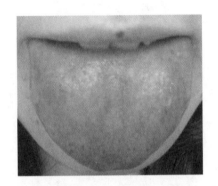

图2-76　舌紫黯

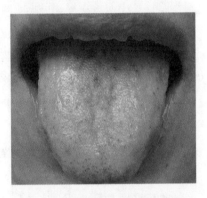

图2-77　舌黯伴有瘀点、瘀斑

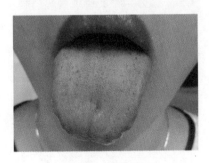

图2-78　舌歪斜

若舌体歪斜，并见舌肌萎缩，伴吞咽困难、讲话困难、舌头外伸困难，多为舌下神经损伤。

（二）舌部局部望诊

舌诊局部望诊的重点是观察舌尖部、舌中部、舌根部的舌质、舌色、舌苔和舌底脉络的变化。

1. 舌尖部望诊　舌尖部对应于心肺，其改变多提示心肺疾患。

（1）舌尖红

舌部特征：舌尖部颜色鲜红（图2-79）。

临床意义：舌尖对应于心，舌尖红，提示心火亢盛。

可伴心中烦热、急躁多梦、口舌糜烂疼痛、口渴喜饮、小便黄赤等，可见于睡眠障碍、甲状腺功能亢进、精神障碍性疾病、心肌炎等疾患。若伴尿频、尿急、尿痛，可见于膀胱炎、前列腺炎（心与小肠相表里，若心火下移小肠，小肠分清泌浊功能异常，则膀胱津液代谢失常）。

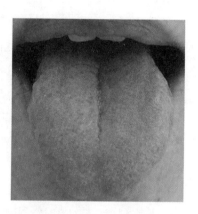

图2-79　舌尖红

（2）舌尖部的两边色红

舌部特征：舌尖两边的颜色鲜红，或燥而无津（图2-80）。

临床意义：舌尖两边对应于肺。该部位颜色鲜红，提示风热犯肺或燥热伤肺。

外感风热：可见舌尖两边色红，伴喷嚏鼻塞、咽喉干痛、咳嗽痰黄，或发热，重者可见气喘鼻煽、烦躁不安等。

燥热伤肺：可见舌尖两边色红，并干而欠津，伴干咳无痰、鼻燥咽干、胸痛、发热头痛等。

肺实热证：可见舌尖两边较大区域颜色鲜红，伴有寒战发热、咳嗽胸痛、痰黄稠、不易咳出等。

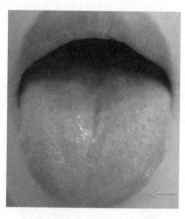

图2-80　舌尖两边色红

（3）舌尖瘀点

舌部特征： 舌尖色黯、瘀点（图2-81）。

临床意义： 提示心血瘀滞。

若见舌尖瘀斑、瘀点，并面、唇、指甲色黯，伴有心悸气喘、心前区闷痛或刺痛多在运动后或者情绪波动后发作、颈静脉怒张、咳嗽咯血、下肢水肿等，可见于冠状动脉粥样硬化性心脏病（简称冠心病）、心律失常、肺心病等属于心血瘀滞证者。

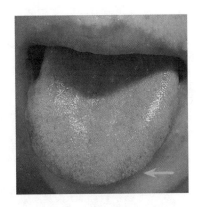

图2-81　舌尖色黯、瘀点

（4）舌尖边瘀斑瘀点

舌部特征： 舌尖边可见瘀斑或瘀点（图2-82）。

临床意义： 舌尖部瘀点或瘀斑，提示心肺瘀滞较重。

若见舌尖部瘀斑，伴呼吸困难、胸部憋闷、气短喘息、咳嗽咳痰、心悸气短、喘息乏力，可见于慢性阻塞性肺气肿、慢性肺源性心脏病等属于心肺瘀滞证者。

2. **舌中部望诊**　舌体中部对应脾胃，舌边对应肝胆，还需分析舌苔变化。

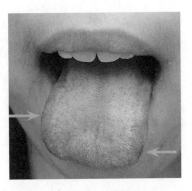

图2-82　舌尖边瘀斑、瘀点

（1）舌淡，边有齿痕

舌部特征： 舌部颜色偏淡，边见牙齿压痕（图2-83）。

临床意义： 提示脾虚夹湿，或阳气亏虚。

若见舌质淡，边有齿痕，伴腹部怕冷、隐痛不适、身体困倦、蜷卧嗜睡、口淡不渴、呕吐痰涎、大便稀烂，可见于慢性胃炎、慢性肠炎等属于脾阳虚夹湿证者。

若见舌质淡、舌体胖、边有齿痕，伴形寒肢

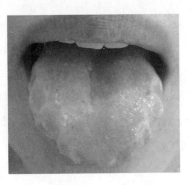

图2-83　舌淡，边有齿痕

冷、神疲乏力、气短懒言、纳呆便溏、小腹空坠、腰膝冷痛、面色晦暗、月经非时而下、月经量多或淋漓日久不尽、月经色淡质稀、夜尿频多、肢肿便溏等，可见于不孕症、复发性流产、贫血、异常子宫出血、消化道出血、血液病等属于脾肾阳虚证者。

（2）舌红，中间少苔

舌部特征：舌偏红，中间部位少苔（图2-84）。

临床意义：舌中部对应于脾胃，提示胃阴不足，津液亏耗。可伴口咽发干且醒后尤甚、不思饮食、心烦呃逆等表现。

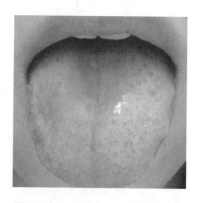

图2-84 舌偏红，中间部位少苔

（3）舌质红，舌苔薄黄

舌部特征：舌质偏红，舌苔薄黄干（图2-85）。

临床意义：提示热证。

若伴口苦咽干、心烦咳嗽、牙龈肿痛、大便秘结，属于实热证；若伴五心烦热、形体消瘦、盗汗、失眠多梦，或月经先期、月经量少、月经色红等，属于阴虚内热证。

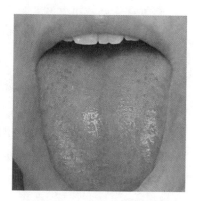

图2-85 舌红，苔薄黄干

（4）舌红，舌苔黄腻

舌部特征：舌的颜色鲜红或深红，舌苔黄腻（图2-86）。

临床意义：提示湿热蕴结，或消化不良。

若见舌红，苔黄腻，伴口苦口臭、色黄臭秽、大便稀烂黏腻或带下量多，属于湿热蕴结证。

若见舌边鲜红或深红，伴恶心、呕吐、发热、胁肋不适或黄疸，属于肝胆湿热证。

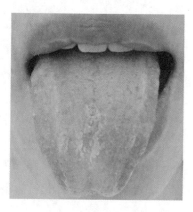

图2-86 舌红，苔黄腻

（5）舌边少苔

舌部特征： 舌质偏淡，舌中部的两边少苔（图2-87）。

临床意义： 舌边对应于肝胆，提示肝阴虚损、肝血不足。

可伴头晕目眩、烦躁咽干、两目干涩、食欲不振等表现。

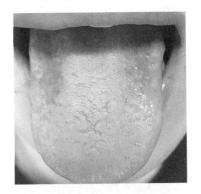

图2-87　舌淡边少苔

（6）舌边颜色发黯

舌部特征： 舌体的两边颜色发黯（图2-88）。

临床意义： 提示肝郁血瘀。舌边瘀斑，提示肝胆瘀血；患病时间越久，病情越重，瘀斑越明显。

若舌体两边颜色发黯，伴胸闷、善太息、胃部胀痛、嗳气矢气、胸胁胀痛、乳房胀痛、烦躁易怒、经行偏头痛等，多见于痛经、经前期综合征、头痛、子宫肌瘤、抑郁症、不孕症、不育症、失眠、更年期综合征、晚期恶性肿瘤、慢性肝炎、肝硬化等属于肝郁血瘀证者。

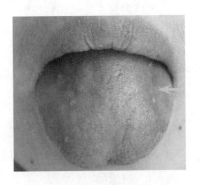

图2-88　舌边色黯

（7）舌苔黄厚

舌部特征： 苔质致密、厚腻，如一层浑浊光滑的黏液覆盖于舌面，不易擦去（图2-89）。

临床意义： 提示湿热蕴结，或痰湿化热。

若舌中部舌苔黄厚，伴脘腹胀满、不思饮食、厌恶油腻、体重身倦、发热口苦、带下色黄腥臭、尿少色黄、大便黏腻等，可见于盆腔炎性疾病、外阴炎、阴道炎、急性胃炎、急性肠炎、肝炎、睾丸炎等属于湿热蕴结证者。

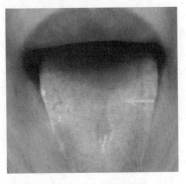

图2-89　舌苔黄厚

若见舌中部舌苔黄厚或腻，伴痰多胸闷、四肢困倦、口苦、痤疮、月经延后、闭经、婚久不孕、带下量多而色白质稠等，可见于多囊卵巢综合征、抑郁症、不孕症、闭经等属于痰湿化热证者。

（8）舌中部裂纹，苔黄厚

舌部特征：舌体中部有裂纹，舌苔黄偏厚，缺乏津液（图2-90）。

临床意义：提示热病伤及脾胃，运化失职，湿邪蕴聚，气不化津。

可伴口苦、不思饮食、身体困倦、头重如裹、大便黏腻等。

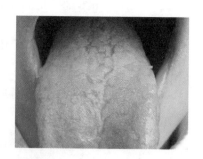

图2-90　舌中裂纹伴苔黄厚

（9）灰黑舌苔

舌部特征：舌体中部的舌苔灰黑色（图2-91）。

临床意义：提示热盛伤阴，或阳虚寒湿内盛。

若见舌偏淡，苔灰黑湿润多津，多属于阳虚寒湿。

若见舌红苔灰黑，干燥无津，则为热甚伤阴证。可见于疾病的严重阶段，亦可见于消化功能紊乱性疾病。

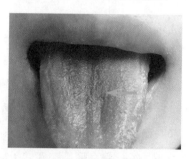

图2-91　舌苔灰黑色

3. 舌根部望诊　舌根部对应于肾与膀胱。

（1）舌根部舌苔剥脱

舌部特征：舌根部剥苔，剥苔处舌苔干燥，缺乏津液（图2-92）。

临床意义：提示肾阴亏损，肾精虚少。

常伴烦热盗汗、头晕眼花、耳鸣耳聋、腰背酸痛等，可见于男性遗精、女性不孕、月经失调等。

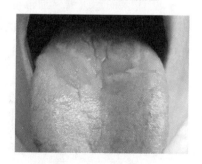

图2-92　舌根部剥苔

（2）舌根部的舌苔增厚

舌部特征：舌根部的舌苔增厚，苔质致密，擦之不去，刮之不脱（图2-93）。

临床意义：提示肾与膀胱经夹湿。

若见舌根部舌苔增厚，色白或黄，伴腰背酸楚、下腹胀满、食欲不振、婚后多年不孕、月经延期或量少、大便黏腻不爽、尿少等，可见于不

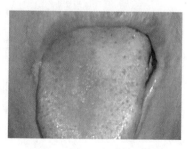

图2-93　舌根部厚苔

孕症、不育症、盆腔炎性后遗症、阴部病变、泌尿道感染等属于下焦夹湿证者。

（3）舌根部色黯

舌部特征： 舌根部颜色发黯（图2-94）。

临床意义： 提示肾虚夹瘀。

若见舌黯、以舌根部明显，并唇色黯，伴腰酸膝软、头晕健忘、下腹疼痛痛有定处、情绪异常、月经色黯夹血块等，可见于闭经、不孕症、慢性盆腔痛、生殖器官肿瘤、盆腔炎性疾病后遗

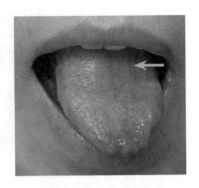

图2-94 舌根部色黯

症、围绝经期或产褥期抑郁症等属于肾虚血瘀证者。

4. 舌下络脉望诊 舌下络脉的变化有时会出现在舌色变化之前，因此舌下络脉是分析气血运行情况的重要依据。

（1）舌下络脉的正常状态：舌下系膜两侧的纵行大络脉，长度不超过舌下肉阜至舌尖的3/5，呈淡紫色。

（2）舌下络脉的观察内容、方法及顺序

①观察内容：舌下络脉的长度、形态、颜色、粗细、舌下小血络等变化。

②观察方法：患者张口，舌体保持自然松弛，舌尖轻顶上颚，使舌下络脉充分暴露。

③观察顺序：首先观察舌系带两侧的大络脉粗细、颜色，有无怒张、弯曲等改变；再看周围细小络脉的颜色、形态，有无紫黯的珠状结节或紫色血络。

1）舌下黏膜偏淡

舌部特征： 舌下络脉细而短，舌下黏膜偏淡，周围小络脉不明显（图2-95）。

临床意义： 提示气血不足。可见各种疾病的早期，或亚健康阶段，脏腑功能尚好。

2）舌下系膜络脉色黯或增粗

舌部特征： 舌下系膜上段的小络脉增粗、颜色黯红（图2-96），或舌下系膜两侧的大络脉增粗、颜色发黯（图2-97）。

临床意义： 要注意血瘀证的早期变化。

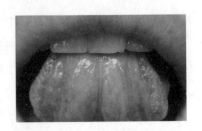

图2-95 舌下黏膜颜色偏淡

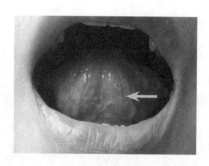 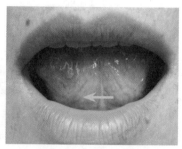

图2-96　舌下系膜小络脉色黯或增粗　　图2-97　舌下系膜大络脉增粗

3）舌下络脉色黯、呈网状结构

舌部特征：舌下络脉色黯、呈网状改变（图2-98）。

临床意义：提示血瘀征象，瘀阻情况较轻。

若见舌下络脉色黯改变，提示瘀血内阻，病势较轻；可见于子宫内膜异位症、子宫腺肌病、子宫内膜增生、子宫肌瘤、月经失调、痛经、不孕症、心脑血管疾病、肺心病病情尚轻阶段及良性肿瘤性疾病等；可伴心胸闷痛、头部刺痛、经行腹痛、月经色黯、血块较多、面

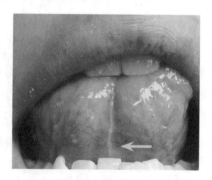

图2-98　舌下络脉色黯、呈网状
结构

色黯斑、下肢活动受限等。如果及时诊治，可在病势尚轻阶段改善血瘀诸证，避免病情发展。

4）舌系带旁的静脉增粗、怒张

舌部特征：舌系带旁的静脉明显增粗、怒张、充血，颜色紫黯（图2-99），或曲张如珠子状瘀血结节（图2-100）。

临床意义：提示身体瘀血内阻状况比较明显。

若见舌系带旁的静脉增粗、怒张、紫黯，伴身体局部疼痛、痛处固定，可见于盆腔炎性后遗症、慢性盆腔痛、子宫内膜异位症、子宫腺肌病、心肌梗死、血栓性疾病、肿瘤性疾病等病情加重阶段属于瘀血内阻证者。

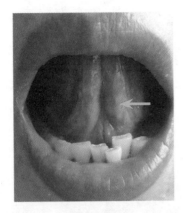 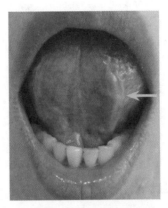

图2-99 舌系带旁的静脉增粗　　图2-100 舌系带旁的静脉
曲张如珠子状瘀血结节

第四节　耳诊

耳为听觉器官，近代发现耳朵不但与听力有关，和平衡功能也有关系。人体各部位及脏腑在耳朵有相应的"反应区"，《灵枢·邪气脏腑病形》曰："十二经脉，三百六十五络……其别气走于耳而为听"，故曰耳为"宗脉之所聚"。当身体的某一局部发生病变时，在耳郭的相应部位可以出现变色、变形、丘疹、血管变化、脱屑等色泽或形态改变的"阳性反应物"。医者可以用肉眼或借助放大镜在自然光线下查找以助诊断。这种以诊察耳朵变化而知脏腑疾病的方法也是中医望诊内容之一。

一、耳部正常特征

耳位于头部两侧，耳之外轮称为耳郭（耳壳）；耳郭的游离缘卷曲称为耳轮；耳轮前方有一与其大致平行的弓状隆起称为对耳轮，对耳轮上下分为两脚，分别称为对耳轮上脚和对耳轮下脚；两脚之间的凹陷称为三角窝；耳轮与对耳轮之间的浅沟称为耳舟；在对耳轮前方有一凹陷称为耳甲，耳甲被耳轮分为上下两部，上部为耳甲艇，下部为耳甲腔；耳甲腔前方有一突起称为耳屏；在对耳轮下端有一结节状突起，与耳屏相对称为对耳屏；耳轮垂下处称为耳垂（耳坠）（图 2-101）。

耳朵不论大小，形态要轮廓分明，耳垂贴肉，耳门阔大，耳肉红而坚厚，耳形耸高而长，色泽要鲜艳红润，这样的人是长寿之人。

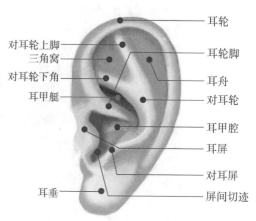

图2-101　耳郭结构图

二、耳部分区

耳郭的分布大致像一个在子宫内倒置的胎儿，头颅在下，臀足在上。其大致规律为：与头面相应的穴位在耳垂，与上肢相应的穴位在耳周，与躯干和下肢相应的穴位在对耳轮体部和对耳轮上下脚，与内脏相应的穴位集中在耳甲（图 2-102）。

三、耳部望诊的临证解析

耳朵也是人体的全息图之一，可以反映人体健康的整体状况。《灵枢·本脏》曰："视其外应，以知其内脏，则知所病矣。"说明百病之始生，无论内因或外因所致，皆可以诊察皮部的异常

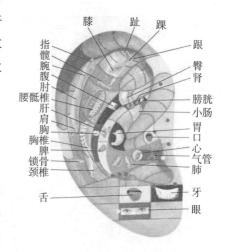

图2-102　耳郭各部与脏腑对应图

变化而知其内外也。耳与脏腑相通，经络相连，人体任何部位，五脏六腑、四肢百骸，在耳郭上都有其相应的反应点——耳穴，当人体的健康出现问题，耳部上的相应耳穴就会产生特征性的改变，如电阻变低、导电性增强，或局部变形，或耳反应点压痛、充血，或皮肤变色、丘疹、小水疱、脱屑、糜烂等，称之为耳穴阳性反应。

（一）耳形变化

1. 耳郭瘦小

耳部特征：耳郭瘦小而薄（图2-103）。

临床意义：提示先天肾气不足。《灵枢·脉度》曰："肾气通于耳"。

若见耳郭瘦小而质薄，伴腰酸膝软、耳鸣脱发、失眠健忘、婚后多年不孕或不育、月经量少等，多见于月经初潮较迟之人，或卵巢、子宫、睾丸发育不良等属于肾气虚证者。

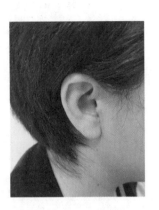

图2-103 耳郭瘦小

2. 耳轮肿大而红

耳部特征：耳郭中部肿大且皮肤颜色发红（图2-104）（虫咬或局部外伤除外）。

临床意义：耳郭中部对应于上肢，该部位红肿，多提示上肢痛证，如手肘痛、手腕痛、网球肘、手指疼痛等。耳郭软骨膜炎，也可见耳郭肿大，可能与反复外伤、机械刺激、继发感染有关。

3. 耳部干枯

耳部特征：耳部组织质薄、皱缩、干枯，缺乏光泽和滋润度（图2-105）。

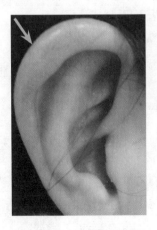 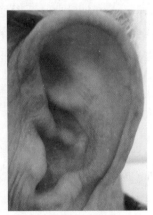

图2-104 耳郭肿大而红　　图2-105 耳部干枯

临床意义：多见于久病、重病引起的肾精损耗。

可伴精神萎靡不振、食欲不振、恶心呕吐、贫血、进行性消瘦、病处疼痛、低热等，可见于慢性肾衰竭、泌尿系统晚期恶性肿瘤，属于肾精损耗证。

（二）耳朵颜色变化

1. 耳部色红

耳部特征：耳朵的耳甲腔皮肤色泽发红（图2-106）或者耳郭色红（图2-107）。

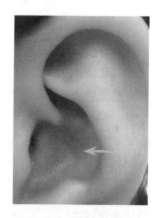

图2-106　耳甲腔皮肤色泽发红

临床意义：耳甲腔可对应消化系统、呼吸系统和心血管系统，耳轮对应于脊柱和四肢。

耳甲腔上方颜色发红，提示胃炎可能；可伴胃痛、嗳气、反酸、恶心等表现。

耳甲腔下方偏耳轮处颜色发红，提示感冒、咽喉炎、气管炎等肺部疾患的可能，可伴鼻塞流涕、喷嚏咳嗽、咽喉疼痛、发热胸痛、呼吸困难、声音嘶哑等。

耳甲腔下方偏耳屏处颜色发红，提示心脏疾患可能，可伴胸骨后疼痛、胸闷心慌、自汗失眠等。

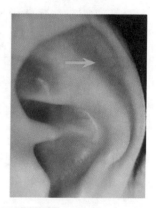

图2-107　耳郭色红

若见耳郭色红，提示四肢或脊柱相对应的内脏神经区域病变，可能会出现潮热汗出、胸闷背痛、颈部或肢体不适、失眠多梦等。

2. 耳部色青

耳部特征：耳部对耳轮上、中部的皮肤颜色发青（图2-108）。

临床意义：耳轮中上部对应胸椎和腰骶部，此处颜色发青提示背部或腰骶部疼痛性疾患，常因受寒引起。

耳轮上颜色青黯伴背部冷痛、腰部酸痛或向下肢放射痛、腰部活动受限、下肢麻木不仁等，多见于胸椎或腰椎间盘突出症属于寒凝证者。

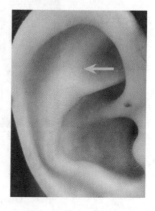

图2-108　耳部色青

3. 耳部色淡白

耳部特征：耳朵皮肤颜色淡白无华（图2-109）。

临床意义：提示气虚、血虚、阳虚证。

若见耳朵颜色淡白无华，伴见头晕目眩、面色苍白、精神倦怠、失眠多梦等，可见于崩漏、月经过多、产后缺乳、营养不良、消化道出血等属于血虚证者；如伴四肢无力、少气懒言、食欲不振、食后腹胀、小便频数、带下量多、色白质稀等，可见于子宫脱垂、胃下垂、肾下垂、慢性胃炎等属于气虚证者。

若见耳朵淡白偏黯，伴畏寒肢冷、小便清长、大便稀溏、腹部喜温喜按，属于阳虚证。

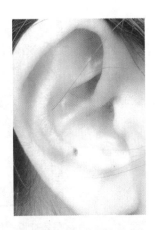

图2-109　耳部色淡白无华

4. 耳部颜色发黯

耳部特征：耳朵色泽发黯（图2-110）。

临床意义：提示肾精亏虚，精不上荣，多为重病。

若伴有蛋白尿、水肿、高血脂、神疲乏力、恶心呕吐、腰酸背痛、夜尿频数，可见于肾病综合征晚期患者。

若伴有消瘦、疼痛、精神萎靡、纳呆等，可见于恶性肿瘤晚期等。

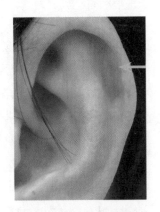

图2-110　耳部色黯

（三）耳部出现阳性反应点

1. 耳部三角窝局部隆起

耳部特征：在耳朵三角窝出现突起的结节、片状隆起或隐在皮内的结节状反应物（图2-111）。

临床意义：耳三角窝对应盆腔。若见耳朵三角窝有结节状反应物，可伴下腹坠胀、疼痛、腰骶部酸痛、肛门坠胀、带下异常等，注意排除妇科疾病。

2. 耳垂部紫蓝色结节、隆起

耳部特征：耳垂皮肤出现紫蓝色结节（图2-112），

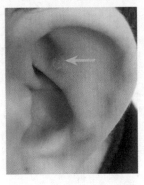

图2-111　耳部三角窝局
部隆起

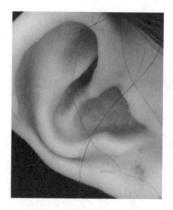 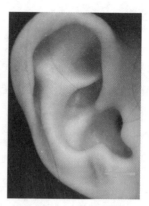

图2-112　耳垂部紫蓝色结节　　图2-113　耳垂部隆起

或局部突起（图2-113）。

　　临床意义：耳垂对应舌、眼、扁桃体。该处皮肤出现紫蓝色结节的阳性反应点，提示眼睛、舌或扁桃体有旧疾；若局部出现突起的阳性反应点，提示发病时间比较久，反复缠绵。此外，若耳垂出现明显的皱褶现象，要注意心脏疾患。

　　3. **耳轮部血管增粗**

　　耳部特征：耳轮和上下耳甲腔均见到增粗的网状、条索树枝状血管（图2-114）。

　　临床意义：耳轮中上部对应于腰椎、骶尾椎。

　　该处出现增粗血管，提示腰椎或骶尾椎患有日久的疼痛性疾患，可伴腰骶酸痛、僵硬与疲乏感，甚至弯腰受限，下肢麻痹。

　　4. **耳部丘疹、粟粒**

　　耳部特征：在耳轮尾和耳甲腔皮肤出现丘疹、粟粒及皮内小结节反应点（图2-115）。

　　临床意义：耳甲腔出现反应点，提示患有支气管、肺、颌部、耳部等疾患，可伴有鼻塞咳嗽、咽喉疼痛、耳部疼痛或寒战低热等不适。

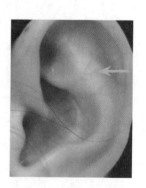

图2-114　耳轮和上下
耳甲腔见增粗的网状、
条索树枝状血管

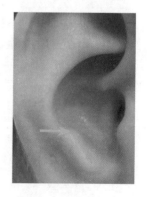

图2-115　耳部丘疹、
粟粒

第五节　手诊

手诊就是通过观察手形、掌色、手指、指甲等的变化来认识人体健康状况并对疾病进行初步诊断的局部望诊方法。人体有 6 条经络从手部经过，包括手少阴心经、手厥阴心包经、手太阴肺经、手少阳三焦经、手太阳小肠经、手阳明大肠经，所以手部能反映人体脏腑、经络、气血的变化，是"司外揣内"的信息窗口。

一、手部正常特征

正常的手感温暖润泽、肌肉有弹性，颜色淡红。

正常的手温冬暖夏凉。

正常的手指圆秀健壮，指节长度平均，指纹清爽。

正常的指甲甲泽光滑、甲色均匀、淡粉红色，无其他颜色或斑点；在指甲上的半月痕（又称小月亮）正常面积占指甲体的 1 / 5，呈奶白色。

二、手诊的脏腑反射区

在手掌面，小指与无名指连接下属于呼吸系统，中指下属于头面，手掌中心与小鱼际属于消化系统，大鱼际属于心血管系统，手掌根部属于泌尿生殖系统（图 2–116）；在手背面，中指以下至腕关节横纹之间属于脊柱，食指下方和无名指与小指间下方分别属于左右肩胛部（图 2–117）。

三、手部望诊的顺序与内容

关于手诊的内容未有系统专著传世，而是散见于诸家医著之中。《灵枢·五色》有云："黄赤为风，青黑为痛，白为寒，黄而膏润为脓，赤甚者为血"，不仅奠定了五色主病的理论基础，也成为手部颜色诊病的理论依据，《难经·六十难》中就有"手足青者，即名真心痛"的记载。《中藏经》中记载了结合手足、爪甲色泽变化辨生死的方法。明代张景岳认为指甲淡红，是气血充盛之征；爪甲干黄粗糙不润，

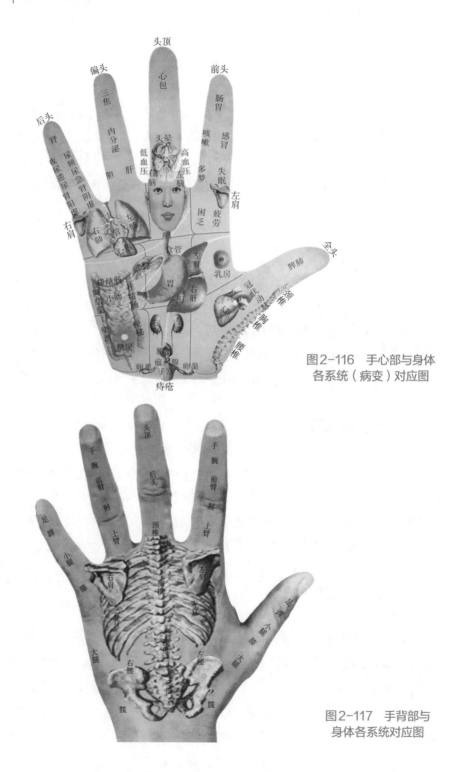

图2-116 手心部与身体各系统(病变)对应图

图2-117 手背部与身体各系统对应图

则为气血亏虚；指甲变黑，多见于血瘀所致之痹证，或虚劳日久。

　　1. **手诊的观察顺序**　手诊望诊顺序宜先看手掌（包括手的形态、色泽、血管分布情况、手部斑点），再观察手背情况，然后观察手指及指甲。

　　2. **手诊的观察内容**

　　（1）观察手部形态：手的形态主要是通过手部肌肉的壮实与衰萎反映。脾主肌肉和四肢，脾胃为"后天之本"，脾运化功能正常，手部肌肉必然壮实、丰满、有力，否则手部肌肉衰萎，《灵枢·阴阳二十五人》论曰："血气盛则掌肉充满；血气皆少则掌瘦以寒"。

　　（2）观察手部色泽：历代医家重视根据手部的光泽以推断疾病的顺逆、吉凶，明代医家蒋示吉提出手诊应包括"色"与"泽"两个方面。《望色启微·望色光体论》曰："色深而明泽者为轻，色深而不泽、泽而不明者为重，色深而不明泽者为尤重也。色浅而明泽者为轻，色浅而不泽、泽而不明者为重，色浅而不明泽者为尤重也。"

　　（3）观察手部脉络：《灵枢·邪客》曰："视其血脉，察其色，以知其寒热痛痹"，可视为观察手部脉络以诊病的理论来源。清代林之翰所著《四诊抉微·诊血脉》中将望鱼际脉络总结为："多赤多热，多青多痛，多黑久痹，赤黑青色，多见寒热"。

　　（4）观察手部爪甲：《素问·五脏生成》云："肝之合筋也，其荣爪也。"肝血的充盛与否直接影响着爪甲的荣枯，故在《黄帝内经》便有许多观察爪甲以诊病的记载，如《素问·痿论》有："肝热者色苍而爪枯"，王叔和继承发展《黄帝内经》理论，其所著的《脉经》中，记载了根据爪甲颜色变化以诊断疾病的方法。

四、手部望诊的临证解析

（一）望手部（手掌、手背）的颜色变化

　　1. **手掌色红**

　　手部特征：手掌部皮肤颜色发红（图2-118）。

　　临床意义：多见于血热证、阴虚内热证或肝掌。

　　若手掌皮肤颜色发红，并面红唇赤，伴口渴喜冷饮、心烦多梦、尿黄便结、月经周期提前、月经量多、色红质稠等，可见于月经先期、月经过多、崩

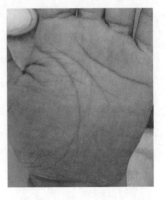

图2-118　手掌色红

漏、胎漏、胎动不安、产后发热、产后恶露不绝、盆腔炎性疾病等属于血热证者。

若手掌发红并手心灼热感，伴心烦不寐、口燥咽干、五心烦热、心悸健忘、头晕腰酸、月经量少、闭经等，可见于月经先期、经间期出血、卵巢早衰、更年期综合征、不孕症、绝经后萎缩性阴道炎、甲状腺功能亢进等属于阴虚内热证者。

若见手掌的大小鱼际皮肤黯红，提示肝掌，可见于肝硬化、慢性肝炎。

2. 手掌颜色发青

手部特征：手掌虎口内上方、中部及大鱼际的皮肤青色或伴增粗的血管。

临床意义：食指根部下缘，反映乳腺情况（图2-119）；手掌虎口的内侧方，反映肝胆状况（图2-120）；手掌大鱼际下方，反映心血管情况（图2-120）。

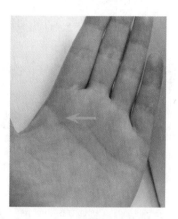

图2-119 食指根部下缘色青

若见食指根部下缘皮肤的颜色发青及血管增粗，伴乳房肿块、烦躁易怒、善太息、腹胀、矢气则舒等，多见于乳腺疾患、经前期综合征、痛经等。若该区域出现黑斑，要注意排除乳腺恶性肿瘤。

若见手掌虎口内侧的皮肤发青并见增粗血管，伴腹胀痛、食后胃胀、矢气多、食欲不振等，可见于肝胆疾患或妇科病症（包括子宫内膜异位症、子宫腺肌病、痛经、慢性盆腔痛）等属于气滞血瘀证者。

若手掌大鱼际下方的皮肤颜色青黯，要注意排除心血管及循环障碍性疾病（如冠心病、慢性心功能不全）。此处颜色越黯，提示循环障碍越严重，即使症状暂时不明显者，也不容忽视。

整个手掌颜色青黯，提示寒证；可伴怕冷、形寒肢冷、面色青、口淡、腹痛腹泻等。

3. 手部色白，爪甲无华

手部特征：手部的颜色苍白，指甲苍白无华（图2-121）。

临床意义：多见于血虚、气虚、阳虚证。

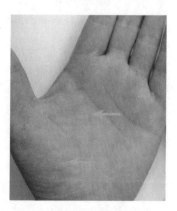

图2-120 手掌虎口的内侧方、手掌大鱼际下方色青

若见手掌、指甲颜色苍白、面色苍白或萎黄，伴精神疲倦、头晕眼花、食欲不振、失眠健忘、月经量多、月经色淡，多见于消化系统慢性疾病、慢性营养不良、胃出血、胃下垂、异常子宫出血、产褥期抑郁症、产后缺乳、子宫脱垂、阴道膨出等属于气血虚证者。

若见手掌心发白，并四肢冰冷，伴形寒肢冷、胃脘冷痛、食欲不振、喜热食、婚后多年不孕、性欲淡漠、下腹腰部冰冷、大便稀溏，可见于不孕症、卵巢早衰、更年期综合征、慢性胃炎等属于阳虚证者。

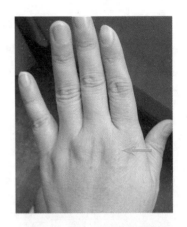

图2-121　手部颜色苍白

4. 手部色黄

手部特征： 手部颜色发黄（图2-122）。

临床意义： 提示脾虚湿阻。

若见手掌心发黄，伴食欲不振、胃脘胀闷、食后腹胀、嗳气、恶心、大便稀烂或秘结等，可见于慢性胃炎、胃溃疡、十二指肠溃疡、慢性肠炎、消化不良等属于脾虚夹湿证。

若在手掌腕横纹上方见到皮肤颜色偏黄，伴带下量多、清稀、下腹冷而隐痛、大便稀溏黏腻等，可见于盆腔炎性疾病后遗症、宫颈炎、反复性阴道炎等属于脾虚湿蕴证。

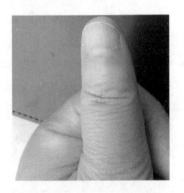

图2-122　手部颜色发黄

如果在手掌消化系统部位见到黯黑色斑点或斑块明显，边界欠清晰，缺乏光泽，要注意排除消化系统恶性肿瘤。

5. 手部颜色发黯

手部特征： 手背部皮肤颜色发黯（图2-123）。

临床意义： 提示瘀血证或缺氧性疾病。

若见手掌或手背皮肤颜色发黯，并面色或口唇黯滞，伴心胸憋闷、颈肩疼痛、腰背酸痛、咳嗽咯痰、

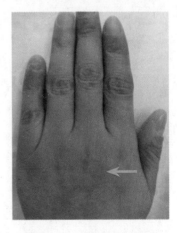

图2-123　手部颜色发黯

呼吸困难、气促喘息等，多见于椎体疾患、慢性阻塞性肺气肿、慢性呼吸衰竭、恶性肿瘤等属于血瘀证者。

若见手掌大鱼际或四肢指甲的颜色紫黯，伴心悸气喘、胸闷不适、呼吸不畅、咳喘、下肢浮肿、不能平卧等，多见于严重的心血管疾病，如重度冠心病、慢性心衰、心肌缺血等。

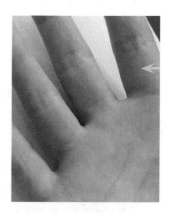

图2-124　食指关节处的血管增粗

（二）望手诊的血管变化

1. 食指血管增粗

手部特征：食指关节处的血管增粗（图2-124）。

临床意义：手掌食指各关节对应呼吸系统和神经系统，该处血管增粗，可见鼻塞、头痛、咳嗽、精神倦怠、注意力不集中、失眠多梦、烦躁易怒等，提示患有慢性呼吸系统疾病或神经衰弱、睡眠障碍等病。

2. 中指血管增粗

手部特征：手掌中指的血管增粗（图2-125）。

临床意义：提示有头部疾患，或血压异常。

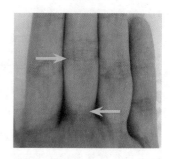

图2-125　中指血管增粗

手掌中指第二指关节处对应于头部，该处血管增粗者，提示素有头痛、头胀疾患。若头痛以胀为主，伴乳房胀痛、情绪烦躁、胸胁不适、腹胀、矢气则舒，提示肝郁气滞证；若头痛以刺痛为主，痛有定处、面色黯滞、舌黯、瘀斑或瘀点，或妇女月经色黯、夹血块，则提示血瘀证。

手掌中指的根部能反映血压变化。该处血管增粗并充盈，颜色较深，提示高血压，可见头晕头痛、心悸胸闷、面色发红、容易情绪激动等；若该处血管虽显现，但不太充盈，颜色较浅，提示血压低，可见头晕目眩、精神疲惫或自汗手抖等。

3. 无名指血管增粗

手部特征：手掌无名指的中下部的血管增粗（图2-126）。

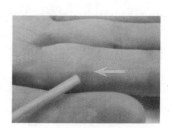

图2-126　无名指中下部血管增粗

临床意义：手掌无名指的中下部反映肝胆状况，该处血管增粗，提示可能患有肝胆疾患。

若见手掌无名指的中、下部出现增粗的血管，可见于慢性肝病或胆道疾患，可伴右胁部胀痛、腹胀矢气、纳差恶心等。

4. 小指血管增粗

手部特征：手掌小指的血管增粗（图2-127）。

临床意义：手掌小指反映肾阴阳状况。该处出现增粗血管，提示肾虚。

若伴有潮热盗汗、腰膝酸痛、头晕耳鸣、五心烦热、失眠多梦、咽干颧红等，属于肾阴虚证；若伴见腰背冷痛、四肢发凉、神疲乏力、自汗纳呆、耳鸣、健忘、尿频、夜尿等属于肾阳虚证。

若不孕症患者的小指出现增粗血管，色黯，提示肾虚不孕，治疗时应注意补肾助孕。

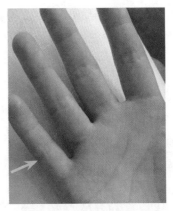

图2-127　小指血管增粗

（三）望手掌的斑点变化

1. 手掌红斑

手部特征：手掌小鱼际区出现红色不规则斑状（图2-128）。

临床意义：手掌小鱼际区域对应于消化系统，提示患有肠道疾病或肠道湿热证。

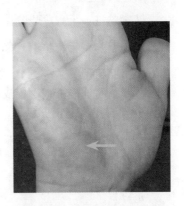

图2-128　手掌小鱼际红斑

若手掌小鱼际区出现红色斑状，伴腹痛、大便性状改变（大便稀烂或大便秘结）、肛门坠胀、黏液便等，多见于结肠炎、直肠炎、消化不良、伤食等。

2. 手掌白斑

手部特征：手掌中指下方的区域出现白色结节状斑点（图2-129）。

临床意义：手掌中指下方对应鼻区，该处出现斑

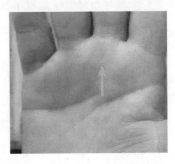

图2-129　手掌中指下方白斑

点，提示患有鼻部疾病，如慢性鼻炎、鼻窦炎、过敏性鼻炎等，可伴鼻塞、鼻涕、喷嚏、头胀痛、健忘等。

3. 手掌黯斑

手部特征：手掌无名指与小指之间的下方出现黯色小斑点（图2-130）。

临床意义：手掌无名指与小指的下方对应于肺和支气管。该处出现斑点，提示有肺和支气管的慢性疾病，如慢性咽喉炎、肺炎、支气管炎、支气管哮喘等，可伴咳嗽、痰多、咽痒或咽痛、喘息、气促等表现。

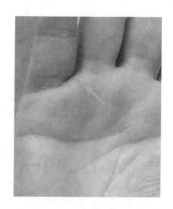

图2-130　手掌黯斑

（四）手背异常

1. 手背红斑

手部特征：手背皮肤散在性红斑（图2-131）。

临床意义：手中指的背侧上、中、下相对应于颈椎、胸椎和腰椎。

手中指背侧的上或中段皮肤发红，翘起中指见手背第二掌骨的上或中段变形，提示颈椎或胸椎病变，如颈椎或胸椎增生、颈椎或胸椎间盘脱出、颈椎综合征、落枕等。

手中指背侧的下段皮肤发红，或兼手背第二掌骨的下段变形，提示腰骶椎病变，如腰椎增生、腰肌劳损、腰椎间盘突出、骶椎损伤等，需要及时进行相关检查和治疗。

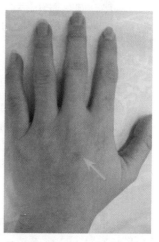

图2-131　手背红斑

2. 手背黯斑

手部特征：手背虎口处见黯色斑块（图2-132）。

临床意义：手背虎口上方对应于咽喉，该处皮肤出现黯色斑块，提示慢性咽喉疾患，如慢性咽喉炎、扁桃腺炎、声带结节等，可伴咽部异物感、咽痒或灼热感、咽干或刺激感、声音嘶哑、发声易疲劳等不适。

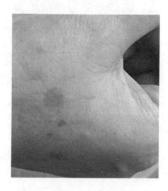

图2-132　手背黯斑

第三章

临证医案
——以案说医

第一节　月经病

一、异常子宫出血（青春期血崩）

（一）病案

方某，女，15岁，学生。就诊时间：2018年3月17日。

主诉： 月经紊乱3年，不规则阴道出血1个月余。

现病史： 患者12岁月经初潮，既往月经规律，平均28～30天一潮，量偏多，1周干净，色黯红，血块（+），痛经（−），腰酸（±），经前乳房胀痛（−）。2015年3月开始月经10余天至1个月余方干净，曾在外院腹部B超检查子宫附件未见异常，间断中药调治，经行时间延长稍有改善。末次月经（LMP）：2018年2月5日，初始量少，后逐渐增多，最多日用卫生巾7张/天，湿透。外院予中药治疗，阴道出血稍有减少，近日日用卫生巾3张/d，湿大半，活动后气短。3月10日至我院就诊，门诊查血常规，Hb：49g/L。遂由急诊拟"异常子宫出血、重度贫血"收入院治疗，当日分别两次予输注同型红细胞悬液4U纠正贫血。3月11日复查血常规Hb：54g/L，3月12日复查血常规Hb：88g/L。同时予静滴缩宫素、氨甲环酸、口服去氧孕烯炔雌醇（1片/次，q8h）止血，口服多糖铁化合物补血，中医以益气养血、化瘀止血为法，配合艾灸大敦、隐白以及子午流注治疗加强止血，现阴道出血量少，湿透护垫，1～2片/d，色淡黯，无血块。

既往史及婚育史： 既往无特殊病史。未婚，否认性生活史。

体格检查：

T：37.3℃，P：117次/min，R：18次/min，BP：123/70mmHg。

精神疲倦，面色萎黄、声音低微，阴道少量出血，色淡黯。心率117次/min，各心瓣膜区及双肺听诊未及异常，全腹软，无压痛及反跳痛，肝脾肋下未触及，下腹部未触及明显肿块。舌质淡，苔薄白，脉细弱。

患者否认性生活，家人拒绝妇检（肛诊）。

辅助检查：

2018年3月10日血常规：WBC：6.65×10^9/L，RBC：2.09×10^9/L，Hb：49g/L。

2018年3月10日性激素六项：FSH：7.82IU/L，LH：3.45IU/L，PRG：0.647nmol/L，

E_2: 248.8pmol／L，PRL: 405.1mIU／L，TSTO: 0.32nmol／L。

2018年3月10日CA19-9: 29.84U／ml。

2018年3月10日盆腔彩色B超检查：子宫大小正常，内膜厚8mm，右侧卵巢见囊性结构约25mm×15mm，余正常。

2018年3月10日凝血功能未见异常，肝功、生化、心电图、胸片未见异常。

2018年3月12日输血后复查血常规：Hb: 88g／L，其余正常。

中医诊断： 崩漏。

西医诊断： ①异常子宫出血；②继发贫血。

王小云教授诊治经过：

初诊： 2018年3月17日。患者入院因给予性激素及综合治疗1周仍未完全止血，遂请王小云教授查房，指导治疗。

望诊特点： 精神稍倦，四肢爪甲稍苍白，活动后气喘，动作缓慢；面色萎黄（参考图2-16），唇色淡白（参考图2-47），额区散在斑点（参考图2-9），阴道少量出血，色淡黯。

其他特点： 乏力少气，声低懒言，腰酸，无头晕头痛，稍口干口苦，纳眠一般，二便调。

舌脉象： 舌质淡（参考图2-74），苔薄白，舌底络脉增粗，脉细无力。

中医辨证： 脾肾亏虚，气血不足，兼有瘀滞。

治法： 健脾补肾，益气养血，化瘀止血。

中药处方：

炙黄芪60g	土炒白术30g	制何首乌15g	桑椹25g
陈皮10g	菟丝子25g	五灵脂15g	

共7剂，水煎服，每天1剂。

随访（出院当天）： 2018年3月22日。

患者于服中药2天后阴道出血完全干净。望诊见精神明显好转、面色稍红润、有光泽、四肢爪甲转红、动作灵活，说话声音较前有力、气喘、腰酸消失，无口干口苦，纳眠可，二便调。舌淡红偏黯，苔薄白，脉细。

后分别于出院后3个月、1年、3年各随访一次，病无复发，月经正常。

（二）临证难点与疗效点评

1. 临证难点 患者自2015年3月至今月经失调已3年，现异常子宫出血1个月有余，伴重度贫血，住院通过检查已初步排除器质性病变，对症给予输血、止血药、口服性激素及综合治疗1周，出血虽有减少，但仍未完全止血。

2. 疗效点评 王教授诊治抓住核心病机，辨证给予中药治疗2天，患者出血即完全干净，其疗效之速"犹拔刺也"，调治7天患者精神气色明显改善。在口服激素等综合治疗均未能有效控制异常子宫出血的情况下，王教授的方药2天止血，疗效令人震撼。

（三）名医解析

1. 望诊解病——核心病机分析 王教授认为本病的核心病机为脾气匮乏，肾气欠充，气血虚弱，兼有瘀滞，不能固摄经血，而见先崩后漏之征。

（1）脾气匮乏夹瘀：本病患者望诊神倦、面黄、声低懒言、乏力少气、动作缓慢、活动后气喘，此乃脾气匮乏，气血亏虚之征。该患者童幼天癸未充，发病多年，耗损脾气，加之出血月余，淋漓不净，而致重度贫血。脾主统血，脾气摄血，为血之帅，《济阴纲目·论血崩因虚热》云："脾统血……因脾胃虚损，不能摄血归源。"该患者脾气虚弱无力摄血，故发展为崩漏重症；另气血虚弱则血滞成瘀，瘀血阻碍胞宫，新血不得归经，故子宫异常出血不止；面诊见额头斑点、舌底络脉增粗，均为虚证夹瘀辨证之依据，也是本病核心病机的关键所在。

（2）肾气欠充：患者年仅15岁，尚为肾气未盛阶段，刘完素《素问病机气宜保命集·妇人胎产论》曾言："妇人童幼，天癸未行之前，皆属少阴"，该患者虽然天癸已行，但刚过二七之年，天癸初现，尚不稳定，肾气不足，从而导致肾－天癸－冲任－胞宫轴的不稳定，天癸不能依期而至或依时而止。肾气不足，腰为肾之府，肾虚则腰府失养，而见腰酸。

2. 治则及方药解析 王小云教授认为，本病为青春期女性，肾气未充，脾气大亏，封藏失职，固摄无力，冲任不固，不能制约经血而致。而脾虚、气血虚弱夹瘀是核心病机的关键。唐宗海在《血证论·崩带》中说："古名崩中。谓血乃中州脾土所统摄，脾不摄血，是以崩溃，名曰崩中，示人治崩必治中州也。"治疗方面，诚如《景岳全书·杂证谟·血证》云"有形之血不能速生，无形之气所当急固"，故应施以重剂，急救其气，大建脾土以复其统摄之功，同时予以补肾化瘀。

方中重用黄芪以大建中州为君，黄芪能补气，兼能升气，《本草求真·黄芪》认为黄芪"为补气诸药之最"，《本草经解·黄芪》言："黄芪气微温，禀天春升少阳之气，入足少阳胆经、手少阳三焦；味甘无毒，禀地和平之土味，入足太阴脾经。气味俱升，阳也。"黄芪禀春木升发之气，是补气且升提气机的要药，清气一升，自然能上统血液不致外流；土炒白术、陈皮益气健脾，芪、术、陈皮三药合用，可补脾益气，而助运化，气血生化有源，又培土生金，可使肺气充而实肌表，使阴液循行其道，为臣药；考虑该患者童幼之年，肾气未充，给予何首乌、桑椹、菟丝子调补肾阴阳，使精血得养，肾气得充，为臣药；佐以五灵脂以活血化瘀止血，则扶正而不留瘀，祛瘀而不伤正。由于辨证切中病机，用药精简，配伍精妙，从而塞流快速止血，很快解决了患者虚损瘀阻诸症。随访3年病无复发。

王小云教授认为，治崩三法中的"塞流、澄源、复旧"并非为三个独立的阶段，临证时应该运用中医的整体观综合考虑其治法和方药，才可达到治病求本之目的。

（四）结语

本病属于排卵障碍相关的异常子宫出血（abnormal uterine bleeding-ovulation disorder），简称 AUB-O，与青春期下丘脑–垂体–卵巢轴的反馈调节尚未成熟有关。大脑中枢对雌激素的正反馈作用存在缺陷，下丘脑、垂体、卵巢间尚未建立稳定的周期性调节，FSH（促卵泡激素）呈持续性低水平，无促排卵性 LH（促黄体素）形成，卵巢虽有卵泡生长，但卵泡发育到一定程度即发生退行性变，形成闭锁卵泡，无排卵发生。据调查，青春期无排卵型 AUB-O 占各类 AUB-O 的 20%，在月经初潮 1 年内，80% 的月经是无排卵型月经，初潮后 2~4 年内无排卵型月经占 30%~50%，初潮 5 年时占 20%。出血频繁或出血多者可引起严重贫血，甚至休克。

该患者月经失调 3 年，此次异常子宫出血持续 1 个月未净，出现重度贫血，经过中西医结合治疗，出血虽缓，但仍未干净。王小云教授从患者外在表现，"司外揣内"，认为患者发病之本在于脾气亏损，气虚血瘀，又结合患者特殊年龄阶段，肾虚并存，抓住"无形之气所当急固"的核心，予大剂量健脾益气之品以补气升提，直击重心，兼以补肾化瘀止血，从而药到血止。后期当继续调脾肾，溯源固本，以恢复正常月经周期。

二、异常子宫出血（子宫内膜复杂性增生）

（一）医案

李某，女，31 岁。就诊时间：2017 年 4 月 12 日。

主诉： 月经紊乱 18 年，加重 9 个月余。

现病史： 患者自 13 岁月经初潮后一直月经不规则，周期 18～20 天，经期 7～8 天，量多，夹血块，无明显痛经，经前腰酸，乳房胀痛明显。2016 年 7 月初开始月经紊乱加重，常不规则阴道出血，持续 20 余天不净。2016 年 9 月当地医院诊断性刮宫，内膜病理提示：子宫内膜复杂性增生，予地屈孕酮片治疗 3 个月，月经未见好转。LMP：2017 年 2 月 27 日，服用中药后月经 18 天干净。3 月 18 日在三甲西医院再次宫腔镜下诊刮，病理检查结果：子宫内膜不伴有不典型增生（复杂型增生），3 月 23 日予性激素治疗（具体不详），术后少量阴道出血至今 25 天未净，伴疲倦乏力、气短、腰酸、失眠。

既往史及婚育史： 否认其他病史。已婚育，工具避孕，无生育要求。

体格检查：

T：36.8℃，P：66 次／min，R：20 次／min，BP：124／76mmHg。

神清，发育正常，身体瘦削，精神疲倦，双目无神，语声低沉无力，头发稀疏，缺乏少泽，面色晦暗偏黄，心肺肝脾及腹部检查未及异常，全身皮下无紫癜瘀斑。舌淡黯，舌底络脉增粗，苔白，脉沉涩，尺脉尤甚。

消毒下妇科检查： 外阴发育正常，阴道通畅，见淡红色血性分泌物，无明显异味，宫颈光滑，宫体后位，大小活动正常，无压痛，双附件无压痛。

辅助检查：

2017 年 2 月 16 日查性激素 5 项：FSH：3.33mIU／ml；LH：2.51mIU／ml；T：0.59nmol／L；PRG：6.6nmol／L；E_2：165pmol／L。

2017 年 3 月 11 日妇科彩色 B 超检查：子宫大小正常，子宫内膜（EN）16mm，双侧附件未见异常。

2016 年 9 月 12 日、2017 年 3 月 18 日分别子宫内膜病理检查：均提示子宫内膜不伴有不典型增生（复杂性增生）。

中医诊断： 崩漏。

西医诊断：异常子宫出血（子宫内膜复杂性增生）。

王小云教授诊治经过：

初诊：2017年4月12日。

望诊特点：身体瘦削，精神疲倦，双目无神，头发稀疏，缺乏光泽，面色萎黄（参考图2-16），阴道少量出血，色淡红。

其他特点：语声低沉无力，气短懒言，腰酸健忘，失眠多梦，下腹冷感明显，食欲一般，二便正常。

舌脉象：舌淡黯，舌底络脉增粗（参考图2-77、图2-98），苔白，脉沉细，尺脉尤甚。

中医辨证：脾肾两虚，瘀血内阻。

治法：健脾补肾，化瘀固冲。

中药处方：

生黄芪15g	阿胶（烊化）15g	当归10g	熟地黄15g
白芍15g	艾叶10g	续断15g	吴茱萸5g
肉桂（焗服）5g			

14剂，水煎服，每日1剂。

更年滋肾口服液（广东省中医院院内制剂），1支/次，2次/d，14天。

二诊：2017年4月29日。

病情变化：服上诊中药2天阴道出血干净。2017年4月20日月经来潮，7天干净，经量中等，经色鲜红，有小血块，无痛经；望诊见精神好转，头发稀疏，两目有神，面色萎黄减退，腰酸及下腹冷感明显减轻，睡眠欠佳，梦多，胃纳一般，二便正常。测基础体温（BBT）单相体温。舌偏黯，舌底络脉增粗，苔薄白，脉沉细滑。

中药处方：

杜仲10g	枸杞15g	黄精10g	醋龟板（先煎）15g
女贞子15g	菟丝子15g	生白术15g	肉桂（焗服）1.5g

21剂，水煎服，每日1剂。

更年滋肾口服液，1支/次，2次/d，14天。

三诊：2017年5月20日。

病情变化: 测BBT出现双相体温,高温相已持续5天。望诊见精神明显好转,体重较1个月前增加2kg,脱发减少,见新生碎发,面色红润,语声洪亮,轻微腰酸,腹部冷感消失,睡眠改善,梦多,食欲正常,二便正常。舌稍黯,苔薄白,脉细滑。

中药处方: 守上方继续巩固治疗2个月。

随访: 2017年8月30日。

患者月经正常来潮3次,经期6天干净,经量中等,经色黯红,无腹痛。

2018年8月再次随访,月经正常。2018年2月复查彩色B超:子宫大小正常,EN 11mm,双侧附件未见异常。2018年8月单位体检妇科B超检查:子宫大小正常,EN 9mm,双侧附件未见异常。建议患者诊刮复查病理检查,但患者拒绝。

2021年12月第三次随访: 患者至今月经正常,2021年10月单位体检妇科B超:子宫大小正常,内膜8mm,双附件未及异常。

(二)临证难点与疗效点评

1. **临证难点** 该患者从月经初潮出现月经失调至今已达18年之久,病情反复,病势缠绵,两次诊刮病理检查均提示子宫内膜复杂性增生,使用性激素治疗效果不佳,且末次诊刮术后阴道不规则出血持续近1个月未净。

2. **疗效点评** 王小云教授接诊后,辨证给予治疗,患者服中药2剂阴道不规则出血干净,再服中药21剂,月经周期恢复正常。不仅如此,全身伴随症状如身轻体瘦、严重脱发及憔悴面色均明显好转,其后3个月、1年及4年随访,月经周期正常稳定,B超复查子宫内膜恢复正常,BBT双相改变,效果立竿见影。

本病需要长期随访和管理,如果能够再次诊刮,以验证子宫内膜的病理报告与临床疗效的符合率,当是最好,但患者月经正常后拒绝再次诊刮病检,所以只能根据月经恢复状况以推断病情变化。

(三)名医解析

1. **望诊解病——核心病机分析** 本例患者异常子宫出血多年,王教授两诊迅速止血,进一步治疗恢复了月经周期,纵观整个疗程,并没有太多奇门捷径,而是抓住核心病机脾肾两虚、瘀血内阻,遵循治崩三法而得以奏效。

初诊望见患者身体瘦削、精神疲倦、双目无神、头发稀疏、缺乏光泽、面色萎黄、阴道出血色淡、舌淡，纯属一派虚损之象；详问病史，素来体型消瘦，月经初潮开始月事失调至今，此乃先天肾气不足，天癸欠充，后天脾胃虚弱，运化水谷精微不足，不能滋养胞宫胞脉所致。气为阳，血为阴，气血源于脾胃化生和肾中精气的转化。先天肾气不足，冲任不固，则月经失调、腰酸健忘、头发稀疏、缺乏光泽、下腹冷感、尺脉沉细无力；脾主运化，主肌肉，脾虚失于健运，气血生化乏源，气血不足，形体不充，故形体瘦削、面色晦暗偏黄、精神疲倦、双目无神、语声低沉无力、气短懒言、舌淡；气虚运血无力，血行不畅，形成瘀阻，新血不得归经，使月经淋漓难净、舌黯、舌底络脉增粗。可见脾肾气虚、瘀血内阻是导致崩漏的主要原因。

同时随着病情变化，病机也在不断演变。患者后期出现睡眠欠佳、多梦烦扰、脉细滑等症，实则是因长期不规则阴道出血，久漏伤血耗阴，致阴血不足，内扰心神，故二诊见眠欠佳、梦多、脉细滑等症。

2. 治则及方药解析　历代医家，治疗血崩病，有"塞流、澄源、复旧"三法。但王小云教授认为治疗崩漏难止，不能简单照搬前法，而应先从核心病机着手，审证求因，辨证论治。本患者既往治疗以止血为主，但收效甚微，王小云教授根据核心病机，澄源以塞流，健脾补肾，化瘀止血为主，正如傅山《傅青主女科·血崩昏黯》所言："盖血崩而至于黑黯昏晕，则血已尽去，仅存一线之气，以为护持。若不急补其气以生血，而先补其血而遗气，则有形之血恐不能遂生，而无形之气必且至尽散，此所以不先补血而先补气也。"否则"虽亦能取效于一时……则虚火易于冲击，恐随止随发，以致经年累月不能痊愈"。以此告诉我们临床治疗崩漏一病当审证求因，切不可见崩止崩。

方中用胶艾汤加减治疗，胶艾汤由四物汤加阿胶、艾叶组成，出自《金匮要略·妇人妊娠病脉证并治》，书中云："妇人有漏下者，有半产后因续下血都不绝者，有妊娠下血者。假令妊娠腹中痛，为胞阻，胶艾汤主之。"阿胶滋阴、养血、止血，艾叶温经、止血、调经，黄芪健脾补气，脾气健旺，统摄止血，黄芪与阿胶、艾叶合用，能增强补气摄血之功，达到止血目的，共为君药；加四物汤养血调经、活血化瘀，因川芎行气活血之力强，故去而不用，为臣药；吴茱萸、肉桂温肾散寒，并引药入肾，调节冲任，为佐药；续断补益肝肾，兼而止血，且强筋健骨，为使药。由于辨证合理，治疗恰当，患者服药出血立止。

二诊患者出血已止，崩漏过久，阴血必伤，予杜仲、菟丝子、枸杞、女贞子滋养肝肾，加白术、黄精健脾益气养血，肉桂温养气血。追本溯源，补肾填精，使肾精充足，脾气健运，气血运行通畅，自无瘀血之患，月经渐复正常，病愈稳定。

（四）结语

子宫内膜增生（endometrial hyperplasia，EH）是体内长期雌激素作用而无孕激素拮抗所致，为妇科常见疾病。包括既往所称的单纯性增生和复杂性增生。子宫内膜增生属于复杂性增生的患者如得不到及时有效的治疗，其发展为子宫内膜癌的概率为3%，若经合理治疗，子宫内膜病变大多数可以逆转。虽然对于EH患者尽管大部分保守治疗有效，但也有研究显示，保守治疗的远期复发率仍然较高。本病西医学首选激素治疗，但本患者激素治疗难于止血，辗转求医，疗效均欠佳。

王教授临证从其面色、精神、舌脉以及出血的色泽等外在表现，结合其他特点，抓住核心病机，以健脾补肾益气彰显止血之力，同时后期补肾填精，健脾固本，从而从根本上巩固了远期疗效。

三、原发性痛经

（一）病案

曹某，女，31岁。就诊时间：2018年12月1日。

主诉： 痛经10余年，伴面部黯斑。

现病史： 患者月经规律，周期28天，经期5天，量中，夹大量血块，色黯，近10余年逢经期第1~3天出现下腹疼痛，伴肛门坠胀感，自服止痛药后痛经缓解，故未到医院进行系统检查治疗。近两年因痛经加剧自服布洛芬等止痛药，效果不佳，而间断服用中药、中成药等。患者近来精神压力大，情绪急躁，面部黯斑日渐明显，陈旧性痤疮瘢痕留滞难消，下颌部尤甚。LMP：11月14日，经行下腹胀痛，膜状物排出，月经5天干净，服用止痛药后疼痛未见明显缓解，连及腰骶，不能平卧，伴经前乳房胀痛。遂慕名求诊于王小云教授。

既往史及婚育史： 否认特殊病史。未婚，否认性生活史。

体格检查： BP：110/80mmHg。面色黯滞无华，两颊陈旧性痤疮瘢痕未消，散在黯斑，下颌色黯，口唇黯滞。心肺、腹部常规检查未及异常。舌黯边有瘀点，舌底络脉迂曲怒张，脉弦滑。

肛查：外阴发育正常，子宫大小正常、欠活动，双附件未及异常。

辅助检查：

2018年11月18日查血清性激素6项：符合卵泡期改变。

2018年11月30日妇科B超检查：子宫大小正常，双附件未及异常。

中医诊断：痛经。

西医诊断：原发性痛经。

王小云教授诊治经过：

初诊：2018年12月1日。

望诊特点：面诊见面色黯滞无华，面中部两颊陈旧性痤疮瘢痕未消，散在黯斑，下颌部色黯，口唇黯滞（参考图2-17、图2-55、图2-49）。

其他特点：月经色黯，血块多，情绪急躁，经前乳胀，腰骶酸楚，胃纳一般，睡眠差，小便尚调，大便秘结。

舌脉象：舌黯边有瘀点，舌底络脉迂曲怒张（参考图2-88、图2-97），脉弦滑。

中医辨证：气滞血瘀。

治法：疏肝理气，化瘀调冲。

中成药：

1. 养阴舒肝胶囊（广东省中医院院内制剂）3粒/次，3次/d，口服，连续服用14天。

2. 蛭素胶囊（广东省中医院院内制剂）3粒/次，3次/d，口服，连续服用14天。

二诊：2018年12月15日。

病情变化：服药后痛经明显减轻，12月10日月经来潮，经期排出较大血块，色黯，痛经明显减轻，无须服止痛药。望诊面色黯滞稍消退、两颧陈旧性痤疮及黯斑稍减、面现光泽、口唇仍黯，情绪好转，时有乳胀，腰酸，胃纳一般，睡眠好转，小便调，服药第二天矢气增多、大便次数增加3天，较臭秽，此后大便正常。舌黯边瘀点变淡，舌底络脉迂曲，脉弦。

处方：按上方继续服用中成药30天。

随访：2019年3月15日。

痛经消失3个月，患者时值经期，经量中等，经色鲜红，血块减少，无明显腹痛。望诊面部陈旧性痤疮瘢痕及黯斑完全消退、面色红润有光泽、下颌部皮肤光滑、唇黯消退，情绪平和，偶有性急，二便正常。

2021年12月再次随访： 患者月经正常，经期无痛经，无其他不适。

（二）临证难点与疗效点评

1. **临证难点**　本例为原发性痛经，发病十余年，经行疼痛剧烈而顽固，服用止痛药痛经症状加重，收效不显，已严重影响生活质量，属于妇科疑难疾病；同时面部黯斑明显，陈旧性痤疮瘢痕累累，患者自觉严重影响自尊和容貌，忧郁万分。

2. **疗效点评**　王小云教授治疗后，患者痛经消失，面斑消失，恢复正常容貌，起效迅速，疗效确切，其中奥妙，亟待细探。

（三）名医解析

1. **望诊解病——核心病机分析**　患者平素工作、生活压力大，情绪急躁，是肝气郁结的表现，肝失疏泄，气机不畅，阻滞经络，气滞血凝，日久成瘀，瘀血停滞胞宫胞脉，经期气血下注冲任，胞宫气血更加壅滞，故不通则痛；而面诊见面色黯滞无华，面中部的两颊陈旧性痤疮瘢痕，散在黯斑，面下颌部色黯、唇黯，舌黯瘀点、舌底络脉迂曲怒张是为一派血瘀之象。《辨证录·调经门》曰："妇人有经前疼痛数日后行经者，其经水多是紫黑之块，人以为热极也，谁知郁极而火不能化乎。夫肝中有火郁则不扬，经欲行而肝气不应，则拂抑其气而痛生。"可见气滞血瘀，不通则痛是该患者的核心病机。

2. **治则及方药解析**　纵然《景岳全书·妇人规·经期腹痛》中指出痛经者"夹虚者多，全实者少"，而本病例确为全实之证，治法当泻实为主，疏肝理气、化瘀止痛、调理冲任。

王教授运用经验方养阴舒肝胶囊和蛭素胶囊予辨证调治，收效甚佳。养阴舒肝胶囊是王教授的经验方，本方由柴胡、郁金、白芍等药物组成。白芍为君，性微寒，味微苦，归肝、脾经，有养血柔肝止痛之效；柴胡质清轻，长于疏达走窜，辛散善行，为疏肝解郁之佳品；二药相伍，养血敛阴，柔肝舒肝，补肝体而助肝用，共奏疏肝解郁之功,既能疏肝解郁以治肝用之不达,又能柔肝益阴以补肝体。蛭素胶囊主要是水蛭的提取物,在《神农本草经》中已有记载,具有很高的药用价值;在内陆淡水水域内生长繁殖,是中国传统的特种药用水生动物,其干制品炮制后中医入药,具有破血逐瘀、通络消癥的功效,可治疗闭经、痛经、癥瘕、跌打损伤、中风、高血压等疾病。《神农本草经百种录·水蛭》曰:"水蛭最喜食人之血,而性又迟缓善入,迟缓则生血不伤,善入则坚积易破,借其力以攻积久之滞,自有利而无害也。"由于辨证用药合理,共奏理气活血,化瘀止痛之效。

(四)结语

据报道,在世界范围内,大约有80%的女性有不同程度的痛经,主要发生群体为青春期少女和未婚或未育的年轻妇女,可表现为行经前后或经期下腹胀痛,甚至痉挛性绞痛,可放射至腰骶部,常伴有恶心、呕吐、腹泻,头晕、疲乏等症。我国调查显示,30%~60%的女性痛经,7%~15%痛经剧烈。

王小云教授从望诊出发,综合患者面色黯滞、面斑明显、舌黯瘀点、经行血块多、腹痛等辨证要点,综合分析,认为本案病机以气滞血瘀为主。因病程日久,瘀血深重,在疏肝理气同时加以水蛭破血之品,以起到荡涤瘀滞之功,使瘀血去,新血生,从而疼痛消、面色复荣。但王教授指出,本病患者经量偏多,破血之品,当注意使用药量及用药时间,中病即止。而疏肝理气之品则可酌情久用,以除病之源头。

四、多囊卵巢综合征

(一)病案

梁某,女,25岁。就诊时间:2017年2月25日。

主诉:月经稀发11年余。

现病史:患者14岁月经初潮,月经初潮后即出现月经延后,一般40~60天一潮,近2年月经周期6~12个月一潮,经期5~7天,量偏少,色黯。曾间断服炔雌醇环丙孕酮及去氧孕烯炔雌醇调经治疗,服性激素治疗期间月经正常来潮,但停药后病又复发。LMP:2017年2月2日,7天净,量少,护垫即可,色黯,小血块(+),无经前乳胀。前次月经(PMP):2016年9月12日(服用地屈孕酮调经),量中,色黯，血块（++）。经多方求医，中西医治疗月经未见明显好转，情绪急躁，自卑感强，与人交流困难。对此家人忧虑万分，慕名求诊于王小云教授。

既往史及婚育史： 否认特殊病史。患者未婚，否认性生活史。

体格检查： 精神疲倦，发育正常，形体肥胖，眼睑肿胀，面部、下颌部、胸背等处痤疮，色黯，颈背部及腹股沟处皮肤见黑棘皮病样表现，上唇和下颌细须、乳晕周围长毛，口唇色黯，心肺、肝脾及腹部检查未及异常，舌偏黯，苔白腻，脉细滑。

妇检： 外阴发育正常，阴毛浓密呈男性化分布，延至肛周及腹中线，未内诊。

辅助检查：

2016年2月6日我院妇科B超提示：子宫偏小（3.8cm×2.8cm×3.3cm），双侧卵巢多囊性改变。

2016年2月6日查性激素6项：睾酮：2.9nmol/L，余符合卵泡期改变。

中医诊断： 月经后期。

西医诊断： 多囊卵巢综合征。

王小云教授诊治经过：

初诊： 2017年2月25日。

望诊特点： 精神疲倦，形体肥胖，眼睑肿胀明显，颈背部及腹股沟处皮肤见黑棘皮病样表现、面部、胸背等处痤疮、色黯、上唇和下颌细须、乳晕周围长毛、阴毛浓密呈男性化分布、延至肛周及腹中线、口唇色黯（参考图2-49）。

其他特点： 情绪急躁，动辄发火，自卑感强，与人交流困难，胃纳一般，痰多，纳呆，睡眠可，二便调。

舌脉象： 舌偏黯，苔白腻，脉细滑。

中医辨证： 痰瘀互结。

治法： 理气化痰，祛瘀调经。

中药处方：

生黄芪30g	陈皮15g	法半夏15g	茯苓25g
制川芎10g	炒枳壳15g	怀牛膝15g	当归15g

21剂，水煎服，每日1剂。

二诊：2017年3月20日。

病情变化：服中药2周月经来潮，LMP：2017年3月8日，7天干净，量仍偏少，小血块（++）；望诊精神好转，面部、下颌及胸背处痤疮及眼睑肿胀改善，诉困倦较前改善，情绪稍好，纳眠一般，二便调。舌淡黯，苔白微腻，脉滑细。

中药处方：

生黄芪 30g	熟地黄 15g	陈皮 15g	法半夏 15g
茯苓 15g	菟丝子 15g	白术 15g	肉桂^{（焗服）}5g

21 剂，水煎服，每日 1 剂。

三诊：2017年4月20日。

病情变化：服药后第二次月经正常来潮，周期、经量、经色正常，LMP：2017年4月11日，6天净，量中，色黯红，少许血块，无痛经；望诊精神好、痤疮大减、眼睑肿胀消失、情绪好，体重下降5kg，纳眠可，少许口干，小便调。舌偏黯，苔白，脉滑细。

中药处方：

陈皮 15g	法半夏 15g	制香附 10g	制川芎 10g
川断 15g	炒薏仁 30g	肉桂^{（焗服）}3g	当归 10g

21 剂，水煎服，每日 1 剂。

随访：2018年5月22日。

患者因住在外地，自行按4月20日中药处方继续服食3个月，至今1年余，每月月经正常来潮。体重逐渐下降，略显丰腴，无明显肥胖征，颈背部及腹股沟处皮肤黑棘皮病样表现消失，情绪恢复正常，可正常社交和工作。复查妇科B超：子宫附件未及异常。目前处于热恋阶段，真可谓改头换面。

（二）临证难点与疗效点评

1. **临证难点** 本例患者因形体肥胖，月经失调10余年，严重影响生活及情绪，出现情绪急躁，精神萎靡，日常生活自卑，无法正常社交，出现自闭倾向，多方就诊未效，家人心急如焚。

2. **疗效点评** 王小云教授诊治后，辨证施治，给予内服中药，饮食指导、疏导不良情绪等综合调治，使患者月经正常来潮，同时体重平稳下降，形体如常，自信心渐渐恢复，情绪随之开朗。随访1年月经周期、经期及经量正常，且交男友恋爱，令其"改头换面，重新做人"了。

（三）名医解析

患者为PCOS（多囊卵巢综合征）患者，10余年来多方求诊无效，在王小云教授的治疗下仅数月使月经如期来潮，且情绪、形体有明显转变，王教授的诊治思路如何？

1. 望诊解病——核心病机分析 王教授认为本病例核心病机是痰瘀互结，阻滞冲任，以致胞宫不能按时满溢，月事不能适时来潮。

其望诊特点，形体肥胖、眼睑肿胀明显、多毛浓密、精神疲倦，苔白腻，此乃痰湿困阻之征；局部痤疮色黯、黑棘皮病、口唇色黯、舌黯为瘀滞之象。《医宗金鉴·妇科心法要诀》曰："痰饮脂膜病子宫。"痰湿凝聚，阻滞脉络，久而成瘀，痰瘀交结阻滞冲任，经血不能按时满溢胞宫，发为本病。患者自初潮就出现月经后期，数月乃至1年一潮，显示先天肾气不足，《素问·上古天真论》王冰注曰："肾气全盛，冲任流通，经血渐盈，应时而下"，先天肾气不足，冲任不能按时盈泻，故月经稀发，甚则闭经；痰瘀阻络，气机不畅，肝失疏泄，情志失调，则出现情绪焦躁与萎靡，不愿与人交际，进一步出现自闭倾向。

2. 治则及方药解析 王小云教授针对本病的核心病机，设立治法理气化痰，祛瘀调经。然患者初诊时痰瘀交结、壅阻脉络之征明显，王教授认为治疗宜先治壅阻之标，再求治本，气行痰瘀消除，因而奏效明显。

方用芎归二陈汤加减以健脾理气，燥湿祛瘀。方中黄芪味甘微温，能健脾益气，利水化湿。《本草纲目·黄耆》云："〔元素曰〕黄芪甘温纯阳，其用有五：补诸虚不足，一也；益元气，二也；壮脾胃，三也；去肌热，四也；排脓止痛，活血生血，内托阴疽，为疮家圣药，五也。"可见黄芪补益力强；陈皮理气又能燥湿化痰，"治痰先理气，气顺则痰消"；法半夏辛温性燥，善燥湿化痰，三药合用加强了健脾、理气、化痰之功，共为君药；茯苓健脾渗湿，健脾以杜生痰之源，渗湿以助化痰之力；川芎行气活血，助化痰湿，合为佐药；枳壳行气化湿，当归养血通经，牛膝补益肝肾，引药下行，均为使药。

二诊痰湿渐除，月经复潮，予加强温化痰湿之法，当追本溯源，温补脾肾，以助阳化气，温化痰饮。故予肉桂温肾壮阳，阳气盛则痰湿自化；菟丝子以补肾固精培本。加用白术以健脾补益,以杜绝生痰之源。

三诊正气已复,痰湿渐消,故改用续断补益肝肾,香附疏肝解郁,理气调经。如此治法,待三诊之时,患者体重减轻 5kg,诸症明显改善,痰瘀之症大减,情绪明显好转。痰瘀渐除,冲任通盛,胞宫盈泻有时,则月经恢复正常来潮。

(四)结语

多囊卵巢综合征(polycystic ovary syndrome,PCOS)是一种发病多因性、临床表现多态性的内分泌综合征。以月经紊乱、不孕、多毛、肥胖、痤疮、双侧卵巢持续增大,以及雄激素过多、持续无排卵为临床特征,是目前困扰年轻女性的比较严重的妇科内分泌疑难疾病。文献报道,PCOS 发病率从 2.2%~26% 不等,不同国家或地区发病率存在较大差异。PCOS 的病因至今尚不完全清楚,主要包括遗传因素、生活方式以及环境因素,近年来 PCOS 已成为研究热点。目前西医治疗主要以激素治疗为主,疗效不稳定,停药易复发。

王小云教授在临证中,善抓主要矛盾,患者因形体肥胖,情绪急躁,给人一派"标实"的表现,但王教授教导,临证中需四诊合参,不被其"肥壮"的外表所迷惑,应透过现象看本质,观察其纳呆、精神疲倦、苔白腻、脉细滑等表现,辨证当属"本虚",故治疗当以先去标实之证,先予理气、化痰、祛瘀之法去其标,再续补益脾肾之法健其本。同时,也要重视患者情绪,遇性情怪僻易怒、焦虑忧心者,不仅治以药石,还必劝以良言,调节情志,鼓励患者进行适当的运动和锻炼,使经络气血运行通畅,血海能按时满溢,月事以时而下。

五、月经性气胸

(一)病案

廖某,女,45 岁。初诊时间:2019 年 12 月 21 日。

主诉: 反复经期气胸半年余。

现病史: 患者既往月经规律,周期 25~26 天,7 天净,量中,无痛经,经期无其他不适。自 2019 年 5 月 31 日开始出现经行第一天胸背隐痛,经行第三四天症状加重,伴有心悸,否认呼吸困难,后经社区医院检查,听诊提示右肺上部呼吸音减弱，到当地市人民医院检查，诊断为气胸（右肺被压缩35%～80%），于2019年6月5日入住当地市人民医院，确诊为"右侧自发性血气胸"，行置管封闭引流治疗后好转出院。此后至今每次来月经则第一天开始胸背痛发作，确诊5次气胸，其中2019年8月28日、2019年11月23日因同样原因入住当地市人民医院行置管引流治疗。LMP：2019年12月9日，7天净，量中，无痛经，血块（－）。近半年同时伴全身皮肤反复风团瘙痒，夜间明显，容易腹胀，纳欠佳，眠差，易醒，醒后再难入睡，二便调。

体格检查： 精神可，情绪低落，面容愁苦，眉心紧皱，下眼睑增粗血管，色青，眉间色青、鼻子两侧色青，唉声叹气。右肺呼吸音减弱，未及啰音，心肝脾、腹部及四肢检查未见明显异常。舌黯，苔白偏厚，脉弦细。

既往史及婚育史： 有乳腺增生病史，乙肝病毒携带者。已婚育，无生育要求。

辅助检查：

2019年1月28日深圳市盐田区人民医院：查甲功正常。

2019年6月5日（月经周期第6天）当地区人民医院胸部数字X射线摄影（DR）检查：右侧气胸，右肺压缩约65%。6月9日（月经周期第10天）胸部CT复查：右侧气胸，右肺体积压缩约5%～10%，较前明显紧张，双肺背侧少许实变影，炎症？双侧胸腔少许积液。

2019年7月1日（月经周期第5天）当地区人民医院胸部DR检查：右侧气胸，右肺压缩约20%。7月19日（月经周期第23天）胸部DR复查：右侧气胸，右肺压缩约10%。

2019年9月2日（月经周期第5天）当地市人民医院CT检查：右侧气胸，右肺组织受压约5%，右肺下叶节段性肺不张，右侧胸腔引流管留置，右侧胸壁少许积气。9月11日（月经周期第14天）胸部CT复查：右肺基本复张，其余心膈未见明显异常。

2019年9月12日当地人民医院社康中心行肾脏、输尿管彩超：右肾盂、右输尿管腹段轻度积水。

2019年10月21日（月经周期第5天）当地人民医院DR检查：右侧气胸，右肺压缩约35%。10月27日（月经周期第11天）胸部DR复查：右侧气胸，右肺压缩约15%。11月8日（月经周期第23天）胸部DR复查：两肺、心膈未见明显异常。

2019 年 11 月 23 日（月经周期第 3 天）胸部 DR 检查：右侧气胸。11 月 26 日（月经周期第 6 天）胸部 CT 复查：右侧气胸，右肺被压缩约 10%；同前相仿，右胸引流管留置。

2019 年 12 月 9 日（月经周期第 1 天）妇科 B 超：子宫大小正常，内膜 8mm，双附件区未见异常。肾脏、输尿管彩超：双肾、输尿管及膀胱切面未见明显异常。

12 月 12 日（月经周期第 4 天）市人民医院胸部 CT 检查：右胸引流管已拔除。右侧气胸较前进展，右肺压缩约 30% ~ 40%。右侧胸腔少量积液或胸膜肥厚。12 月 15 日（月经周期第 7 天）胸部 CT 复查：右侧气胸，右肺被压缩约 30%。12 月 17 日（月经周期第 9 天）胸部 CT 复查：右侧少量气胸，右肺组织受压约 5% ~ 15%，右肺下叶膨胀不全较前吸收。

中医诊断：胸痹。

西医诊断：月经性气胸。

王小云教授诊治经过：

初诊：2019 年 12 月 21 日。

望诊特点：面容愁苦，眉心紧皱，下眼睑血管增粗，色青，眉间色青，鼻子两侧色青。

其他特点：王小云教授望诊时察觉患者面部色青的特点，肝属木，木色为青，考虑有肝郁气滞，于是详细追问病史得知，患者平素多愁善感，性格内向，近半年因孩子上学问题，极度紧张，唉声叹气，发病前一段时间还与家人争吵，郁闷悲伤，经前烦躁抑郁、乳房胀痛明显。

舌脉象：舌黯，苔白偏厚，脉弦细。

中医辨证：肝木侮金。

治法：疏肝健脾，培土生金。

中药处方：

柴胡 10g	素馨花 10g	玫瑰花 10g	白术 15g
五指毛桃 30g	赤芍 10g	预知子 15g	五味子 10g
首乌藤 15g			

7 剂，水煎服，每日 1 剂。

中医情志治疗 1 次，具体操作见"围绝经期抑郁症"章节。

二诊： 2019 年 12 月 28 日。

病情变化： 望诊见面容较前柔和、眉心舒展、谈吐时神情较前放松、下眼睑血管仍易见、色青、眉间及鼻子两侧的青色较前变淡，胃脘隐痛伴腹胀，纳欠佳，腹胀，眠差，易醒，醒后再难入睡，声音低微，二便调。舌黯，苔白厚，脉沉细。

中药处方：

炙黄芪 60g	麸炒白术 30g	芡实 30g	紫苏子 10g
陈皮 15g	法半夏 15g	泽泻 10g	毛冬青 30g
甘草泡地龙 10g			

7 剂，水煎服，每日 1 剂。

平衡针 1 次（头痛穴、肺病穴、腰痛穴）。

三诊： 2020 年 1 月 8 日。

病情变化： 末次月经 2020 年 1 月 5 日来潮，经期无胸背痛，今日在当地市人民医院胸部 DR 检查：两肺、心膈未见明显异常。患者非常惊喜，眉心舒展，神情放松，望诊见下眼睑血管，但增粗不显，眉间及鼻子两侧的青色明显变淡，胃脘部隐痛消失，声音低微，纳眠均改善，二便调。舌偏黯，苔白偏厚，脉紧细。

中药处方：

炙黄芪 30g	五味子 10g	干姜 30g	法半夏 15g
蒸陈皮 15g	素馨花 10g	细辛 5g	甘草泡地龙 15g

7 剂，水煎服，每日 1 剂。

随访： 2021 年 12 月 6 日。

患者自 2020 年 1 月至今 2021 年 12 月，月经按时来潮，均无经期胸背痛。期间因受新型冠状病毒肺炎的影响，患者不敢去医院拍胸片，经期除偶有短气外无特殊不适，定期监测血氧饱和度结果正常（97% ~ 99%）。2021 年 9 月 6 日经期复查胸片未见异常。

（二）临证难点与疗效点评

1. **临证难点** 本案例诊断为月经性气胸（catamenial pneumothorax，CPTX），反复发作半年，其发病较少见。据 2003 年以来 17 年国内文献报道仅有 49 例。其发病机制尚不清楚，治疗方式根据病情轻重可采取保守、胸膜腔穿刺（简称胸穿）、胸腔引流及胸部手术治疗、妇科手术干预及激素治疗等。胸穿、胸腔引流术不仅能对症治疗，而且是有创性操作，给患者带来身心上的痛苦。胸腔镜下切除肉眼可见的所有胸膜病灶、封闭膈肌缺孔结合胸廓切开术或机械性胸廓固定术，但是手术仍有一定的复发率。妇科手术治疗是否有效存有争议，有报道认为输卵管结扎和子宫切除术治疗有效，但也有报道子宫全切术后复发。虽然抑制卵巢功能的促性腺激素释放激素（GnRh）激素治疗可以预防其发生，但它只能暂时控制症状，停药后很快复发，也不适于有生育要求者。因此本病尚没有根治办法，属于妇科罕见疑难疾病。

2. **疗效点评**　患者持续半年反复发作的气胸，每次发作西医行胸腔引流治疗，但均未根治，王小云教授给予辨证治疗2周，患者月经来潮即胸痛消失，多次复查胸片未见气胸复发，效如桴鼓，药到病除，疗效神速，且随访至今，已连续2年月经来潮均未复发气胸，疗效稳定。

（三）名医解析

1. **望诊解病——核心病机分析**　王小云教授认为本病核心病机乃肝木侮金，并肝木乘脾土，（脾）土虚不能生（肺）金，共同致肺气虚而肺泡不张，发为本病。

气胸一般的临证思路辨证为肺气虚，或夹痰、夹瘀，但是导致肺气虚、夹痰、夹瘀的最根本的原因是什么？如果这个核心病因病机没把握好，就无法取得药中肯綮、如鼓应桴的疗效。王小云教授善于从细微之处入手，从望诊见患者眉间色青、鼻子两侧色青、下眼睑增粗血管，见微知著，透过现象看疾病本质，考虑疾病起因可能与肝木相关，要根治气胸，避免复发，就要治病求本。于是深究病史，分析出肝郁气滞是引致气胸的缘由。为什么肝郁会导致气胸呢？《外经微言·肝木》中岐伯曰："此肝木自郁也。木喜疏泄，遇风寒之邪，拂抑之事，肝辄气郁不舒。肝郁必下克脾胃……脾胃受伤气难转输，必求救于心火，心火因肝木之郁全不顾心，心失化源，何能生脾胃之土乎。于是怜土子之受伤，不敢咎肝母之过，逆反嗔肺金不制肝木，乃出其火而克肺，肺无土气之生，复有心火之克则肺金难以自存。"此段论述总结了肝郁乘脾土，母病及子，土气受伤，肺无所生。此外《外经微言·肝木》中少师曰："木无金制宜木气之舒矣，何以仍郁也？"岐伯曰："木性曲直，必得金制有成。今金弱木强，则肝寡于畏，任郁之性以自肆，土无可克水，无可养

火，无可助，于是木空受焚矣。此木无金制而愈郁也。所以治肝必解郁为先，郁解
而肝气自平。何至克土，土无木克则脾胃之气自易升腾，自必忘克，肾水转生肺金
矣。肺金得脾胃二土之气，则金气自旺，令行清肃。"由此可见，如果看到肺虚表
象而一味补肺气只是看到疾病的冰山一角，剖析患者疾病真正的相生相克关系在
于：发病前动怒，木气太过，一方面木克脾土，致脾虚不运，土虚不能生金；同时
肝木太过反侮肺金，致肺金本虚。导致肺生无来源，外被肝侮，内忧外患，肺金虚
损，肺泡不张，从而发为本病；由于病因未除，则病难以痊愈。

2. **治则及方药解析**　王小云教授熟读经书，善于五行辨治。认为治肝必解郁
为先，肝郁得解，土无木克，脾胃之气自易升腾，肺金得脾胃二土之气，则金气也
自旺。通过疏肝、运脾以补肺才是该病案的治疗大法。肝气得疏，脾土得运，肺气
得补，肺泡自张。

因此本案治疗应疏肝理气，健脾益气，大补肺气。王小云教授在治疗肝郁气滞
证时喜用素馨花，素馨花性味苦平，无毒，功可疏肝解郁，行气调经止痛。《广东中
药》谓其"疗肝郁气痛"；《岭南采药录》称其"解心气郁痛"。方中易白芍为赤芍，赤
芍具有清热凉血、散瘀止痛之功，且赤芍中有效成分芍药苷含量高于白芍，故其柔
肝作用较白芍强，素馨花与赤芍配伍运用，合疏肝圣药柴胡，使疏肝解郁、活血止
痛之力更强，为君药。方中臣用玫瑰花疏肝醒胃，益肺宁心，《本草正义·玫瑰花》：
"玫瑰花，香气最浓，清而不浊，和而不猛，柔肝醒胃，流气活血，宣通室滞，而绝
无辛温刚燥之弊。断推气分药之中，最有捷效而最为驯良者，芳香诸品，殆无其匹。"
可见初诊柴胡、素馨花、赤芍、玫瑰花四药合用，共奏疏肝解郁、行气止痛之功效。

在补气方面，初诊中补气药选用五指毛桃，五指毛桃为岭南道地药材。岭南人
群中属气虚痰浊体质者十分多见，五指毛桃其性味、功用十分切合岭南人群"虚不
受补"的体质特点以及致病特点，有"南芪"之称。五指毛桃一方面补益脾肺、扶
助正气，补气之中而无升提之虞；另一方面化痰去湿，兼有行气通络之功，补而不
滞，祛邪而不伤正气，贴合了王小云教授在初诊阶段要达到的攻伐不伤正，补益不
留邪的目的。除此之外，王小云教授还选用五味子益气敛气。五味子在《中药学》
教材中归为收涩药，具有收敛固涩、益气生津、补肾宁心之功效，但其实它具有益
气敛气双重功效。如《本草经疏》言："五味子主益气者，肺主诸气，酸能收，正
入肺补肺，故益气也。"《汤液本草·五味子》："孙真人云：五月常服五味子以补五

脏气。遇夏月季夏之间，困乏无力，无气以动，与黄芪、人参、麦门冬，少加黄柏煎汤服，使人精神顿加，两足筋力涌出。生用……孙真人云：六月常服五味子，以益肺金之气，在上则滋源，在下则补肾。"由此可见，五味子具有益气敛气之功。与五指毛桃合用，共为佐药。

二诊患者肝郁之邪去，当实土健脾，培土生金，故重用黄芪、白术大补肺脾之气，除了大振肺气之外，也是脾旺金生有源。芡实健脾安神，患者舌苔白厚乃痰湿之象，予紫苏子、陈皮、半夏行气健脾，化中焦痰湿，泽泻、毛冬青利水渗下焦之湿，甘草泡地龙一方面可以定惊安神，同时还有通络平喘之功，以防气胸发作时气喘。

三诊时患者月经来潮，气胸消失，乘胜追击，继续予黄芪补益肺脾之气，加五味子收敛肺气，五味子与黄芪同用可补肺敛肺；患者脉紧细，苔白稍厚，乃有寒湿之象，予干姜、细辛温养肺脾、温肺化饮，邪去正复，间接加强补养肺气之功。

以上三个诊次，王小云教授层层递进、丝丝入扣，如排兵布阵。初诊以疏肝解郁为主，辅以补益肺脾之气，以攻伐为主，补益为辅，才能攻伐不伤正，补益不留邪。待肝郁之邪去，二诊开始加强补益脾土，运化脾湿，促使脾胃之气升腾，使肺金之母强则肺金旺。三诊以补益肺气为主，温化中焦脾土，辅以疏肝，以补益为主，攻伐为辅，才能邪去正安，体现了王小云教授步步为营、举重若轻的治疗策略。

（四）结语

CPTX 是自发性气胸的一种特殊类型，1958 年 Maurer 首次报道了月经期反复发作的自发性气胸，1972 年 Lillington 等将此疾病命名为月经性气胸。CPTX 的特点主要有：①胸痛、气短等呼吸道症状与月经伴行，通常在月经来潮后 72 小时内出现；②多在 30～50 岁发生；③多数气胸出现在右侧。其发病机制尚不清楚，通常认为与以下 3 种原因有关：其一，可能与子宫内膜异位症相关，异位内膜组织播散到胸膜腔或肺脏表面种植并不断堆积，引起脏胸膜破裂而发生气胸；其二，可能是月经期宫颈黏液栓缺如，气体进入腹腔，再经膈肌缺孔进入胸膜腔引起气胸；其三，可能因月经期前列腺素水平升高，气管或血管收缩，致小气道或肺泡破裂引起气胸。

本病临床上极易误诊或漏诊，因此对于反复发作的自发性气胸患者应详细询问其妇科病史及月经情况。女性患者自发性气胸反复发作 3 次或 3 次以上，且与月经周期密切相关，则应考虑为月经性气胸。CPTX 容易复发，反复胸腔操作使患者身心痛苦雪上加霜。

王小云教授临证善于望诊察病，从望诊推测患者得病核心病机，运用五行辨治，加之遣方用药精心化裁，一举成功，药到病除，正乃独具慧眼，用药如神。

六、经前期综合征（经行头痛）

（一）病案

古某，女，40 岁。就诊时间：2017 年 12 月 15 日。

主诉：经行头痛反复 10 年余，加重 1 年。

现病史：患者平素月经规律，周期 28～30 天，经期 2～3 天，量偏少，色黯红，夹血块，经行伴小腹疼痛，可忍受，无腰酸，经前乳房胀及情绪烦躁。10 年前出现经行头痛，有时经前 1～2 天开始，经净复如常人，有时经期开始至经后 1～2 天头痛方消，以巅顶及太阳穴部位胀痛为主，需口服止痛药才能缓解。近 1 年经行头痛加剧，甚至头痛欲裂，彻夜难眠，头痛发作时无法正常工作，严重影响日常生活，经多方求诊无效，遂求诊于王小云教授。

LMP：2017 年 12 月 10 日，3 天净，量少，黯红，夹血块，无痛经，无腰酸，经前乳胀，经行头胀痛剧。

既往史及婚育史：既往无特殊病史。已婚，$G_3P_2A_1$，工具避孕，无生育要求。

体格检查：面色发青，尤以眼眶周围明显，两颊散发黯斑，心肺、腹部、神经系统检查未见异常。舌质黯红，苔黄腻，脉弦滑。

辅助检查：

2017 年 12 月 15 日头颅 MR 检查：未见明显异常。

2017 年 12 月 15 日妇科 B 超检查：子宫大小正常，双附件未及异常。

中医诊断：经行头痛。

西医诊断：经前期综合征。

王小云教授诊治经过：

初诊：2017 年 12 月 15 日。

望诊特点：面诊见面色发青，面中部的眼眶周围及鼻中部青色明显，两颊散在黯斑（参考图2-26、图2-17）。

其他特点： 情绪急躁，烦躁易怒，经前乳胀，经行头胀痛剧，以头部巅顶及太阳穴部位为主，无口干口苦，纳眠可，二便调。

舌脉象： 舌质黯稍红，苔薄黄（参考图2-88），脉弦滑。

中医辨证： 肝郁血瘀。

治法： 疏肝理气，化瘀止痛。

中药处方：

郁金 10g	熟地黄 10g	白芍 15g	川芎 10g
僵蚕 10g	蒺藜 15g	丹参 10g	茺蔚子 15g
地骨皮 15g			

14剂，水煎服，每日1剂。

二诊： 2018年1月15日。

病情变化： 服中药22天月经来潮，头痛较前减轻大半。LMP：2018年1月7日，3天净，量少，色黯，夹血块，无腰痛，小腹时痛，经前急躁易怒，乳房胀痛；望诊面色发青稍减轻、眼眶周围及鼻中部青色仍比较明显，睡眠改善，可入睡数小时，手足心热，二便调。舌红，苔薄黄，脉弦细。

中药处方：

熟地黄 10g	白芍 15g	蒺藜 15g	茺蔚子 10g
地骨皮 15g	僵蚕 10g	石斛 15g	葛根 15g

14剂，水煎服，每日1剂。

三诊： 2018年3月1日。

病情变化： 服药后第二次月经来潮，经行头痛消失。LMP：2月4日，3天干净，量稍增多，色黯红，无血块，无痛经，情绪较前好转；望诊面部红润、眼眶周围及鼻中部青色大减、两颊黯斑基本消失，夜间基本可安睡，偶有腰酸，无乳胀，胃纳可，二便调。舌偏红，苔薄黄，脉弦细。

中药处方：

柴胡 10g	白芍 15g	蒺藜 15g	茺蔚子 15g
怀山药 15g	葛根 15g	佛手 15g	莲子 15g

14剂，水煎服，每日1剂。

随访：2018年9月10日。

中药治疗1个月开始经行头痛消失，连续6个月无经期头痛，月经量渐复正常，睡眠好，无其他不适。

2021年12月10再次随访：患者至今无经期头痛，月经量正常。

（二）临证难点与疗效点评

1. **临证难点**　本例患者属于顽固性经行头痛，发病至今10年余，呈加重趋势，近1年头痛愈发严重，严重影响正常工作及生活，多方求诊无效。

2. **疗效点评**　王教授接诊后，排除头颅占位性病变给予中医辨证治疗，患者服药2周，头痛明显缓解，服药4周头痛完全消失，正常入睡，经量也渐复正常，随访3年未见复发。

（三）名医解析

1. **望诊解病——核心病机分析**　王小云教授认为本病患者为肝郁血瘀，不通则痛。

王教授临证非常重视望诊，初次望诊见患者面色发青，面中部的眼眶周围及鼻中部青色明显，再结合情绪急躁易怒，头巅顶及颞部胀痛为主，无不显示该病与肝胆经络不调有关。青属肝木，主痛，《傅青主女科·经水未来腹先疼》云："经欲行而肝不应，则抑拂其气而痛生。"患者肝气郁结日久，气滞成瘀，上逆清窍，不通则痛；肝阴不足，肝郁气滞，故见情绪急躁，眼周及鼻中部颜色发青；瘀血阻滞脉络，结于面部，因而面颊出现散在黧斑，舌黯红，脉弦等。肝郁日久，随着疾病发展，瘀血成为新的病理产物，此时血瘀为因，阻碍气机致使肝郁加重，加重头痛的发生。正如秦天一在《临证指南医案·调经》中云："女子以肝为先天，阴性凝结，易于怫郁，郁则气滞血亦滞。"对其治法宜疏肝养肝为主，佐以调血止痛，常可奏效。

2. **治则及方药解析**　本病案的核心病机是肝郁血瘀，治疗宜疏肝解郁，行气化瘀为法。王教授运用"肝体阴而用阳"的中医基础理论指导临床诊治，疏肝必记养血柔肝，则肝气条达，血行通畅，头痛顽疾可愈。

方中以熟地黄、白芍、川芎四物汤加减以滋养肝血，活血通络，为君药；郁金行气解郁，凉血化瘀，降脂安神，丹参活血化瘀，与川芎合用行气活血，使补而不滞，且川芎能够上行头目，引药上行，使药达患处，更利于缓解头痛，为臣药；经行阴血不足，肝失所养，肝气横逆，予茺蔚子、蒺藜平肝疏肝以抑肝阳，为佐药；僵蚕祛风止痛，化痰散结，为使药。

二诊患者性情急躁易怒、手足心热、舌红，提示肝阴不足，易生内热，加石斛滋阴清热，补益脾胃，葛根生津止渴，解肌退热，升阳通络。三诊加入山药、莲子健脾益气和胃，佛手理气止痛，加强疏肝解郁之功。诸药合用，共奏养血柔肝，疏肝解郁，活血止痛之功。

（四）结语

经行头痛是每值经期或行经前后，出现以头痛为主的病证，可伴有头晕、倦怠乏力、失眠多梦等症状，且停经后数日自然缓解或减轻、下次月经来潮头痛重现的特点。

西医学将经行头痛归属为经前期综合征，认为该病的发病原因与黄体期的雌激素波动、内分泌功能的紊乱、神经递质单胺类活性的变化如5-羟色胺等均有明显相关。此外，维生素 B_6 的缺乏、社会环境压力以及精神心理因素也与此病的发生密切相关。

中医一般认为本病病机为本虚标实，本为肝肾阴虚、气血虚弱，标为血瘀、肝火、痰湿。王小云教授根据患者望诊特点，结合女性特殊的禀赋体质，认为本病与肝关系密切，药物治疗的同时，她也非常注意调节患者的不良情绪，社会与工作压力的不断增大也是造成女性经行头痛率上升的原因，在日常诊疗中，王教授临证耐心询问病情，对患者进行情志疏导，心身同治，事半功倍。

七、早发性卵巢功能不全

（一）病案

张某，女，33岁。就诊时间：2017年11月18日。

主诉：惊吓后出现闭经1年余。

现病史：患者既往月经规律，周期28～32天，经期5～7天，经量中等，无痛经。2016年10月适值经期第一天，因目睹车祸，倍感惊恐，当月月经1天即净，此后月经停闭1年余，同时伴周身乏力，头晕健忘，胆小不敢独处，口干口苦，胃纳差，难以入睡，甚至彻夜不眠，大便干结，2~3日一行，曾于多家三甲医院就诊半年余，月经仍未来潮，上述症状未见好转，且有加重趋势，遂来我院，慕名求诊于王小云教授。

既往史及婚育史：否认特殊病史及家族遗传史。已婚未育。

体格检查：神清，形体消瘦，满面愁容，情绪烦躁焦虑，头发稀疏，对答及反应正常，心肺、肝脾及腹部检查未及异常，四肢活动正常，神经系统检查未及异常。舌红，苔薄黄，脉细数。

妇科检查：外阴正常，阴道通畅，宫颈光滑，宫体前位，稍小，活动，无压痛，双附件无压痛。

辅助检查：

2017年3月基础性激素：FSH：38.29IU/L，LH：24.55IU/L，E_2：58.72pmol/L。

妇科B超检查：子宫偏小（40mm×35mm×38mm），内膜4mm，左卵巢大小26mm×13mm，右卵巢大小27mm×15mm，双侧卵巢内均未见发育卵泡回声。

2017年5月复查基础性激素：FSH：35.74IU/L，LH：32.41IU/L，E2：66.06pmol/L。妇科B超示：子宫偏小，内膜4mm，左卵巢大小10mm×13mm，右卵巢大小23mm×15mm。

中医诊断：闭经。

西医诊断：早发性卵巢功能不全。

王小云教授诊治经过：

初诊：2017年11月18日。

望诊特点：形体消瘦，满面愁容，情绪烦躁焦虑，坐立不安，头发稀疏。

其他特点：惊吓后出现闭经1年余，伴周身乏力，头晕健忘，胆小不敢独处，睡眠难安，甚至彻夜不眠，头晕健忘，口干口苦，大便质干，2~3天一次。

舌脉象：舌红，苔薄黄（参考图2-85），脉细数。

中医辨证：惊恐伤肾，心肾不交。

治法：滋肾安神，交通心肾。

中药处方：

| 熟地黄15g | 盐山茱萸10g | 白芍10g | 黄连15g |

| 泽泻 10g | 阿胶 ^(烊化) 10g | 夜交藤 15g | 合欢皮 15g |

14 剂，水煎服，每日 1 剂。

中医情志疗法，每周治疗 1 次，治疗 2 次（治疗方法详见"围绝经期抑郁症"）

二诊： 2017 年 12 月 5 日。

病情变化： 愁容消失，焦虑情绪好转，睡眠明显改善，每晚可入睡 6～7 小时，梦多，月经未至，仍感口干，时有心烦，大便质软，每天 1 次。舌红少津，脉细数。

中药处方：

| 麦冬 10g | 玄参 15g | 阿胶 ^(烊化) 10g | 黄连 5g |
| 红花 10g | 川牛膝 10g | 远志 10g | 龙齿 ^(先煎) 30g |

14 剂，水煎服，每日 1 剂。

三诊： 2018 年 1 月 10 日。

病情变化： 患者因住外省，路途较远，又自行坚持服用上诊中药 14 天，2018 年 1 月 1 日月经来潮，量少，日用护垫 3 片，湿透，3 天干净，神情平和，睡眠安好，但梦多，少许心烦。舌偏红，苔薄白，脉细。

中药处方：

| 女贞子 15g | 墨旱莲 15g | 浮小麦 30g | 怀山药 15g |
| 远志 10g | 川牛膝 10g | 龙齿 ^(先煎) 30g | 合欢花 30g |

14 剂，水煎服，每日 1 剂。

此后每 3 周复诊一次，随症加减。

随访： 2018 年 4 月 22 日。

患者月经已正常来潮 3 个月，经量中等，无痛经；复查性激素结果恢复正常（2018 年 4 月 8 日复查基础性激素：FSH：6.14IU/L，LH：5.60IU/L，E_2：205.52pmol/L），精神好，情绪平稳，睡眠安好，无其他不适。

2021 年 12 月再次随诊，月经正常，2021 年 10 月复查性激素结果正常。

（二）临证难点与疗效点评

1. **临证难点** 本例患者因遭遇强烈的精神刺激，导致闭经一年多，性激素和妇科 B 超均提示卵巢功能衰退，诊断为早发性卵巢功能不全（POI），属于妇科疑难病。目前西医对于POI的治疗主要以激素为主，可以维持月经，但无法恢复卵巢功能，且患者年轻未育，除恢复月经外，尚期望恢复卵巢功能。

2. **疗效点评**　患者停经1年，之前诊治半年未效，王教授针对闭经的症结所在，采用中医情志治疗解开病结，同时给予中药辨证论治，服药14天，诸多不适明显改善，再服中药26剂，月经应时来潮，虽然开始月经来潮经量不多，但给患者增强了治疗信心，其后继续治疗3个月后随访，月经均能正常来潮，经量正常，多次复查性激素结果正常，提示卵巢功能基本恢复。3年后随访，月经和性激素均正常。

（三）名医解析

1. **望诊解病——核心病机分析**　王小云教授认为本案核心病机乃"惊恐伤肾，心肾不交"所致。

患者就诊时见满面愁容、情绪焦躁不安、头发稀疏。王教授察言观色，知其必有隐情，细心询问得知一年前经期目睹车祸，过度惊恐后出现闭经。中医认为惊则气血逆乱，故经期第一天月事该下不下，逆乱经闭。恐伤肾，伤久失治，肾精亏虚，水火失济，心火偏亢，心气不得下通，故而闭经。《素问·评热病论》："月事不来者，胞脉闭也，胞脉者，属心而络于胞中，今气上迫肺，心气不得下通，故月事不来也。"《傅青主女科·骨蒸夜热不孕》也云："胞胎上系于心包，下系于命门。系心包者通于心，心者阳也；系命门者通于肾，肾者阴也。"中医认为胞宫位于心包与命门之间，心包与心相连，命门与肾相通，故心、肾、胞宫可通过经脉相连，心肾不交影响胞宫经水藏泻。

王小云教授临证擅长望诊，善于五行辨治，结合五行特性与五脏属性相结合，从"五脏配五行"理论出发，探讨该病病机。木、火、土、金、水为五行学说之根本，五行的生克乘侮及演变构成了中医生理病理变化的基本机制。《类经图翼·运气》云："造化之机，不可无生，亦不可无制。无生则发育无由，无制则亢而为害。"五行配五脏，以五行的生克制化关系来分析脏腑之间的相互关系，以五行的乘侮和母子相及来阐述脏腑病变的相互影响；王小云教授常言："五脏中，一脏若伤，他脏必不能免之。"人的机体是平衡体，其中一脏得病，无论过盛或过衰，必定会影响其他四脏，故治疗应该根据病证结合视之，了解疾病与脏腑之间关系变化的制化机制。

本案患者即为惊恐伤肾，肾虚致心肾不交，水火失济，诸症丛生。肾主骨生髓，其华在发，患者日久肾虚，故髓海不足，而见记忆力下降，头发稀疏；心肾不交而见失眠梦多，心火上炎，故口干口苦；肝肾同源，肾虚累及于肝，肝阴不足，肝气偏旺，故而情绪焦躁不安；肾司二便，肾阴不足，则大便干结。

2. 治则及方药解析 《景岳全书·妇人规·血枯经闭》曰："枯竭者，因冲任之亏败，源断其流也……正因阴竭，所以血枯，枯之为义，无血而然。"故治疗上应滋阴养血，清心泻火，交通心肾，心气下降，月事自来。初诊方用"黄连阿胶汤"加减。熟地黄甘温，归肝肾经，有滋阴补血、生精补髓的作用，阿胶甘平，归肺肝肾经，能滋阴润燥、补血养血，山茱萸酸涩微温，归肝肾经，补益肝肾，生津止渴，共为君药；黄连苦寒，归心脾经，泽泻甘淡，归肾与膀胱经，能利水渗湿，泄热化浊，两药合用能清肾浊、泻心火、交通心肾，为臣药；白芍养血敛阴，牛膝引火下行，为佐药；夜交藤、合欢皮宁心安神，为使药。

二诊患者精血稍有所养，但精血久亏，阴伤内热，热扰心神，故加麦冬、玄参养阴清热；加黄连、远志、龙齿清心、养心、安神，阴血既补，酌加川牛膝一方面补养肝肾，同时与红花活血通经，引经下行。三诊患者月经来潮，但量少，同时经行之后，阴伤明显，故加二至丸滋阴养血，山药滋养肝脾肾三脏之阴；浮小麦养阴安神，远志、龙齿镇静安神，合欢花疏肝解郁，防木郁乘土，影响气血生化，同时又可安神。诸药共奏滋阴养血、交通心肾之功，肾水上滋，心气得降，月水自来。

对于兼有情志障碍的患者，王教授常"用之以药石，必劝之以良言"进行心身同治。《素问·阴阳应象大论》记载："人有五脏化五气，以生喜怒悲忧恐""怒伤肝，悲胜怒""喜伤心，恐胜喜""思伤脾，怒胜思""忧伤肺，喜胜忧""恐伤肾，思胜恐"。当情志太过甚至对人体造成伤害时，可以用五行属性与之相胜的正性情志来调节、制约或平衡负性情绪，使过度的情绪得到调和，从而达到治病的目的。患者发病之初是突遭强烈的精神刺激引起，因此，王教授同时予"以情胜情"的中医情志疗法，起到调畅情志，心身同治，疗效显著。

（四）结语

早发性卵巢功能不全是指女性在 40 岁以前出现卵巢功能减退，主要表现为月经异常、促性腺激素水平升高（连续两次 FSH ＞ 25IU / L，间隔＞ 4 周）。该病发生率在 35 岁人群为 1 / 250，在 40 岁前的人群中为 1 / 100。该病可引发排卵障碍、不孕、性功能减弱、心血管疾病风险增加、骨密度降低、负面心理等巨大难题，严重影响女性的生活质量和身心健康。西医常采用激素替代疗法，可以维持月经，但无法恢复卵巢功能，同时长期应用性激素有增加静脉血栓、脑卒中、乳腺癌等风险；对于年轻未育的患者来说，治疗目的是恢复正常排卵，而非仅仅是子宫内膜定期脱落。中医诊治该病，大多也是缓解相关症状，对月经来潮的效果能否稳定也是疗效不一，因此 POI 是目前妇科界的疑难疾病，相当棘手。

王小云教授善于察言观色，综合分析病因病机，以五行主五脏的相关理论，抓住疾病的核心病机，采用心身同治的方法，收效显著，值得临床推广。

八、卵巢早衰

（一）病案

孙某，女，37岁。就诊时间：2016年2月19日。

主诉：月经稀发8个月，阴道不规则出血19天未净。

现病史：患者既往月经规律，周期26天，经期8天，经量中等，色鲜红，无血块，无痛经。2015年6月因家庭感情问题暴怒后开始月经延后，1~2个月来潮一次，经量不多，护垫可，2~3天净，曾就诊于多家知名三甲医院，间断治疗，未见改善。因2015年12月月经来潮1个月未净，检查血清性激素，诊断为"卵巢早衰""异常子宫出血"，予以激素屈螺酮炔雌醇治疗。治疗第一个周期月经经期经量正常，PMP：2016年1月5日，经期7天，量正常。激素治疗第二个周期出现月经来潮半月余未净，LMP：2016年2月1日（服用屈螺酮炔雌醇后来潮），前3天量多，后量少如咖啡色分泌物，护垫即可，持续至今19天未净，现仍服性激素治疗，觉口干失眠，烦躁易怒，无腹痛，二便调。特求诊于王小云教授。

既往史及婚育史：既往无特殊病史。已婚育，$G_4P_1A_3$，现避孕套避孕，无生育要求。

体格检查：神情焦虑，形体消瘦，眼睛色红，鼻子中部青色黯斑，下颌部颜色发红，心肺肝胆及腹部检查未及异常，四肢活动正常，神经系统检查未发现异常。舌偏红，苔薄黄，脉弦细数。

消毒下妇科检查：外阴正常，阴道内少量血污，宫颈光滑，未见赘生物，宫体前位，大小活动正常，无压痛，双附件未及异常。

辅助检查:

2015 年 11 月 30 日妇科彩色 B 超检查:子宫大小正常,EN 5mm,双侧附件未及异常。

2015 年 12 月 9 日基础性激素检查:FSH 55.16IU / L,LH 32.28IU / L,PRL 124.92mIU / L,T:1.77nmol / L,P:2.79nmol / L,E_2:125.91pmol / L。

2015 年 12 月 10 日血甲状腺功能检查正常。

2016 年 1 月 7 日基础性激素检查 FSH 45.69IU / L,LH 33.77IU / L,E_2:64.51pmol / L。AMH:< 0.01ng / ml。

中医诊断:崩漏。

西医诊断:卵巢早衰。

王小云教授诊治经过:

初诊:2016 年 2 月 19 日。

望诊特点:神情焦虑,形体消瘦,眼睛浑浊色红,鼻子中部青色黯斑,下颌部皮肤颜色发红(参考图 2-26、图 2-51)。

其他特点:月经淋漓 19 天未经,现量少,口干失眠,烦躁易怒,无腹痛,胃纳尚可,二便调。

舌脉象:舌偏红,苔薄黄(参考图 2-85),脉弦细数。

中医辨证:肾虚肝郁。

治法:滋肾养肝,解郁调经。

中药处方:

生地黄 15g	麦冬 15g	五味子 10g	熟地黄 15g
百合 30g	郁金 15g	盐山茱萸 15g	茜草 15g

14 剂,水煎服,每日 1 剂。并嘱停服性激素。

给予第一次中医情志疗法治疗(治疗方法详见"围绝经期抑郁症")。

二诊:2016 年 3 月 8 日。

病情变化:服上诊中药第 2 天,阴道出血干净。LMP:2016 年 2 月 29 日,量中,色红,5 天干净,伴下腹隐痛,经前乳房胀痛明显;望诊见情绪较前好转,眼睛色红消退,下颌部皮肤颜色恢复正常,睡眠欠佳。舌淡红,苔薄黄,脉弦细略数。

中药处方：

女贞子 15g	旱莲草 15g	丹皮 15g	肉苁蓉 10g
赤芍 15g	川芎 5g	郁金 15g	合欢花 15g

21 剂，水煎服，每日 1 剂。

给予第二次中医情志疗法治疗。

三诊： 2016 年 4 月 8 日。

病情变化： 服药后第二次月经按时来潮，LMP：2016 年 3 月 26 日，6 天干净，量色质正常。望诊见情绪基本恢复正常，眼睛浑浊色红全消，鼻子中部青黯斑退，睡眠改善。舌淡红，苔薄黄，脉沉细。

中药处方： 二诊中药去丹皮、川芎，加熟地黄 15g、白术 15g。14 剂，水煎服，每日 1 剂。

继续治疗 2 个月，中药随症加减。

随访： 2016 年 5 月~2021 年 10 月间每年随访一次，末次随访 2021 年 10 月。

治疗后至今已 5 年余，患者月经规则，一月一潮，量正常。2016 年 5 月 28 日复查基础性激素：FSH 7.65IU／L，LH 4.26IU／L，E_2 64.51pmol／L。此后又复查 3 次性激素结果正常，末次复查时间 2021 年 6 月。

（二）临证难点与疗效点评

1. **临证难点** 卵巢早衰属于妇科疑难病之一，西医采用性激素治疗为主，可以维持月经，但无法恢复已经衰退的卵巢功能，本患者给予性激素治疗期间仍然出现阴道不规则出血 19 天未净。

2. **疗效点评** 患者服中药第 2 天阴道出血即止，服药第 10 天月经正常来潮，后连续治疗共 3 个月余，随访 5 年月经正常，疗效奇佳，且持续稳定。

（三）名医解析

1. **望诊解病——核心病机分析** 王小云教授认为本患者发病与情志重创密切相关，核心病机乃肾虚肝郁，天癸乏源，阴虚内热，迫血妄行。

《素问·上古天真论》曰："女子……七七，任脉虚，太冲脉衰少，天癸竭，地道不通，故形坏而无子也。"正常女性肾气衰，天癸竭的年龄一般在七七四十九岁左右，然本案患者年过五七已然"卵巢早衰"，缘何？

本案患者有明显的情志重创史，暴怒为阳，暴怒伤肝，故在眼睛、鼻子肝经所主的部位出现色泽异样。张景岳在《景岳全书·妇人规·经脉诸脏病因》指出："阳邪之至，害必归阴；五脏之伤，穷必及肾。"患者暴怒伤肝，肝阴不足，日久及肾，肝肾阴虚，冲任失养，经水乏源，故月经延后、经期紊乱，正如《傅青主女科·调经》云："经水出诸肾……肾气本虚，又何能盈满而化经水外泄耶？"阴虚生内热，热迫血妄行，而阴道出血淋漓不净；阴虚之热伤津耗液，肝血肾精亏虚，则形体消瘦、口干、下颌部红色；肝阴不足，肝气偏旺，情志失常，故情绪焦虑，烦躁易怒；阴虚内热，伤津耗液，水不制火，而见口干、睡眠不安。舌红、苔薄黄、脉弦细数均为阴虚内热之征。

2. **治则及方药解析**　本案为典型情志所伤，心身同病，针对核心病机，治疗当滋肾养肝，解郁调经，心身同治。

方中以生、熟二地补肾填精，山茱萸滋养肝肾，为君药；百合、麦冬滋养肺胃之阴，金水相生，促进肾阴合成，生金抑木，促进肝阴阳平衡，为臣药；佐以茜草凉血止血，郁金疏肝解郁，清心除烦；五味子固肾涩精、镇静安神、生津止渴，为使药。

二诊时患者阴虚火旺症状明显好转，时值月经来潮后，胞宫充养不足，胞脉空虚，因此二诊方中以女贞子、旱莲草以滋补肝肾，肉苁蓉温补肾阳，填精益血为君药，阴阳双补，取其"善补阴者，必于阳中求阴，则阴得阳升，而泉源不竭"（《景岳全书·新方八略引》）之意；为防补益后血行瘀滞不畅，以丹皮、川芎养阴兼行化瘀之力为臣药；患者虽然情绪有所好转，但疾病之始由暴怒引起，因此仍需加强疏肝理气。全方在补益同时兼疏肝活血，使补虚不留淤滞，气血方能充盛。三诊之时，患者月经已开始正常来潮，诸症俱消，但气血之化生，需赖脾胃运化正常，水谷精微方能源源不断变生经血以充养胞宫，且此时患者舌淡、脉沉细为气血不足之象，无明显虚火瘀滞，故去丹皮、川芎。在补肾填精基础上，加熟地、白术健脾养血，以后天补先天，正如《景岳全书·妇人规·经不调》指出："调经之要，贵在补脾胃以资血之源，养肾气以安血之室。"

药物治疗同时，以中医情志治疗，"以情胜情"，所谓心病还需心药医，如此心身同治，事半功倍，起效神速。

（四）结语

卵巢早衰为妇女在 40 岁之前出现卵巢功能衰竭，表现为月经稀发或闭经，促卵泡生成素增高（连续两次 FSH > 40IU / L，间隔 > 4 周）。其发病原因至今未明，目前研究认为可能与情绪过激、感染、遗传、手术创伤等因素有关。随着社会竞争的激烈，女性的压力日渐增高，故而容易情志异常，若遇变故，则容易情绪失控。卵巢早衰属于卵巢功能不全的疾病后期，治疗难度极大。西医治疗卵巢早衰采用性激素治疗为主，可维持月经，但不能恢复已经衰退的卵巢功能，且停药即复发，长期使用性激素有增加静脉血栓、脑卒中、乳腺癌等风险，患者常常望而生畏。

王小云教授临证注重病因探究，治病求本，对于此类患者往往询问患者发病前有无突发事件、情志创伤等病史，注重心身同治。在中药辨证治疗的同时，通过中医情志疗法，促进患者体内正性情志的恢复，通过调节神经内分泌系统，从而促进内分泌功能的恢复，达到恢复月经、促进卵巢功能恢复之目的。

九、围绝经期抑郁症

（一）病案

张某，女，49 岁。就诊时间：2012 年 8 月 3 日。

主诉： 停经 11 个月，情绪低落半年余。

现病史： 患者既往月经规律，LMP：2011 年 9 月。停经初期无明显不适，近半年，因小孩在国外读书，担心其学业、生活及人身安全问题，逐渐出现情绪焦虑，烦躁，抑郁易哭，无助感，多思疑虑，无法控制，伴记忆力减退，精神不集中，睡眠差，梦多，彻夜难眠，常需安眠药助眠仅能入睡 2 ~ 3 小时。

既往史及婚育史： 既往无特殊疾病。已婚育，G_1P_1，无生育要求。

体格检查： 情绪低落，坐卧不安，言语重复，喃喃自语，眼睑浮肿，面色晦暗，两颧片状色斑，右侧黯斑多于左侧，唇黯明显，神经系统检查无异常。舌黯边有瘀点，苔白厚腻，脉细滑。

妇科检查： 外阴正常，阴毛稀疏，阴道通畅，宫颈萎缩，子宫前位，稍小，活动正常，无压痛，双附件未及异常。

辅助检查：

2011年12月性激素检查：FSH 102.64IU／L，LH 40.15IU／L，PRL 225.78mIU／L，E_2 128.89pmol／L，P 2.46nmol／L，T 1.75nmol／L。甲状腺功能5项检查结果正常。

2012年8月情绪量表评分提示中度抑郁（SDS评分：65分，HAMD评分：28分）。

2012年8月妇科B超：子宫稍小，双附件未见异常。

中医诊断： 郁证。

西医诊断： 围绝经期抑郁症。

王小云教授诊治经过：

初诊： 2012年8月3日。

望诊特点： 情绪低落，坐卧不安，喃喃自语，面诊见面色晦暗，上眼睑胀肿（参考图2-63），两颧见片状色斑（参考图2-18），右侧黧斑多于左侧；下颌皮肤色黯（参考图2-55），唇色黧淡。

其他特点： 焦虑，疑心过重，孤独无助感，无法控制，记忆力减退，精神不集中，心悸，胸闷，睡眠差，梦多，口干口苦，大便质烂，胃纳欠佳。

舌脉象： 舌黧边有瘀点，苔白厚腻（参考图2-82），脉细滑。

中医辨证： 肺阻肝郁，气滞血瘀。

治法： 宣肺疏肝，调理气血。

1. 中成药治疗　养阴舒肝胶囊，口服，3粒／次，3次／d，连续服用14天。

2. 中医情志疗法治疗

第一步治疗： 心灵交流，了解疾病的症结所在。

第二步治疗： 以从其意，因势利导，引导宣泄，促使患者尽情宣泄不良情感，负性情志随泪而解，随后患者有如释重负的感觉。

二诊： 2012年8月17日。

病情变化： 情绪改善，较为平静，可坐定交谈，喃喃自语消失，对答自如，疑心及心悸明显减轻。情绪障碍量表评分降低（SDS评分：50分，HAMD评分：13分）。面诊见眼睑仍浮肿，但面色晦暗、两颧片状色斑均有改善，下颌部色偏黧，睡眠好转，能连续入睡3～4小时，仍梦多，孤立无援感未消，健忘、口干口苦，大便成形，胃纳一般。舌黯边有瘀点，苔白腻减轻，脉细滑。

1. 守以上中成药继续口服，连服14天。

2. 给予中医情志疗法第三步治疗　以情胜情，发挥七情正胜效应。

经过上述治疗，患者的不良情绪得到调节，积郁压抑的情绪已经缓解，考虑患者负性情绪压抑较久，形成抑郁，故予"以情胜情"中的"喜胜忧"继续治疗，引导患者开怀大笑，使情绪进一步改善，同时唤起对美好经历的回忆，重新树立对生活的信心和勇气。

三诊：2012年8月31日。

病情变化：患者情绪平和，安然静坐，思维清晰，对答流利，能主动倾诉并意识到以前的担心、猜疑、多虑都是多余的；情绪障碍量表评分继续下降（HAMD评分：10分，SDS评分：45分）；望诊上眼睑肿胀明显减轻、面部黯斑逐渐淡化、唇色红润。患者舌质偏黯，苔白，脉缓滑流利。

1. 中成药　继续服用养阴舒肝胶囊，3粒/次，3次/d，连服10天。

2. 继续给予中医情志疗法第三部治疗，巩固效果。

四诊：2012年9月30日。

病情变化：患者情绪稳定，语气平和，心情淡定，偶有情绪低落，但瞬间即逝；情绪障碍量表评分恢复正常（HAMD评分：5分，SDS评分：25分）。望诊见面色红润，自然微笑，面部色斑完全消退，唇部红润；睡眠明显好转，可自然入睡5～6小时，无心慌心悸，食欲正常，大便正常。

舌脉象：舌稍黯，苔薄白，舌底络脉未见显示，脉细滑。

随访：至2021年12月共随访10年，病情痊愈，工作及生活状态正常。

（二）临证难点与疗效点评

1. **临证难点**　本例患者属于围绝经期抑郁症，由于子女生活环境改变，出现情绪障碍，初诊情绪障碍量表SDS及HAMD评分提示中度抑郁，伴重度睡眠障碍及其他诸症，在安眠药帮助下也仅能入睡2～3小时，严重影响其身心健康，若不及时医治，患者有濒临精神崩溃倾向。

2. **疗效点评**　王教授认为患者有明显的情志事件诱发引致情绪焦虑并引发诸症，遂从根本着手，予疏肝宣肺、调理气血的中药配合中医情志疗法进行心身同治，很好地改善了患者的心理及躯体症状，效果神奇。王小云教授运用中医情志疗法治疗众多的情志障碍患者，疗效甚优。

（三）名医解析

本案患者适值更年期，发病半年已引发了严重的心身不适，在王小云教授的数次治疗下较快恢复正常，对于其诊治思路又该做如何思考？

1. **望诊解病——核心病机分析** 该患者望诊见面部两侧颊颧区域片状色斑，右侧黯斑多于左侧，下颌色黯，唇色黯，结合其他辨证资料，提示该病的核心病机与肝失疏泻、肺失肃降、气滞血瘀有关，引致焦虑、抑郁等情志诸症。面斑颜色的深浅和面积的大小可以提示气血郁滞的程度，如面部散在性的斑点，主要分布面中部，常提示肺气不宣，肝郁气滞，病在气分，未入血分；如面斑面积较大，聚集成片，色泽较深，提示血液瘀滞，病入血分；另外，患者上眼睑胀肿，似有水象，实为肝木乘脾，脾气受损，运化失职所致。可见望诊的准确性可以对疑难杂病的辨证带来重要的参考价值，需要医者不断地学习、参悟、提高能力。

2. **中药与情志治疗的点拨** 王教授指出本案核心病机为肝郁肺阻，气滞血瘀。她通过长期临床观察，发现围绝经期情绪障碍的患者由于处于生殖内分泌的生理变化阶段，容易受社会压力的影响，情绪易于激动或所思不遂，而出现肝失疏泄，肺失宣降，气血壅滞的状态。《黄帝内经》提到"左肝右肺"的理论，强调了人体气机阴阳升降中肝肺两脏的重要作用，肝体居右，为阴中之阳，肝木主升，其气自左而升发；肺居膈上，为阳中之阴，肺金主降，其气自右而主肃降。"左肝"与"右肺"代表着全身阴阳、气血升降的运行通路。肝主疏泄，调理气机；肺主肃降，主气司呼吸，两者共同作用，维持人身脏腑气机的升降运动。因此，一旦肝、肺的生理功能失调，则主要表现在气机升降失常。王教授在对气机的思辨中，非常重视肝经和肺经的辨治。本病例中，王教授运用药物、情志等中医综合疗法治病，效果显著。养阴舒肝胶囊是王教授的经验方，有调气柔肝，补益行滞之功效，既为调气解郁之佳品，又为补益行滞之良药。

在中医情志疗法中，王教授遵循中医"心身合一"理论，学习《素问·阴阳应象大论》"人有五脏化五气，以生喜怒悲忧恐……怒伤肝，悲胜怒……喜伤心，恐胜喜……思伤脾，怒胜思……忧伤肺，喜胜忧……恐伤肾，思胜恐"等理论，以此指导临证治病。她通过和患者一对一的交流，诱导患者宣泄，使"邪随泪泄，一哭得舒"，情志过极产生的不利因素得以外泄；然后由医生引导患者转向积极正向的思维方式，通过喜胜悲忧的治疗方式，引导患者开怀大笑，宣畅肺气，发挥七情正性效应，使患者气机畅达，忧愁得解，病而痊愈。

（四）结语

女性在围绝经期发生的抑郁症，由于受卵巢功能衰退及性激素水平变化的影响，容易出现抑郁和焦虑为主要特征的情绪障碍性疾病，其患病率高达27.36%，随着生活节奏的加快、社会竞争的加剧和心理压力的增加，其发病率呈逐年上升趋势，且明显高于绝经前期抑郁症，属于妇科的疑难病症。

本案中，王小云教授在中医五行辨证理论的指导下，采用五行望诊法辨治，对本例面部斑点分布特点辨证分析，治疗时采用自己首创的中医情志疗法操作规范，心身同治，激发患者重新自我认识、自我调整、自我改善的积极性，充分调动患者的主观能动性，弥补了以往单纯药物治疗的不足。心身同治方案的有效性、可操作性、可重复性兼备，能很好地治疗妇女心身疾患，改善健康状况。王小云教授运用"心身同治"疗法治愈众多的心身疾病患者，疗效显著，2005年获得中华人民共和国教育部科学技术进步奖二等奖，并在全国多家医疗单位推广应用。

十、更年期综合征（顽固性潮热出汗）

（一）病案

胡某，女，54岁。就诊时间：2008年3月18日。

主诉： 绝经6年，潮热出汗反复5年，加重1个月余。

现病史： 患者6年前自然绝经，绝经一年后开始间断潮热出汗，初始每日发作3～4次，渐渐加重，伴性情急躁，心悸失眠，难入睡，易醒，口干口苦，喜冷饮，声音嘶哑，手心燥热明显，耳根发热，腰酸膝软。辗转多家三甲医院，间断治疗，症状未见明显缓解，期间曾口服性激素治疗1个月，激素治疗期间症状改善，停药后症状加重明显，同时患者对性激素的副作用心存畏惧，拒绝再次激素治疗，近1个月，潮热出汗频繁，每日发作20余次，白天需不停更换衣衫，夜间常常因出汗醒来，难以再次入睡，痛苦万分，遂慕名求诊王小云教授。

既往史及婚育史： 否认心血管疾病及甲状腺疾病等特殊病史。已婚育。

体格检查： 体温、血压正常，神清，形体消瘦，性情急躁，面部及两耳潮红，心肺肝脾及腹部检查未及异常，四肢活动正常，神经系统检查未发现异常。唇干裂，舌红，苔黄，脉弦细。

妇科检查： 外阴、阴道萎缩，宫体前位，萎缩，双附件未及异常。

辅助检查：

2008 年 1 月妇科 B 超检查：子宫萎缩，双附件未及异常。

2008 年 1 月性激素检查：FSH、LH、E_2 处于绝经期水平。

中医诊断： 绝经前后诸证。

西医诊断： 更年期综合征。

王小云教授诊治经过：

初诊： 2008 年 3 月 18 日。

望诊特点： 形体偏瘦，面部潮红，两耳潮红明显，唇干裂（参考图 2-107、图 2-41）。

其他特点： 性情急躁，潮热出汗频繁，口干口苦，声音嘶哑，手心灼热，耳根发热，腰酸膝软，心悸失眠。

舌脉象： 舌红，苔黄，脉弦细。

中医辨证： 阴虚内热。

治法： 滋阴降火。

中药处方：

丹皮 15g	地骨皮 25g	郁金 10g	怀山药 15g
赤芍 15g	桑白皮 25g	地榆 25g	槐花 15g

10 剂，水煎服，每日 1 剂。

养阴舒肝胶囊（广东省中医院院内制剂）：口服，每次 4 粒，每天 3 次。

二诊： 2008 年 3 月 30 日。

病情变化： 潮热次数明显减少，日约 4~5 次，情绪好转，望诊面部潮红、两耳潮红及唇干裂明显减轻，睡眠、手心耳根发热、腰酸膝软等症改善，但口干明显，消谷善饥。舌脉象：舌红，苔黄稍厚，脉弦数。

中药处方：

黄芩 15g	石膏 15g	丹皮 10g	赤芍 15g
地骨皮 15g	石斛 15g	生甘草 5g	玉米须 30g

14 剂，水煎服，每日 1 剂。

三诊：2008 年 4 月 15 日。

病情变化：潮热出汗基本消失，情绪激动时偶有；望诊面部及两耳潮红消失、口唇滋润，仍口干，消谷善饥，大便质软。舌偏红不干，苔薄黄，脉弦滑。

中药处方：

山栀子 15g	石膏 30g	丹皮 10g	白芍 15g
知母 15g	生地黄 30g	麦冬 30g	玄参 30g

7 剂，水煎服，每日 1 剂。

玉冬育阴胶囊（广东省中医院院内制剂）：口服，每次 3 粒，每天 3 次。

随访：2008 年 7 月 22 日。

患者服完第三诊的 7 剂中药后，潮热出汗完全消失。

2 年后即 2010 年 7 月再次随访，情况稳定，胃纳正常，睡眠安好。

（二）临证难点与疗效点评

1. **临证难点**　该患者顽固性潮热出汗 5 年，严重影响了生活质量，服用性激素治疗有效，但停药后症状加重，患者拒绝再次激素治疗。

2. **疗效点评**　患者服中药 1 周后症状明显减轻，3 周后症状基本消失。困扰患者 5 年之久的潮热出汗等不适，王小云教授仅用 31 剂中药解决了问题，而且随访 2 年，未再复发。

（三）名医解析

1. **望诊解病——核心病机分析**　王小云教授认为本病核心病机乃阴虚内热，迫津外出。

（1）肾阴亏虚：本病患者年逾七七，症状发生于天癸竭绝之后，望诊见形体偏瘦、面部潮红、两耳潮红明显、唇干裂，伴手心灼热、腰酸膝软，辨证为阴虚内热不难。盖肾为先天之本，为一身阴精之宅，阳气之根本，又主生殖，系胞脉，主人体生长、发育。女子经水进退有无，全赖于肾阴之滋养，肾阳之温煦。《素问·上古天真论》曰："女子……七七，任脉虚，太冲脉衰少，天癸竭，地道不通，故形坏而无子也。"妇人年近半百，肾气渐衰，冲任亏虚，天癸将竭，精血不足，以致经水断绝。若因劳心过度，营阴黯伤，则真阴更亏，阳失潜藏，而形成阴阳失衡之象。阳亢火旺，迫津外泄则汗出，汗出热泄，故汗出不止。

（2）阴虚累及他脏：肾阴虚日久，水不涵木，必肝阴不足，肝体阴而用阳，肝阴不足，阴虚发热，循经而上，故见耳根发热；肝主怒，肝失疏泄，情志不畅而见性情急躁，心烦易怒；肺肾乃为母子关系，金生水，肺金为母，肾水为子，肾阴虚则子病及母，肺肾阴亏致肺燥郁热，阴液不能上承，咽喉失于濡润，故声音嘶哑；肾阴不足，水火失济，而见心悸失眠。

2. **治则及方药解析** 阴虚内热，肾阴亏耗是致病之本，血热迫津蒸腾为致汗之魁。故治疗宜滋阴降火，清热凉血。然阴虚累及多脏，需兼而治之方能速效。正如《傅青主女科·年未老经水断》所言："火位之下无水气以承之，则火炎铄金，肾气无所生；木位之下无金气以承之，则木妄破土，肾气无以成。"说明滋阴降火、滋养肺阴对于滋肾养阴的重要性。故方中用丹皮、赤芍、地榆、槐花清热凉血，其中丹皮、赤芍清肝胆之热，地榆、槐花清肠胃之热，为君药；地骨皮清肺降火、凉血除蒸，桑白皮清热泻肺，为臣药；怀山药滋养肺脾肾三脏之阴，郁金凉血清心，疏肝解郁，为佐药。诸药合用，共奏降火存阴之功。

二诊患者出现消谷善饥、口干明显，乃胃热之象，因此在君药丹皮、赤芍清泄肝胆之热基础上，以黄芩、石膏以清胃热、降胃火为臣药；石斛味甘，甘能生津，此时胃热炽盛，恐伤阴液，故以石斛益胃生津，滋阴清热为佐药；患者舌红苔黄厚，表明内有湿热，且以肝胆湿热为主，用粟米须以利肝胆湿热，使热从下走；甘草调和诸药。三诊见患者潮热出汗、面红等虚火已消，但消谷善饥未见缓解，舌苔较前清利很多，提示胃阴不足，津液受损，以生地、玄参、麦冬滋阴养胃，石膏、知母继续清胃中炽火。肝火犯胃，肝火消则胃火降，故以丹皮、栀子、白芍清肝之热。

在辨证论治口服中药汤剂外，一并服用王教授经验方养阴舒肝胶囊养阴舒肝、玉冬育阴胶囊加强养阴舒肝，滋养肺肾之阴，使得水盈火降，水火共济，阴阳平衡，诸疾可愈。

（四）结语

更年期综合征患者，因其卵巢功能衰退，雌激素水平下降和失衡，导致机体出现多系统功能紊乱，而血管舒缩功能障碍所致的潮热汗出是更年期综合征常见的症状之一。国内调查结果显示约 75%～85% 的围绝经期妇女会出现潮热出汗的症状，症状严重者占 10%～20%，严重影响患者的情绪、睡眠及日常工作。

该患者持续潮热出汗达 5 年之久，王教授抓住其核心病机，从清热降火，保存阴精着手，根据五脏五行辨证，多方位、多途径治之，故而药到病除，疗效神速。

十一、更年期综合征（睡眠障碍）

（一）病案

付某，女，41 岁。就诊时间：2016 年 6 月 24 日。

主诉： 停经 4 个月，伴失眠、情绪障碍 3 个月余。

现病史： 患者既往月经规则，一月一潮，于 2016 年 2 月因稽留流产在当地行清宫术，至今停经 4 个月。家人认为年龄偏大加上清宫手术，身体虚弱，给予大量补品补养身体，手术 1 个月后开始感觉胃部饱胀，嗳气，不思饮食，随后出现入睡困难，醒后再难入睡，甚至彻夜难眠，当地医院经中西药物治疗未见明显改善，近 2 个月每晚需服镇静西药地西泮片 2 片（2.5mg/片），最多入睡 3 小时，但晨起头脑晕胀，精神不振，口干口苦，伴急躁心烦，易暴怒，与家人关系紧张，现患者痛苦难忍，慕名求诊于王小云教授。

既往史与婚育史： 既往无特殊病史。已婚育，无生育要求。

体格检查： 精神疲倦，面部潮红，鼻翼两旁皮肤粗糙、油腻，心肺肝脾及腹部检查未及异常，四肢活动正常，神经系统检查未及异常。舌黯偏红，苔黄厚腻，脉滑数。

妇科检查： 外阴阴道正常，分泌物量多，色黄质稠，少许异味，宫颈光滑，子宫后位，大小正常，活动可，双附件未及异常。

辅助检查：

2016 年 4 月 27 日性激素 6 项检查：FSH 67.05IU/L，LH 19.30IU/L，PRL 13.76mIU/L，T 0.62nmol/L，P 0.71nmol/L，E_2 149.04pmol/L。

2016 年 5 月 27 日性激素 6 项检查: FSH 51.55IU / L, LH 26.78IU / L, E$_2$: 177.15pmol / L。

2016 年 6 月 12 日性激素 6 项检查: FSH > 110IU / L, LH 28.10IU / L, E$_2$ 48.41pmol / L。

2016 年 6 月 23 日再查性激素 6 项（患者担心检查结果有误, 又自行到另一家医院复查): FSH 107.13IU / L, LH 34.71IU / L, PRL 292.25mIU / L, E$_2$: 58.72pmol / L。

2016 年 6 月 24 日白带常规: 清洁度Ⅲ°, 未发现念珠菌及滴虫, BV（-）。

中医诊断: ①不寐; ②绝经前后诸证。

西医诊断: ①睡眠障碍; ②更年期综合征。

王小云教授诊治经过:

初诊: 2016 年 6 月 24 日。

望诊特点: 精神疲倦, 面部潮红（参考图 2-10）, 两侧鼻翼皮肤色红、粗糙（参考图 2-34）、油腻, 带下色黄质稠。

其他特点: 清宫术后进食大补之品, 1 个月后胃部饱胀, 嗳气, 不思饮食, 随后入睡困难, 醒后再难入睡, 甚至彻夜难眠, 情绪暴躁, 心烦易怒, 口干口苦, 口气明显, 小便黄赤, 大便秘结。

脉象: 舌黯偏红, 苔黄厚腻（参考图 2-86）, 脉滑数。

中医辨证: 湿热壅滞, 胃腑不和。

治法: 运脾和中, 行滞安神。

中药处方:

神曲 30g	佩兰 15g	大腹皮 15g	鸡内金 30g
苦杏仁 10g	猪苓 15g	蜜远志 15g	

7 剂, 水煎服, 每日 1 剂。

二诊: 2016 年 7 月 1 日。

病情变化: 患者服中药第 2 天排出较多稀烂、异臭大便, 排便后腹部舒畅, 神清气爽, 口干口苦消失, 睡眠开始好转, 服中药第 3 天开始无需镇静药可安然入睡, 现可自然入睡 5 ~ 6 小时, 情绪好转; 望诊精神好转、面部潮红明显减退、鼻翼两旁皮肤粗糙、油腻感改善。舌偏黯, 苔薄黄, 脉滑细。

中药处方：

佩兰 15g	法半夏 15g	陈皮 25g	白蔻仁^(后下)5g
白术 10g	牡丹皮 15g	五指毛桃 15g	

14 剂，水煎服，每日 1 剂。

随访：2016 年 10 月 1 日。

近 3 个月睡眠、情绪正常，可自然入睡 7 ~ 8 小时，月经正常来潮 2 个月，量中，5 天干净，无其他明显不适，二便正常。嘱咐继续中药调治，巩固疗效，定期复查血清性激素。

半年后即 2017 年 4 月再次随诊：患者睡眠安稳，月经按期来潮，经量正常，但患者拒绝抽血复查性激素。

2021 年 10 月再次随访，患者月经正常，睡眠良好，无其他不适。

（二）临证难点与疗效点评

1. 临证难点　本案患者因术后家人过于补养出现睡眠障碍，多次外院就诊未见改善，服 5mg 地西泮片仅可入睡 3 小时，同时出现情绪障碍，导致与家人关系紧张，痛苦万分，严重影响患者生活质量。

2. 疗效点评　王教授诊治后，服中药第 3 天即弃镇静药而能自然入睡，情绪及其余诸症均随之好转。3 个月及半年、5 年后随访均无复发，月经恢复正常。

（三）名医解析

1. 望诊解病——核心病机分析　王教授认为本病核心病机为"湿热壅滞中焦，胃不和则卧不安"。

本案患者清宫术后出现睡眠障碍，难入睡，伴情绪暴躁易怒，一般认为手术损伤气血，心血不足，心神失养，肝血亏虚、肝失濡养所致。然本证患者见面部潮红、鼻翼两侧皮肤粗糙、油腻，伴胃胀嗳气、带下色黄质稠、口干口苦、大便秘结等一派中焦壅实之象，结合患者流产后大量进食补品，损伤中州脾胃，湿热壅结中焦，上扰心神，心神不宁，故而难以入眠，正所谓"胃不和则卧不安"。

究其缘由，清宫术后常会"多虚多瘀"，应通补结合，不宜大补。然患者进食大温大补之品，损伤脾胃，湿热内生，诸证丛生；湿热熏蒸，泛于上焦，故见面部潮红；足阳明胃经起于鼻孔两侧，胃腑壅积，湿热内盛，可见鼻翼皮肤粗糙，油腻；肠胃湿热，气机壅滞，肠腑不通，故见于胃胀、嗳气、大便秘结；湿热蕴结带脉，则出现带下色黄质稠；湿热壅滞，气机不畅，肝失疏泄，情志异常，心烦急躁易怒。《素问·经脉别论》云："饮入于胃，游溢精气，上输于脾；脾气散精，上归于肺；通调水道，下输膀胱。水精四布，五经并行。"中焦脾胃在津液代谢方面有着主导作用，脾升胃降调和则水液代谢正常，若饮食不当，致湿热内蕴，清阳不升、浊阴不降，邪气客于脏腑，卫气行于阳不能入于阴，则致不寐，日久反复，则病情逐日加重。

2. 治则及方药解析　根据"湿热壅滞中焦，胃不和则卧不安"的核心病机，王教授予保和丸加减进行治疗，运脾、和中、行滞、安神，中焦积滞既去，则气机通畅，气行则湿化，腑气自通，而睡眠自安。

初诊以神曲入脾胃二经，健脾消食，理气化湿；鸡内金是家鸡的沙囊内壁，系消化器官，能研磨食物，用于消化不良效果极佳；大腹皮有下气宽中、利水湿的作用，与神曲、鸡内金同用，可增强消食导滞行气的功效，为君药。杏仁开宣肺气，肺与大肠相表里，宣肺化湿，润肠通腑；佩兰具有醒脾开胃、芳香化湿、解郁散结的功效，为臣药。猪苓清热利湿，利湿而不伤阴；远志安神益智，祛除痰湿，为佐药。

二诊时患者已排出腹中宿便，神清气爽，睡眠好转。考虑患者经历手术打击，加之饮食所伤，脾胃受损，正气亏乏，故不能一味通利，应衰其大半而可止，故二诊以健脾益气，恢复脾胃功能为主，方中予五指毛桃、白术以健脾益气为君药；法半夏、佩兰、陈皮行气化湿为臣药；丹皮疏肝清热为佐药，共奏和中化湿之功，使得脾升胃降，气机通利，三焦通畅，肝气条畅，心气安定则可入眠。纵观全方，以抓核心病机为主，湿热积滞在中焦，以消积导滞为主，兼以行气化湿，芳香化湿、利湿养阴，宣肺通腑，直捣中焦湿热积滞，使湿无遁形，气有所归，而神自安来。

（四）结语

睡眠障碍属于临床常见病，主要表现为睡眠时间、睡眠深度不足，轻者入睡困难，或睡而不酣，时睡时醒，或醒后不能再眠，重则彻夜不眠，总的睡眠时间减少，通常少于6小时，妨碍人们正常生活、工作、学习和健康，症状严重者可诱发心悸心慌、眩晕头痛、健忘脱发、精神障碍、中风等病证。目前西医治疗常用抗失眠药物，主要为苯二氮䓬类药物如艾司唑仑等，该类药物具有起效快、耐受性较好等特点，但该类药物都可形成依赖性，且停药易反复，长期服用可引起医源性疾病，也无法真正改善睡眠质量，尤其像本案患者，效果尤其欠佳。

王小云教授认为，中医辨证论治，重视个体化原因分析，强调个性化治疗方案。中医认为睡眠障碍的病因病机有外感邪气、脾胃不和、气血阴阳失衡、情志失常等，同时还有湿热瘀等病理产物内扰心神。故临证变化，需谨慎详参，治疗紧抓核心病机，不可套路论治，方为中医之道。

十二、更年期综合征（绝经后萎缩性阴道炎）

（一）病案

赵某，48 岁。就诊时间：2018 年 4 月 15 日。

主诉： 绝经 2 年余，性交痛、反复带下量多、色黄伴异味 1 年。

现病史： 患者末次月经 2016 年 2 月，2017 年初开始出现阴道分泌物量多，色黄，腥臭味，伴外阴灼热瘙痒疼痛，多次就诊于当地多家三甲医院，诊断为"阴道炎"，检查支原体、衣原体、BV 等无异常，白带常规：清洁度 Ⅲ°。予以洁尔阴洗液、雌三醇栓阴道塞药治疗，用药期间阴道分泌物改善，但停药后病情反复，且外阴灼热疼痛感持续存在，食辛辣之品后症状尤甚，性交时阴道涩痛，严重影响夫妻生活，伴皮肤干燥，夜间身热，脱发甚，腰酸背痛，口干口苦，睡眠差，小便色黄，大便偏干。患者倍感痛苦，特求诊于王小云教授。

既往史及婚育史： 既往健康，无高血压、糖尿病等病史。已婚育，喜食辛辣。

体格检查： 精神疲倦，形体偏瘦，面部色黄，心肺肝脾未及异常，全腹软，无压痛及反跳痛，四肢活动正常，神经系统检查无异常。舌质红偏黯，苔黄厚，脉弦滑。

妇科检查： 外阴潮红，阴道黏膜皱缩，充血明显，弹性下降，宫颈萎缩，尚光滑，阴道分泌物量多，色黄质稠，子宫后位，萎缩，双附件未及异常。

辅助检查： 2018 年 4 月 5 日妇科 B 超：子宫萎缩，EN 1.5mm，双附件未及异常。检查白带常规结果：清洁度 Ⅲ°，BV（−）。宫颈液基细胞学检测（TCT）示：中度炎症，未见上皮内病变或恶性细胞。人乳头瘤病毒HPV分型：阴性。

中医诊断：带下病。

西医诊断：绝经后萎缩性阴道炎。

王小云教授诊治经过：

初诊：2018年4月15日。

望诊特点：精神疲倦，形体偏瘦，面部色黄（参考图2-15），外阴阴道潮红，充血明显，阴道分泌物量偏多，色黄质稠。

其他特点：带下腥臭，外阴灼热瘙痒，皮肤干燥，夜间身热，腰膝酸痛，脱发，口苦眠差，小便黄短，大便偏干。平素喜食辛辣。

舌脉象：舌质红偏黯，苔黄厚（参考图2-89），脉弦滑。

中医辨证：肾阴不足，湿热下注，损伤带脉。

治法：滋阴清热，利湿止带。

中药处方：

熟地黄10g	怀山药10g	丹皮10g	蒲公英15g
生薏苡仁25g	黄柏10g	泽泻10g	川牛膝10g

10剂，水煎内服，每日1剂。

更年滋肾液（广东省中医院院内制剂）：每天1支（阴道用药），每天1次，连用5天。

嘱咐：饮食清淡，忌食辛辣之品。

二诊：2018年4月27日。

病情变化：上述中药内外治疗第5天外阴灼热瘙痒感明显减轻，阴道分泌物异味消失，治疗第7天睡眠改善；望诊面部色黄、略有光泽，外阴阴道潮红基本消失，带下明显减少、色淡黄，手足心稍热，脱发减少，无口干苦，胃纳可，二便调。舌黯，苔薄黄，脉弦略滑。

中药处方：上方去丹皮，加玄参10g，10剂，水煎服，每日1剂。

三诊：2018年5月10日。

病情变化：外阴灼热瘙痒完全消失，睡眠安稳，脱发明显减少；望诊面部皮肤微黄，面色有光泽，妇检外阴、阴道正常，带下正常，手足心热消失，胃纳正常，二便调。舌质偏黯，苔薄黄，脉细滑。

中药处方：

熟地黄 10g	怀山药 10g	菟丝子 15g	泽泻 10g
生薏苡仁 15g	黄柏 10g	川牛膝 10g	

14 剂，水煎服，每日 1 剂。

随访：2019 年 6 月 15 日。

患者近 1 年外阴瘙痒疼痛再无发作，阴道分泌物正常，无特殊不适，夫妻性生活和谐。

2021 年 6 月再次随访： 患者外阴至今无疼痛瘙痒，阴道分泌物正常。

（二）临证难点与疗效点评

1. **临证难点** ①症状严重：患者外阴瘙痒灼痛伴白带量多，气味腥臭，妇科检查见外阴、阴道潮红明显；②性激素治疗只能缓解部分症状：辗转多家三甲医院，西医首选激素阴道纳药治疗，只能改善阴道分泌物，但外阴瘙痒灼痛症状不能改善，治疗比较棘手；③停药反复，遇饮食不慎症状加重。如何迅速有效的缓解患者症状并防止复发是治疗的关键。

2. **疗效点评** 王教授运用中药内外合治 5 天，外阴灼热瘙痒感明显减轻，阴道分泌物异味消失，且睡眠、面色等伴随症状均明显改善，共治疗 20 天疾病痊愈，1 年、3 年后随访病无复发，疗效迅速持久。

（三）名医解析

如此缠绵难愈的疾病，在西医运用激素治疗收效不显的情况下，王小云教授是如何辨证施药的？

1. **望诊解病——核心病机分析** 王教授认为本病的核心病机是以阴虚为本，湿热下注为标。

本病例望诊特点： 面部色黄，外阴、阴道潮红，充血明显，阴道分泌物量多，色黄质稠，舌质红偏黯，苔黄厚，脉弦滑。以上综合为阴虚湿热下注之征。王教授指出，中医讲究整体辨证，但有时也可以根据局部望诊内容与特征进行辨证。如妇女绝经后，外阴皮肤、阴道黏膜的局部改变可作为辨证的参考。本病例望诊见外阴、阴道潮红、充血明显，皮肤干燥，舌质红，结合患者夜间身热、腰膝酸痛、外阴灼热等综合分析，乃为肾阴不足，内有虚热；而面色萎黄、晦暗、带下量多、色黄质稠、臭秽正乃湿热为标之象。究其原因，该患者平素喜食辛辣，脾胃受损，运化失职，水湿内生，《素问·太阴阳明论》曰"伤于湿者，下先受之"，湿邪下注，损伤带脉，浸淫阴器，引起带脉失约，故见带下增多，色黄臭秽；久则上承于面，发为面色萎黄、晦暗。此正印证了刘完素《素问玄机原病式·热类》所云"下部任脉，湿热甚者，津液涌溢，而为带下"，以及《傅青主女科·黄带下》所云"今湿与热合……煎熬成汁，因变为黄色矣"。

2. 治则及方药解析　王教授诊病时考虑患者目前外阴、阴道局部症状非常突出，湿热标证较重，故治疗以清热利湿为主，但清利湿热容易耗伤阴液，故佐以滋阴清热，标本同治，扶正祛邪。

方选用四妙丸与六味地黄丸加减，以四妙丸清利下焦湿热，六味地黄丸兼顾滋养肝肾，养阴清热。四妙丸出自清代张秉成《成方便读》，具有清热利湿、通筋利痹的功效，原治湿热下注、两足痿软、筋骨酸痛等，方中黄柏苦寒下降之品，入肝肾直清下焦湿热；薏苡仁独入阳明，祛湿而利筋络；牛膝补肝肾强筋骨，引诸药入下焦而祛湿热；原方中苍术辛苦而温，芳香而燥，直达中州，为燥湿强脾之主药。本患者由于阴虚内热，故以蒲公英易苍术以清热存阴，以免苍术辛温伤阴，扰动虚火。四药合用，专于清利下焦湿热。六味地黄丸取"能补五脏之真阴"之熟地黄，滋阴补肾，填精益髓；取"味平……除寒热邪气，……强阴"之怀山药，平补肝脾肾三脏之阴；泽泻利湿而泻肾浊，并能减熟地之滋腻；丹皮凉血，清泻虚热。

二诊时患者虚热之象已去，去清泻凉血之丹皮，恐湿热伤阴，加玄参滋养肾阴；二诊之后，患者下焦外阴湿热之症基本消失，但患者该病乃绝经后出现，且有一年之久，总因肝肾之阴不足引起，标证既消，当从本论治，巩固疗效，因此三诊继续以四妙丸合六味地黄丸加减，另以入肝肾之经且常用的菟丝子加强补益肝肾之功。另外王教授的经验方更年滋肾口服液也以滋肾填精为专，通过阴道黏膜局部吸收，直达病所，扶正祛邪。全方补泻并用，以泻为主，佐以平补，内外同治，共奏清利湿热、滋阴止带之功。

（四）结语

绝经后萎缩性阴道炎，是一种非特异性阴道炎，也是更年期妇女多发病之一，国内发生率约为 30%~58.6%，国外数据显示，绝经 1 年的妇女患病率为 64.7%，绝经 6 年患病率高达 84.2% 本病多发生在绝经期后的妇女或双侧卵巢切除术后患者。由于绝经后卵巢功能退化，雌激素水平降低，阴道壁萎缩，黏膜变薄，上皮细胞内的糖原含量减少，导致阴道内的 pH 值上升，阴道抵抗力下降，容易引起阴道炎症的发生。临床表现为外阴阴道干涩、刺痒，有灼热感，阴道分泌物增多、异味、性交痛和性交困难甚至造成阴道狭窄粘连、闭锁等，直接影响绝经后妇女的生活质量。目前西医学多采用激素口服或阴道外用的治疗方法，但停药症状又反复，患者心理压力大，痛苦不堪。

王小云教授诊治本病强调整体辨证与局部辨证相结合，重视妇科检查所望见的局部信息，若阴道局部潮红，黏膜菲薄，局部触及容易出血，分泌物不多，黏膜弹性明显下降者，多属阴虚；若阴道局部明显潮红，伴黄稠分泌物量多，色黄质稠、异味，必有湿热；再结合整体情况进行综合辨证论治，局部标证消除，后期注意扶正治疗以防复发，同时要嘱此类患者注意饮食清淡，力戒辛辣燥热之品，以防"食复"。

十三、更年期综合征（反复泌尿道感染）

（一）病案

梁某，女，54 岁。就诊时间：2016 年 12 月 30 日。

主诉：绝经 3 年，尿急尿痛反复 1 年，现尿痛 7 天。

现病史：患者末次月经为 2013 年 12 月，2015 年 12 月开始出现反复尿频、尿急、尿痛，多次到内科、泌尿科就诊，诊断为"泌尿道感染"，口服抗生素后症状很快消失，复查尿常规恢复正常。但每逢 3~4 个月尿路感染发作一次，口服抗生素及中药治疗后尿急尿痛的症状随着发作次数的增加，改善所需时间延长，以致效果欠佳。一周前再次出现尿急尿痛，查尿常规：潜血（+++），白细胞（+++），蛋白定性（++），觉腰酸，下腹隐痛，尿频、尿急、尿痛，无发热，睡眠不安，大便可。泌尿科医生考虑可能与绝经相关，建议到妇科就诊，患者慕名求诊于王小云教授。

体格检查：体型偏瘦，面色潮红，下颌部小痤疮，色红，心肺未闻及异常，全腹软，肝脾未触及，下腹部膀胱区轻压痛，无反跳痛，肋脊点、肋腰点及输尿管点

无明显压痛，双下肢无水肿，全身浅表淋巴结未及明显肿大。唇红，舌质红，舌体
廋，苔黄干微腻，脉细数。

辅助检查：

2016 年 12 月 22 日尿常规：潜血（+++），白细胞（+++），蛋白定性（++）。

2016 年 12 月 28 日泌尿系 B 超：双肾、输尿管、膀胱未见明显异常。

中医诊断： 淋证。

西医诊断： 泌尿道感染。

王小云教授诊治经过：

初诊： 2016 年 12 月 30 日。

望诊特点： 体型偏瘦，面色潮红，下颌部小痤疮（参考图 2-52），色红，小便
颜色淡红，浑浊，唇红（参考图 2-43）。

其他特点： 尿频，尿急，尿痛，下腹隐痛，无发热，睡眠不安，大便可。

舌脉象： 舌质红，舌体廋（参考图 2-71），苔黄干微腻，脉细数。

中医辨证： 阴虚，湿热下注。

治法： 滋阴，清利湿热。

中药处方：

生地黄 10g	麦冬 15g	车前草 30g	滑石 25g
黄柏 15g	怀山药 15g	川牛膝 10g	小蓟 10g

5 剂，水煎服，每日 1 剂。

煎服法： 以上中药加水 1 500ml，煮沸后 15 分钟，取药汁频频代茶饮用。

二诊： 2017 年 1 月 3 日。

病情变化： 服药第 3 天开始尿频、尿急、尿痛及下腹痛消失，服药第 5 天复查
小便常规结果正常；望诊面色潮红消退、下颌部小痤疮消失、小便颜色变清，睡眠
安好。舌偏红，苔薄黄，脉细略数。

中药处方：

熟地黄 15g	麦冬 15g	百合 15g	玉米须 15g
女贞子 15g	黄柏 10g	怀山药 15g	旱莲草 10g

7 剂，水煎服，每日 1 剂。

随访： 服中药第10天即2017年1月8日再次复查尿常规结果正常，嘱咐继续服药两周巩固治疗。

其后随访2年病无复发，期间多次复查尿常规结果正常。

（二）临证难点及疗效点评

1. **临证难点** 绝经后泌尿道感染反复1年，口服抗生素及中药治疗尿路感染症状随着发作次数的增加，改善所需时间延长，以致效果欠佳。

2. **疗效点评** 王小云教授用药3剂症状消失，用药5天复查尿常规指标恢复正常，随访2年病无复发，效如桴鼓。

（三）名医解析

1. **望诊解病——核心病机分析**

（1）阴虚为本：望诊见患者体型偏瘦、面色潮红、下颌部色红、舌红、舌体瘦、苔薄黄干，结合脉细数是为阴虚有热之象。面部五行八卦图中，下颌属坎部，五行属水，为肾所主；现坎部色红，为阴虚有热之象。肾为先天之本，主水，膀胱为州都之官，主贮尿和排尿的过程，肾与膀胱相表里，共主水道，司决渎。今患者年过七七，绝经3年，五脏虚衰，肾阴不足，影响肾与膀胱的气化功能，从而引起小便的异常，尿急尿痛反复发作。

（2）湿热为标：患者小便浑浊，下颌部小痤疮，色红，舌红，苔黄微腻，伴尿频、尿急、尿痛，检查尿常规潜血、白细胞均（+++），蛋白定性（++），是为下焦湿热所致。患者阴虚之质，易生内热，加之地处岭南湿热之地，湿与热相互胶着，迫于下焦，膀胱气化失常，而成本病。正如严用和《济生方·淋利论治》："此由饮酒房劳，或动役冒热，或饮冷逐热，或散石发动，热结下焦，遂成淋闭。亦有温病后余热不散，霍乱后当风取凉，亦令人淋闭。"可知，小便的异常多与湿热相关。

2. **治则及方药解析** 本患者本虚标实，治当实则泻之，虚则补之，以养阴清热利湿为法。

方以生地黄、麦冬滋养肾阴、凉血清热，黄柏清下焦湿热，恢复肾的气化功能，共为君药；车前草、滑石清热利尿，使湿热从小便而解，为臣药；小蓟凉血止血，怀山药补脾生津、补肾涩精，为佐药；川牛膝引热下行，兼补益肝肾，为使药。诸药合用，共奏养阴，清利湿热之功。

二诊时患者尿频尿急等湿热症状好转，但标实过后，本虚表现相对突出，患者出现舌红苔少、脉细数等阴虚火旺表现，故以滋补肾阴为主。方中以熟地、麦冬滋肾填精为君药，女贞子、旱莲草补益肝肾为臣药。患者生活于岭南湿地，难免为湿所扰而致病情反复发作，因此即便湿证既除，方中仍佐以黄柏、玉米须清下焦湿热，以巩固疗效，防止缠绵复发；而肾为先天之本，脾为后天之本，患者已过七七之年，先天之肾气需赖后天脾胃充养，同时脾胃健运，也会减少内湿产生，故方中以怀山药、百合健脾益气，促进运化也为佐药。全方以滋阴健脾为主，兼利湿热，标本同治，从而从根本上控制了病情的复发。

（四）结语

泌尿道感染是细菌直接侵入尿路而引起的炎症，每年约有10%的女性发生泌尿道感染。中老年人泌尿系感染，容易反复，主要原因是由于绝经后中老年人机体免疫能力下降，对感染的抵抗力不足。西医学一般以抗感染治疗为主，由于抗生素的广泛使用，耐药菌所致的尿路感染也在不断增多。

中医认为本病为淋证范畴，湿热下注是为主要的发病因素，治疗多以清利湿热为主。王小云教授根据望、问、切诊资料综合分析，结合患者年过七七，天癸已绝，肾气肾阴衰退，认为阴虚、湿热下注是其核心病机，治疗针对本虚标实之况，直捣核心病机，攻补兼施，一方面滋养肾阴以恢复脏腑功能，同时清利湿热以祛下注之邪，小便复常，病自痊愈。

第二节　妊娠病

一、复发性流产

（一）病案

彭某，女，28岁。就诊时间：2015年10月12日。

主诉： 反复自然流产3次。

现病史：患者于2010年顺产一女，后因"唐氏综合征"于出生后6个月夭折。2011年孕7+周自然流产后行清宫术（胚胎绒毛组织送病检行16、22、13、21、18号染色体检查正常），2012年孕8周又自然流产（完全流产，未清宫），2013年孕8+周再次自然流产后行清宫术。平素月经稀发，2～4个月一行，量中，7天干净，无痛经，在外院中西医治疗多年，月经仍不规律。LMP：2015年8月2日，6天干净，量不多，经色黯，血块（＋），腰酸，下腹隐痛。PMP：2015年6月4日，7天干净，量中，经色黯，血块（＋），腰酸明显，下腹隐痛。

既往史及婚育史：无特殊病史。已婚，$G_4P_1A_3$。

体格检查：精神疲倦，面色萎黄，无光泽，两目乏神，眼眶色黑，心肺、肝脾及腹部检查未及异常，四肢及神经系统检查未发现异常。口唇淡白，舌淡稍黯，苔薄白，边有齿痕，脉虚细，尺脉弱。

妇科检查：外阴正常，阴道通畅，分泌物量少，色白，宫颈光滑，子宫前位，正常大小，质中，活动可，无压痛，双侧附件未扪及明显异常。

辅助检查：

2015年2月甲状腺功能检查正常；白细胞HLA抗体阳性；抗心磷脂抗体阴性。

2015年3月14日阴道彩色B超检查（月经周期第20天）：子宫大小正常，EN：9mm，双侧卵巢多囊样改变，未见明显发育卵泡。

2015年8月3日血清性激素6项检查（月经周期第2天）：FSH 4.62IU／L，LH 1.79IU／L，PRL 152.23mIU／L，T 1.99nmol／L，P 2.07nmol／L，E_2 95.12pmol／L。

2015年10月12日查尿HCG：阴性。

中医诊断：①滑胎；②月经后期。

西医诊断：①复发性流产；②月经失调。

王小云教授诊治经过：

初诊：2015年10月12日。

望诊特点：精神疲倦，面色萎黄（参考图2-16），无光泽，两目乏神，怕冷，眼眶晦暗（参考图2-65），口唇淡白，经色黯，夹血块，带下量少，偏黄。

其他特点：腰酸明显，轻微乳胀，纳眠可，二便调。

舌脉象：舌淡稍黯，苔薄白，边有齿痕（参考图2-83），脉虚细，尺脉弱。

中医辨证：脾肾亏虚。

治法：健脾补肾，调经助孕。

中药处方：

熟地黄 15g	盐山茱萸 35g	白术 15g	当归 15g
生黄芪 30g	醋香附 10g	党参 15g	泽兰 15g

14 剂，水煎服，每日 1 剂。

二诊：2015年10月27日。

病情变化：服中药2周月经来潮，LMP：10月26日，量中，色黯红，无血块。望诊精神好转，面色萎黄稍退、渐显光泽，眼眶晦暗较前变淡，仍怕冷，腰酸，纳眠可，二便调。舌淡，苔薄白，边有齿痕，脉虚细，尺脉弱。

中药处方：

当归 15g	川芎 10g	白芍 15g	肉苁蓉 15g
白术 15g	党参 15g	巴戟天 15g	香附 10g

21 剂，水煎服，每日 1 剂。

三诊：2015年11月30日。

病情变化：服药后第二次月经按时来潮，LMP：11月24日，6天净，量中，色红。望诊精神好转，面色如常，眼眶稍黑，无怕冷，腰酸明显减轻，少许下腹胀，纳眠可，二便调。舌黯淡，苔薄白，边有齿痕，脉细略弦。

中药处方：

熟地黄 30g	白术 15g	陈皮 15g	川芎 10g
党参 15g	巴戟天 10g	肉桂^{（焗服）} 5g	

14 剂，水煎服，每日 1 剂。

嘱咐患者可试孕。

四诊：2015年12月30日。

病情变化：中药治疗2个多月，望诊神清，精神可，面色红润有华，眼眶色黑消失。因患者感觉少许恶心，下腹隐痛，2015年12月24日自查尿HCG阳性。到医院检查血HCG：269IU/L，确诊早孕。以健脾补肾、固冲安胎为法。

其后继续安胎至孕满3个月，后期胚胎发育稳定，随访至足月产，小孩发育健康。

（二）临证难点与疗效点评

1. 临证难点　患者长期月经稀发，三次妊娠早期自然流产，属于西医学的复发性流产（RSA）范畴，中医称为"滑胎"。该病再次妊娠流产率仍很高，给患者带来较大心理负担和身体创伤，属于妇科疑难疾病之一。

2. 疗效点评　患者服用王小云教授辨证中药2周，月经恢复正常来潮，服中药2个多月，自然怀孕至足月，分娩健康孩儿。

（三）名医解析

1. 望诊解病——核心病机分析　王小云教授指出诊治疑难杂病，抓准核心病机非常重要，是决定疗效的关键，然而在疾病信息繁杂的情况下，要善于透过现象看本质，有时通过自然状态下对患者望诊信息的重点捕捉，或许可以拨乱方正，抓住本质。

王教授对本例患者望诊的以下信息对核心病机的辨识，值得重视：①精神疲倦，两目乏神，舌淡黯；②面色萎黄，无光泽，舌边齿痕；③怕冷，眼眶色黯。以上3组望诊信息显示患者属于虚证，虚在脾肾两脏，亏在冲任二脉。面色萎黄、无光泽，舌边齿痕，一派脾气不足之象。脾胃为气血生化之源，脾虚气血生化乏源，不能上荣颜面，则见面色萎黄无华；赵养葵云："胎茎之系于脾，犹钟之系于梁也"，提示了脾气充足、气血生化有源对滋养维系胚胎的重要性；脾虚运化失职，气血不足，胎失所养，冲任不固，摄胎无力，故脾虚不能载胎养胎以致滑胎发生。《妇科玉尺·胎前》曾述"血气充实，可保十月满足，分娩无虞，母子坚牢……若血气不充，冲任脉虚……岂能受孕，纵得孕而胞口子户虚寒，亦受胎不实"。另眼眶色黑，怕冷，加上腰酸明显，乃属肾虚之象。肾主黑，主冲任，任脉上行，分行于两目下，肾虚任脉虚损，肾虚病气沿经上泛眼眶而色黑；腰为肾之府，肾虚则腰府失养，故而腰酸。《景岳全书·妇人规·数堕胎》言："胎妊之妇最虑腰痛，痛甚则坠，不可不防"，故滑胎患者出现腰酸症状尤为重视；肾阳不足，失于温煦，故见怕冷。

综上分析，王小云教授指出本病患者核心病机为：脾肾亏虚，统摄之力，胎元失养，故屡孕屡堕。

2. 治则及方药解析　以上的分析，核心病机已经明确，治法宜健脾补肾，调经助孕。方中用黄芪、白术、党参健脾益气，大补后天之本，熟地黄、黄精滋肾养阴，共为君药；盐山萸肉补益肝肾，当归补血、活血、调经，以增强熟地黄、盐山萸肉补肾调冲任之功，为臣药；佐以香附疏肝理气，以行气消滞，疏肝解郁，泽兰活血调经，且防过于补而凝滞的弊端。诸药配伍，培元固本，寓补于疏，气血通调，用药精简，标本同治，共奏健脾补肾，调经助孕之效。

二诊时患者月经已潮，面色萎黄稍退、眼眶晦暗较前变淡，仍有腰酸。治疗上继续予以党参、白术健脾益气补后天，巴戟天、肉苁蓉以温肾阳，其中肉苁蓉性温而柔润，巴戟天温散寒湿祛腰痛，二者相伍，温而不燥。考虑月经过后，精血不足故取四物之意予以当归、川芎、白芍以养精血。继续佐以香附理气防过于温补气滞之弊。三诊时精神好转，面色如常，眼眶稍黑，腰酸明显减轻。治疗上月经刚净，血海空虚，去理气之香附，予熟地、川芎、党参、白术补气养血，以后天补先天，巴戟天、肉桂温养先天；陈皮理气健脾以防滋补太过。最终先后天得养，正气得复，胎元得固。对于反复性流产的治疗，强调预防也不应忽视，如《景岳全书·妇人规·数堕胎》中云："凡治堕胎者，必当察此养胎之源，而预培其损，保胎之法，无出于此。若待临期，恐无及也。"该治疗理念贯穿了整个治疗过程中，辨证治疗，待正气修复，气血充足，脉络通畅，方始试孕。孕后继续调补脾肾，助孕安胎，方能足月妊娠，顺利分娩。

（四）结语

临床上自然流产的发生率为 15%~25%，发生 2 次或 2 次以上流产的患者约占生育期妇女的 5%，而 3 次或 3 次以上者约占 1%~2%，复发性流产的患者再次妊娠后胚胎丢失率接近 40%。西医认为该病的病因主要包括染色体异常、母体生殖道解剖异常、母体内分泌异常、免疫功能异常、生殖道感染、宫颈机能不全、血栓前状态及不明原因。因其病因错综复杂，目前治疗比较棘手。

中医认为反复堕胎常累及多脏，多为虚实夹杂之象。王小云教授重视望诊，综合闻问切三诊及结合全身症状，考虑本病例以脾肾亏虚为主，夹杂气血冲任郁滞。指出治法应当补虚培本固元，理气和血，待正气恢复，气血调畅，任通冲盛，方能妊育胎安，顺产健儿。

二、异位妊娠

（一）病案

张某，女，36 岁，就诊时间：2018 年 10 月 23 日。

主诉：异位妊娠保守治疗后 50 多天，左附件包块未消。

现病史：患者平素月经规则，一月一潮，经量中，经期 7 天，少许痛经。LMP：2018 年 7 月 6 日，量中，7 天净，痛经可忍。2018 年 8 月 26 日因"停经 50 天，少量阴道出血 1 周"到某三甲西医院就诊，检查血 β-HCG 430IU／L，阴道 B 超检查：子宫大小正常，宫腔内未见明显妊娠囊，左附件混合型包块，诊断为"异位妊娠（左侧输卵管妊娠）"，收入院治疗，予甲氨蝶呤（methotrexate，MTX）保守治疗，治疗后 HCG 平稳下降，于 9 月 6 日出院，出院当天复查血 β-HCG40IU／L，阴道 B 超示：子宫大小正常，左附件包块 23mm×21mm，右附件未及异常。患者出院后持续左下腹隐痛不适，极度疲倦，怕冷严重。2018 年 10 月 17 日复查 B 超：子宫大小正常，右附件正常，左侧包块 20mm×20mm。逐求诊于王小云教授，请求中医治疗，消除包块。

既往史及婚育史：既往无特殊疾病。已婚育，G_2P_1 异位妊娠 1。

体格检查：体温及血压正常，精神疲倦，面容憔悴，形体正常，面色青白，心肺、肝脾检查未及异常，全腹软，左侧小腹轻压痛，无反跳痛，移动性浊音（－），唇色淡黯，舌黯胖，苔白稍厚，脉迟沉细。

妇科检查：外阴正常，阴道通畅，宫颈光滑，子宫前位，大小正常。左附件可扪及包块，质硬，欠活动，无触痛，右附件未及异常。

辅助检查：

2018 年 9 月 6 日查血 β-HCG：40IU／L；阴道 B 超示：子宫大小正常，左附件包块 23mm×21mm，右附件未及异常。

2018 年 10 月 17 日妇科 B 超检查：子宫大小正常，左侧附件可见一混合回声团 20mm×20mm，右附件未见异常。

中医诊断：癥瘕。

西医诊断：异位妊娠（左侧输卵管妊娠）。

王小云教授诊治经过：

初诊：2018年10月23日。

望诊特点：精神疲倦，面色青白（参考图2-13），怕冷（当日广州气温28℃左右，但患者穿羽绒衣就诊），月经色黯夹血块，唇色淡黯（参考图2-48）。

其他特点：下腹隐痛不适，近半个月畏寒肢冷，怕冷严重，需盖羽绒被（当时当地气温20～28℃左右），气短，纳眠可，二便调。

舌脉象：舌黯胖，苔白稍厚，脉迟沉细。

中医辨证：寒凝血瘀。

治法：温经散寒，祛瘀通络。

1. 内服中药处方：

红芪10g	当归15g	麸炒白术30g	肉桂（焗）5g
炮姜15g	黄精15g	炙甘草15g	党参30g

10剂，水煎服，每日1剂。

2. 外敷中药：丹棱散结膏10贴，外敷左下腹，每天1次。

二诊：2018年11月4日。

病情变化：2018年11月2日即服中药治疗的第9天，患者因心急，担心中医治疗效果，自行到医院复查阴道彩色B超，结果提示：子宫大小正常，内膜10mm，双附件未及异常；同时复查血β-HCG：0.14IU/L。患者惊喜，但心怀疑虑，遂将结果送住院医院的主管医生分析，即日再复查B超，结果相同，医生对此连连称奇，包块消失如此之快；且望诊精神好转，面色青白明显改善，可见少许红润，怕冷消失，穿短袖衣，下腹隐痛消失，时觉双膝冷，注意力不集中，纳眠可，二便调。王教授看结果后并未喜悦，镇静地告知，寒邪未净，仍需调治，以巩固疗效，予方如下：

中药处方：

当归15g	川芎15g	炮姜10g	熟附片（先煎）15g
炙甘草15g	肉桂（焗）5g	锁阳15g	五灵脂15g
麸炒白术30g			

7剂，每日1剂，每日1剂。

随访：2018年12月1日至2019年3月多次复查阴道B超：子宫大小正常，双附件未见异常。经中药调治后患者怕冷消失，无腹痛，月经正常来潮，量中，无痛经。

（二）临证难点与疗效点评

1. 临证难点　本例患者属于异位妊娠保守治疗后，异位妊娠病灶残留，若不能及时吸收消散，势必对输卵管乃至整个盆腔环境造成不良影响，对患者下一次怀孕埋下隐患。同时患者受化疗药物影响，正气受损严重，出现疲倦、怕冷等。

2. 疗效点评　异位妊娠保守治疗残留的包块，西医基本无特殊治疗方法，多以期待自然吸收，交代定期复查。中医常以内外合治综合疗法以理气活血，化瘀消癥，但效果并不肯定。王小云教授仅用9剂中药，使异位妊娠残留包块消失，全身症状改善明显，疗效迅速，令人惊叹。

（三）名医解析

1. 望诊解病——核心病机分析　王小云教授认为本患者核心病机在于寒凝血瘀，衃血不去，阻塞脉络。

初诊望见患者面色青白，夏秋之际竟穿冬衣，月经色黯夹血块，唇色黯，舌黯，脉迟沉细；结合怕冷，此为寒凝血瘀之象。寒凝血脉凝滞，阳气被扼，不能输布，在表则全身失于温煦，故见怕冷明显，在里不能温养神气，故见极度疲倦；寒主收引，寒凝血脉故面呈青白，唇色黯，舌黯；在下焦则寒凝血瘀，结为癥瘕包块。此犹如寒冬时节，从小溪到江河，无不冰冻三尺，难以流通，天人相应，人体与自然界相通，寒凝于血脉，血行艰涩，导致包块难以吸收和消散。同时，对输卵管的异位妊娠进行杀胚治疗，引起胚胎坏死，形成包块，中医认为与瘀血积聚有关。《医宗金鉴·四诊心法要诀》注曰"衃血，死血也"，《血证论·瘀血》认为"离经之血……亦是瘀血"。因此，积聚在体内的瘀血不除，新血即不能生，气机即不能复，从而加重患者瘀结之象。

2. 治则及方药解析　本患者的核心病机以寒凝为根本，寒不去则涩血，血运凝滞则包块难除。故治法当以温通散寒为主，王小云教授予温经散寒，祛瘀通络，顺势消癥。

方中炮姜能够"燥脾胃之寒湿，除脐腹之寒痞，暖心气，温肝经，能去恶生新，使阳生阴长"。《本草纲目》谓肉桂"温中……通血脉……治沉寒痼冷之病"，《药性论》谓肉桂"止腹内冷气，痛不可忍，"炮姜、肉桂共为君药；红芪功专效宏，补气升阳，麸炒白术、党参、炙甘草益气调血，并建中州，恢复脾胃功能，使气血化生有源，以助气的温煦和推动功能的发挥，为臣药；当归养血活血，与补气药配伍则益气生血，与温通药合用则补血活血，黄精补血，又能健脾，在《名医别录》中列于草部之首，以其得坤土之精粹，故谓之黄精，《五符经》云"黄精获天地之淳精"，因此黄精能够大补脾土，共为佐药。诸药合用，共奏温通散寒，祛瘀通络，则癥瘕自消。

（四）结语

异位妊娠是指孕卵在子宫腔以外位置着床的疾病，临床中95%以上为输卵管妊娠。中医治疗异位妊娠包块多从血瘀辨治，运用大量活血化瘀药如丹参、赤芍等，有一定疗效。王小云教授从望诊入手，观察患者的面色、肢体、舌脉等信息，紧抓核心病机，从温通入手，调理气血，采用大量温阳、温通、散寒之品，迅速解开寒凝之瘀血，达到瘀血去，包块消，新血生之效，令人称奇。

三、妊娠剧吐

（一）病案

郭某，女，30岁。就诊时间：2014年3月24日。

主诉：孕3个月余，食入即吐反复1个月余，加重20多天。

现病史：患者平素月经35～45天一潮。LMP：2013年12月4日，停经48天到医院检查HCG：5068IU／L，PRG：51.9nmol／L，妇科B超提示宫内早早孕声像。于孕54天时开始出现恶心欲呕，当时尚可进餐，无胃脘部不适，2014年2月3日出现明显呕吐，呕吐物为胃内容物及痰涎，伴胃脘部不适。2月4日前来我院就诊，查尿常规提示白细胞（+++），酮体（++++），门诊拟"妊娠剧吐"予静脉补液、营养支持及中医治疗，呕吐症状好转，复查尿酮体阴性，B超提示宫内活胎，如孕7+周。此后患者又反复呕吐，2月27日呕吐情况加重，食入即吐，呕吐物为咖啡色，伴胃脘部疼痛不适，嗳气反酸，精神极度疲倦。2月28日患者再次前来我院就诊，查尿常规提示尿酮体（++++），血清生化无异常。由门诊收入院治疗。入院后患者因食入即吐，拒绝进食药物，故予维持水电解质平衡及补液营养支持等对症治疗，患者呕吐症状未见好转，遂请王小云教授会诊，进一步治疗。

既往史及婚育史：有慢性胃炎及便秘病史。已婚多年未育，有生育要求。

体格检查：

T：37℃，P：90次/min，R：18次/min，BP：106/72mmHg。

形体消瘦，精神疲倦，面容憔悴，两颧潮红，皮肤干燥，唇红干裂，心率90次/min，心脏各瓣膜区未闻病理性杂音，双肺呼吸音正常，全腹软，肝脾肋下未触及，腹部无触痛，四肢运动正常，神经系统检查未及异常。舌偏红，舌体瘦，少苔，脉细数。

辅助检查：

2014年2月28日尿常规检查：尿酮体（++++），血清生化指标无异常。

2014年3月1日查血 HCG：110 324.2IU/L，PRG：76.48nmol/L；血清生化：K：3.26mmol/L；肝功：ALB：38.1g/L；血常规：WBC：9.91×10⁹/L，NEUT%：87.3%；凝血功能无异常。

2014年3月2日查尿常规：尿酮体（++++），尿白细胞（++）；血钾：3.41mmol/L。

2014年3月2日查 HCG：110 612IU/L，PRG：112nmol/L；血钾：3.68mmol/L。

2014年3月7日查尿常规：尿白细胞（++），尿酮体阴性；阴道B超：宫内单活胎，如孕11+周（胚胎长径54mm）。

中医诊断：妊娠恶阻。

西医诊断：妊娠剧吐。

王小云教授诊治经过：

初诊：2014年3月24日。

望诊特点：形体消瘦，精神疲倦，面容憔悴，两颧潮红，眼眶略凹陷（参考图2-64），皮肤干燥，唇红干裂（参考图2-41），呕吐物为咖啡色。

其他特点：呕吐频繁，食入即吐，呕吐物为胃内容物及痰涎，夹有咖啡色物，胃脘部疼痛不适，嗳气反酸，胃纳差，睡眠可，尿少色黄，大便3日未解，无阴道出血。

舌脉象： 舌偏红，舌体瘦，少苔，脉细数。

中医辨证： 腑气不通，气阴两虚。

治法： 益气养阴，润肠通腑，降逆止呕。

中药处方：

白术 15g	肉苁蓉 25g	太子参 30g	麦冬 30g
陈皮 10g	紫苏梗 15g	女贞子 15g	柿蒂 15g

2剂，水煎服，每日1剂。

王教授考虑患者呕吐频频，对进食存有心理恐惧，故细心交代护士和家人用舔药的方式给患者治疗，以尽快收效。即将以上中药浓煎至30～50ml，用蘸有中药汁的棉签放在患者舌上，让其频频舔咽，由于每次进药量少，味道不浓，刺激不大，患者愿意接受。

二诊： 2014年3月26日。

病情变化： 舔服中药第二天，呕吐的次数及呕吐程度明显减少，每日呕吐2～4次，胃脘部疼痛消失，无嗳气吞酸，能进食少量半流质食物，小便正常，大便通畅，质软；望诊精神好转，面色红润，两颧潮红已退，眼眶正常，皮肤及口唇滋润。

舌脉象： 舌淡红，苔薄白，脉滑细。

中药处方： 守上方继续进食中药2天。

随访： 患者于2014年4月2日痊愈出院。2周后再随访，病未复发，食欲正常。2014年9月中旬顺利分娩一健康宝宝。末次随访2021年9月，小孩已7岁，身体健康。

（二）临证难点与疗效点评

1. **临证难点** 妊娠剧吐症状多始于孕6周，孕8～9周最为明显，孕12周后呕吐症状逐渐减轻并可自行缓解。而本病例孕12周后仍反复频频呕吐，入院中西医结合治疗频繁呕吐未见改善，长此以往，将导致孕妇严重并发症甚至危及生命，有可能被迫终止妊娠。

2. **疗效点评** 患者服食王教授辨治的中药2～3天呕吐次数及程度明显改善，精神恢复如常，很快欣然出院，随访病无复发，并产下健康宝宝，疗效可赞。

（三）名医解析

1. **望诊解病——核心病机分析** 王小云教授带领大家查房，望诊见患者形体消瘦、精神疲倦、面容憔悴、皮肤干燥、两颧潮红、眼眶略凹陷、唇红干裂、舌偏红、舌体瘦、少苔，结合脉象，分析此为气阴两虚，津液受损之象；她特别指出患者3天未解大便，腑气不通，浊气上逆，是呕吐反复的关键。中医认为腑气以通为顺，大便是评价腑气是否通顺的重要指标之一。本病例素有便秘，腑气欠通，现孕后血聚冲任以养胎元，冲脉隶于阳明，加之素有胃疾，胃失和降，腑气不通，胃气上逆，则妊娠剧吐；呕吐不止，伤津耗液，水谷之气纳入困难，导致气阴两虚之证；此外，久呕不愈，气阴两伤，气虚推运无力，阴虚肠道失濡，肠道燥屎聚结，大便不解，腑气不通反逆，更加重剧吐并反复发作。可见腑气不通，气阴两虚是其核心病机所在。

2. **治则及方药解析** 《金匮要略·呕吐哕下利病脉证治》曰："哕而腹满，视其前后，知何部不利，利之即愈。"针对腑气不通引致的妊娠剧吐，治法首当通腑降逆，通其便，折其逆，使浊气下降，呕吐自止。然通腑降逆有下、清、润等不同的治法，结合本病例，应予益气养阴，滋阴增液，润肠通腑，以达降逆止呕之效。

方中以太子参、麦冬益气养阴，滋阴增液，养胃和中，白术健脾益气，均为君药；肉苁蓉补肾滋养，润肠通便，李时珍《本草纲目》谓肉苁蓉"此物补而不峻，故有从容之号"。对于孕妇、老年人的体虚便秘，肉苁蓉有很好的润肠通便效果，陈皮、苏梗以理气消滞，犹如两员大将前行开路，助肉苁蓉顺利行走肠道，苏梗理气尚可安胎，行气不伤胎，为臣药；女贞子滋养肝肾，安护胎气，柿蒂降气下行，为佐药，以加强陈皮、苏梗理气功效。全方合用，益气养阴，通腑降逆，行气止呕，从而有效改善呕逆，不易复发。

（四）结语

妊娠剧吐之气阴两虚证是妊娠呕吐最严重的阶段。如果患病早期不被患者或家属重视而延误就诊，或因担心早期妊娠用药的安全问题，可使孕妇出现严重的并发症，甚有可能被迫终止妊娠。因此，早期诊断、正确处理具有重要临床意义。

40% 的孕妇孕 12 周后症状仍不能缓解者，再次妊娠呕吐复发率为 15.2%。对于妊娠剧吐目前西医学主要采用静脉补液、纠正电解质紊乱、补充维生素等对症支持治疗，但针对妊娠剧吐有效安全的止呕西药尚缺乏。中医药在该病的治疗中发挥了重要作用。中医药注重个体化的整体观念和辨证论治，王小云教授通过望诊与问、切、闻的四诊结合，从患者的形体、面容、面色、肢体、皮肤、舌脉等信息，"司外揣内"，精确判断患者妊娠剧吐且反复发作的核心病机在于腑气不通、气阴两虚，治疗遵守"治病与安胎并举"的安全原则，在遵"有故无殒，亦无殒也"（《素问·六元正纪大论》）的大治法下，合理辨治，确保了母儿平安。

四、妊娠合并剧咳

（一）病案

朱某，女，31 岁。就诊时间：2014 年 4 月 28 日。

主诉： 妊娠 3 个月余，剧烈呛咳 14 天，伴低热 7 天。

现病史： 患者妊娠 3 个月余，14 天前因家事生气后出现干咳，呈阵发性剧烈呛咳，严重时伴胸痛不适，入夜尤甚，彻夜难眠，严重影响患者及家人的生活质量，近一周伴低热 37.6℃，在呼吸科及急诊科多次就诊，口服抗生素及中药未见改善，伴乳房胀痛，胃胀反酸，咽痒口苦，食欲不振，无恶寒，无腹痛及阴道出血。

既往史及婚育史： 既往无特殊病史。已婚未育，有生育要求。

体格检查： 体温及血压正常，咽喉不红，双侧扁桃体未见肿大，鼻梁中部颜色发青，眼睛巩膜偏红，心肺未及明显异常，腹部稍膨隆，双下肢无水肿，全身浅表淋巴结未及肿大。舌质红，苔薄黄，脉弦滑略数。

辅助检查：

2014 年 3 月 28 日阴道彩超检查：宫内活胎，双附件未见明显异常。

2014 年 4 月 23 日血常规、生化、肝肾功能、心电图、胸片检查均未见异常。

中医诊断： 子嗽。

西医诊断： 妊娠合并剧咳。

王小云教授诊治经过：

初诊： 2014年4月28日。

望诊特点： 形体偏瘦，面诊鼻梁中部颜色发青（参考图2-26），眼睛巩膜偏红（参考图2-57）。

其他特点： 干咳无痰，咳嗽声音如金属声，入夜咳甚，彻夜难眠，伴胃胀反酸，咽痒口苦，纳差。

舌脉象： 舌质红，苔薄黄（参考图2-85），脉弦滑略数。

中医辨证： 木火刑金。

治法： 疏养肝木，生金止咳。

中药处方：

柴胡 10g	白芍 15g	桔梗 15g	龙脷叶 15g
白前 15g	黄芩 10g	枇杷叶 15g	生甘草 5g

2剂，水煎服，每日1剂。

随访： 患者服药两剂，咳嗽痊愈，体温正常，未再复发。后顺利分娩一健康女婴，现已6岁余。

（二）临证难点与疗效点评

1. **临证难点** 本例患者为妊娠期盛怒后剧烈呛咳，伴低热，抗生素治疗无效，持续2周未愈，严重影响日常生活及工作，日久恐影响胎儿。

2. **疗效点评** 王小云教授2剂中药使其痊愈，效如桴鼓，叹为观止。

（三）名医解析

妊娠期疾病，由于顾虑到胎儿的生长发育，故治疗可选的方案范围有限。本例患者虽经中西医治疗，均未奏效，王小云教授2剂中药使其病愈，她是如何另辟蹊径，精准辨证，处方施药的呢？

1. **望诊解病——核心病机分析** 王教授治疗该病例抓住四大特征：①咳病前有动怒史；②面诊中部的鼻梁中部发青，眼睛巩膜偏红，咳嗽声如金属声；③伴乳房胀痛，胃胀反酸，食欲不振；④舌质红，苔薄黄，脉弦滑数。辨证考虑其核心病机乃木火刑金所致。《素问·五运行大论》云："气有余，则制所胜而侮所不胜；其不及，则己所不胜侮而乘之，己所胜轻而侮之。"患者动怒伤肝，肝气郁结，气郁化火，反侮肺金，故出现木火刑金诸象。清代沈金鳌在《妇科玉尺·胎前》明确提出："妊娠咳嗽，名曰子嗽，此胎气为病，产后自愈，不必服药。然或因外感风寒，或因火盛乘金，是又不可不治者。"提示孕后脏腑、经络的阴血下注冲任，以养胎元，整个妊娠期都呈现"血感不足，气易偏盛"的状态，若因性情急躁或情志损伤、郁怒不解，灼伤肝阴，肝气上逆，木火刑金，引致的妊娠咳嗽不可不治。

2. 治则及方药解析　本病的核心病机为木火刑金，治法宜疏养肝木，宣降肺金，证药相符，效如桴鼓。

方以柴胡枢转气机，疏解壅滞，白芍柔肝养肝，疏泻肝木，为君药；黄芩清泻肝胆以解郁热，《女科经纶·妊娠咳嗽属肺燥郁热》云："胎前咳嗽，由津血聚养胎元，肺乏濡润，又兼郁火上炎所致。"黄芩既可清肝、肺经之热，又可清热安胎，共为臣药；桔梗、白前宣降肺气，以助气机运转，龙脷叶、枇杷叶清肺止咳、和胃降逆，均为佐药；甘草益气扶正，为使药。众药合用，使肝木得疏，肺金得降，气机升降正常，咳嗽发热即消。

（四）结语

妊娠咳嗽，中医学称为"子嗽"，是指妊娠期间以咳嗽为主要症状的疾病，是妊娠期妇女的常见病。《妇人大全良方·妊娠咳嗽方论》云："其诸脏嗽不已，则传于腑。妊娠病久不已者，则伤胎也。"故久咳容易伤及胚胎，建议及时诊治。西医学一般按支气管炎论治，予消炎止咳为主，但因多数患者畏惧西药的可能风险，传统中医药疗法一直受到推崇。

子嗽一般分为外感、痰饮、阴虚、气滞几种常见类型，其治疗则是根据孕妇特殊的生理特点结合辨证分型，重治肺，兼顾肝脾肾，止嗽与安胎补肾并举。

王教授以五行生克理论进行辨证施药，化繁为简，直切病机，其用药精炼，药量轻巧、动静刚柔相配，以四两拨千斤，服药2～3剂，常百发百中，疗效显著。

五、羊水过少

（一）病案

刘某，女，38 岁。就诊时间：2012 年 7 月 27 日。

主诉： 孕 25 周余，发现羊水量少 1 个月余。

现病史： 患者末次月经 2012 年 1 月 14 日，2012 年 2 月 28 日 B 超检查提示宫内活胎，2012 年 5 月 31 日孕 17 周常规产检，B 超检查发现羊水量少，后于 6 月 7 日、6 月 19 日、6 月 25 日三次复查 B 超均提示羊水量少，胎儿发育稍小于孕周。2012 年 5 月 9 日唐氏综合征筛查提示低风险，5 月 17 日羊水 pH 值为 8.5，血红蛋白电泳未见异常（地中海贫血筛查，排除地中海贫血），血常规、尿常规检查未见异常，5 月 31 日查 G 显带染色体核型分析未见明显异常。产科医生考虑多次超声检查提示羊水量少，担心胎儿结构异常，建议终止妊娠。但患者考虑自己年龄较大，计划二胎数年才孕，遂慕名恳求王小云教授中医药治疗。王教授慎重考虑，建议在密切产检观察下中药治疗，若经 4 周治疗羊水无改善，建议遵产科专家建议执行，患者表示知情并同意。

既往史及婚育史： 否认无特殊病史。患者已婚育，$G_2P_1A_0$。

体格检查： 形体偏胖，面色黯滞，面下颌部皮肤粗糙，黯斑颇多，心肺未闻及异常，腹部膨隆，脐上一横指可扪及宫底，无压痛及反跳痛。口唇紫黯，舌黯，边瘀斑，苔黄厚，脉滑弦。

辅助检查：

2012 年 2 月 28 日 B 超：宫内活胎。

2012 年 5 月 9 日唐氏综合征筛查提示低风险，血常规、尿常规检查未见异常。

2012 年 5 月 17 日羊水 pH8.5，血红蛋白电泳未见异常。

2012 年 5 月 31 日 B 超：妊娠 19^{+5} 周，头位，宫内单活胎，羊水量少，胎盘厚径 3.6cm。

2012 年 6 月 7 日 B 超：妊娠 20^{+5} 周，头位，宫内单活胎，羊水量少，胎盘厚径 3.3cm。

2012 年 6 月 19 日 B 超：妊娠 22^{+3} 周，头位，宫内单活胎，羊水量少，胎儿三尖瓣轻度反流，胎儿发育稍小于孕周。

2012 年 6 月 25 日 B 超：妊娠 23^{+2} 周，头位，宫内单活胎，胎儿发育稍小于孕周，羊水量少（羊水深度 2.2cm，羊水指数 6cm）。

中医诊断： 胎萎不长。

西医诊断： ①羊水量异常（羊水偏少）；②胎儿生长受限。

王小云教授诊治经过：

初诊： 2012年7月27日。

望诊特点： 形体偏胖，面色黯滞，面下颌部皮肤粗糙、黯斑颇多（参考图2-55），口唇黯滞（参考图2-49）。

其他特点： 腹胀明显，胃纳欠佳，睡眠欠佳。

脉象： 舌黯，边瘀斑，苔白厚（参考图2-77），脉滑弦。

中医辨证： 肾虚，瘀湿阻滞。

治法： 理气化瘀，调任祛湿。

中药处方：

续断 15g	白术 10g	当归身 15g	五灵脂 10g
茯苓 10g	陈皮 15g	苏梗 15g	法半夏 15g

7剂，水煎服，每日1剂。

二诊： 2012年8月6日。

病情变化： 服中药后矢气颇多，腹胀消失；望诊见面色黯滞、下颌部皮肤粗糙、黯斑明显改善，仍唇黯，大便2次/天，稀烂，食欲增进，睡眠好转。舌黯，边瘀斑变淡，苔白偏厚，脉滑弦。

中药处方：

续断 15g	当归身 10g	白术 15g	杜仲 10g
陈皮 10g	茯苓 10g	大腹皮 10g	

7剂，水煎服，每日1剂。

三诊： 2012年8月15日。

病情变化： 患者急于了解中药治疗效果，8月12日自行到医院B超复查，结果提示：妊娠27周，头位，宫内单活胎，胎儿发育符合孕周，羊水量正常（羊水深度4.0cm，羊水指数11.8cm），患者非常兴奋，特打电话告知王教授，感谢万分。并拍脸部照片给王教授，见下颌部皮肤变光滑细腻、面色稍黯、口唇稍黯。王教授考虑虽羊水恢复正常，但瘀血内阻未清，嘱咐患者继续守上方治疗一周，巩固疗效。

随访：

患者于2012年9月19日复查B超：妊娠31^{+1}周，LOA，宫内单活胎，羊水正常。

2012年11月16日B超：妊娠39^{+3}周，LOA，宫内单活胎。

2012年12月底剖宫产一健康男婴，现已9岁余，发育、智力均健康。

（二）临证难点与疗效点评

1. **临证难点**　本患者就诊前羊水指数6cm，羊水深度2.2cm，属于羊水量少，若不及时干预，有可能发展为羊水过少，则胎儿不保。西医学无特殊治疗，交代定期检查随访，必要时终止妊娠。

2. **疗效点评**　王教授治疗2周复查胎儿发育及羊水恢复正常，此后多次产检复查疗效稳定，并顺利生产健康胎儿，疗效称奇。

（三）名医解析

1. **望诊解病——核心病机分析**　本例属于中医"羊水过少""胎萎不长"的范畴。因患者妊娠情况复杂，产科专家已建议终止妊娠，可见风险尤存，这对王小云教授是一次严峻的挑战。王教授细致观望患者面、唇、舌的全息信息，她观察到患者面色黯滞，面下颌部皮肤粗糙，黯斑颇多，口唇紫黯，舌黯，边瘀斑，实属血瘀之象；形体偏胖，苔白厚，胃纳欠佳，是为湿邪阻碍之征。王教授认为患者高龄妊娠，肾虚难免，肾虚气化失常，水湿内停，阻滞脉道，血滞成瘀，湿瘀互阻，气血运化不利，胞脉失养，胎不长养，故致胎儿发育迟缓，羊水量少；瘀湿阻滞，津液失司，不循常道，流于肌肉腹膜，而见体胖、腹胀。王教授透过现象看本质，认为核心病机所在，为瘀湿阻滞，是属虚实并存之证，以此指导临证治疗，从而疗效显著。

2. **治则及方药解析**　本病例除肾气亏虚为本，还夹有痰瘀互结之标证，"不去其标，难扶其本"，临床当谨守病机，对证论治，所谓"有故无殒，亦无殒也"（《素问·六元正纪大论》）。她以"理气化瘀，调任祛湿"为主要治法，运用二陈汤加减治疗。方中用当归身补血养血，续断补肝肾，调血脉，为君药；陈皮辛散通温，气味芳香，长于行气宽中，法半夏燥湿化痰，茯苓健脾利水渗湿，二陈汤加减，共为臣药；五灵脂配合当归、陈皮、苏梗加强行气活血化瘀之力，白术健脾燥湿，益气安胎，与茯苓合用能增强健脾利湿的功效，为佐药；苏梗辛温行散，善于行气和中，理气安胎，为使药。

二诊湿瘀证候改善，腹胀已消。然妊娠期间，利湿化瘀之药不可久用，中病即止，故去活血化瘀力猛的五灵脂和偏温燥之法半夏。但患者舌苔仍偏厚，面色黯滞，大便偏烂，湿瘀未尽去。治疗上继续以陈皮、茯苓为主健脾利湿，同时加大腹皮理气行滞，使气行则湿，气行血亦行，以加强化瘀利湿之力。川断、杜仲、当归以补肾养血，化瘀养胎，此后宗此法继续巩固疗效。

（四）结语

正常妊娠羊水指B超下羊水指数（AFI）正常范围一般是8～18cm，羊水深度（AFV）正常是3～8cm。AFI ≤ 5cm诊断为羊水过少，AFI ≤ 8cm为羊水偏少。羊水过少可引起胎儿窘迫、胎儿发育迟缓、胎膜早破、胎儿畸形、胎儿停育，引起胎儿畸形需终止妊娠，若明确无胎儿畸形且胎儿已经发育成熟者需及时终止妊娠，建议剖宫产。羊水过少一般是妊娠期慢性缺氧使子宫胎盘灌注下降，导致胎儿生长受限，肾血流减少引起。西医学无特殊治疗，必要时行羊膜腔灌注，但有一定的流产风险。

本例患者病机复杂，不属于常规证型，若守证辨治，其治差已。王小云教授正是灵活思维，独立思考，知常达变，察微知著，谨守病机，不拘前人法门，临证谨记辨证论治，善于总结他人得失，独辟蹊径，大胆创新，故能别开洞天，意外获效。正如孙思邈《备急千金要方·诊候》中所云："夫欲理病，先察其源，候其病机"，否则会成为王焘《外台秘要方·序》所言："若不能精究病源，深探方论，虽百医守疾，众药聚门，适足多疑，而不能一愈之也。"

第三节　产后病

一、产后缺乳

（一）病案

辛某，女，32岁。就诊时间：2015年12月9日。

主诉：产后哺乳期乳汁甚少2个月余。

现病史：患者2015年9月20日顺产1女婴。产后感疲倦乏力，纳差食少，头晕眼花，乳房无明显胀满感，乳汁逐渐减少，乳汁质稀，不能满足喂养婴儿的需求，患者自行炖食木瓜、猪手等通乳汤未效，婴儿拒绝奶粉喂养，因饥饿难耐，日夜哭闹不休，夜间尤甚，婴儿出生2个月体重仅增加500g（正常婴儿出生3个月内每月增长600~1 000g），患者与家属为此焦虑难安，特来求诊。

既往史及婚育史：既往无特殊病史。已婚育。

体格检查：体温、血压正常，神清，精神疲倦，面色无华，心肺肝脾及腹部检查未及异常，触诊乳房柔软，轻度触痛，无结节。舌淡偏黯，苔薄白，脉沉细。

诊断：产后缺乳。

王小云教授诊治经过：

初诊：2015年12月9日。

望诊特点：精神疲倦，面白无华（参考图2-14），爪甲及耳朵苍白无华（参考图2-109、图2-121），乳汁清稀。

其他特点：触诊乳房柔软，纳差食少，头晕眼花，眠可，二便调。

舌脉象：舌淡偏黯，苔薄白（参考图2-74），脉沉细。

中医辨证：气血不足，乳络不畅。

治法：补气养血，佐以通乳。

中药处方：

生黄芪30g	制何首乌15g	熟地黄15g	白术15g
路路通15g	王不留行15g	川木通10g	

7剂，水煎内服，每日1剂。

二诊：2015年12月16日。

病情变化：患者服中药治疗后乳汁量较前明显增多，可满足婴儿日常喂养，婴儿发育正常，白胖红润，体重1周增长500g；望诊精神好转，面有光泽，乳房饱满，乳汁量质稠，患者情绪明显改善，睡眠安好，纳食正常，二便调。舌质稍淡，苔薄白。脉细。

续服7剂，每日1剂。

随访：1个月后随访，患者奶水充足，可满足日常喂养婴儿，婴儿生长发育正常。2021年10月随访，小孩6岁余，发育正常，身体健康。

（二）临证难点与疗效点

1. 临证难点　产后缺乳虽属于临床常见疾病，但本例患者由于产后缺乳已导致婴儿发育不良，婴儿又拒服奶粉，且日夜哭闹，长此以往，宝宝的生长发育实在令人担忧；且严重影响患者及家人的情绪和作息。

2. 疗效点评　王小云教授用药7剂，使得产妇泌乳恢复正常，且奶水质量好，婴儿体重迅速增加。疗效立竿见影，且1个月、6年后随访，疗效稳定。

（三）名医解析

1. 望诊解病——核心病机分析　王小云教授认为本病患者核心病机为：气血亏虚，乳络不通。《妇人大全良方》引陈无择《三因极一病证方论·下乳治法》曰："产后有二种乳脉不行，有气血盛而壅闭不行者，有血少气弱涩而不行者，虚当补之，盛当疏之。"王小云教授望诊观察患者产后精神疲倦，面色、爪甲、耳部苍白无华，乳房不胀，乳汁清稀，舌淡，苔薄白，结合乳房触诊柔软，纳差食少，头晕眼花，脉沉细等综合分析属于气血亏虚之象。产时耗气伤血，气血大亏，产后照顾宝宝，精神紧张，食欲下降，进食甚少，气血亏虚，乳汁乏源可化。正如《景岳全书·妇人规·乳少》曰"妇人乳汁乃冲任气血所化，故下则为经，上则为乳。若产后乳迟乳少者，由气血之不足，而犹或无乳者，其为冲任之虚弱无疑也"。

2. 治则及方药解析　针对本病的核心病机，王小云教授拟补气养血，佐以通乳为主要治法。《傅青主女科·产后气血两虚乳汁不下》言："夫乳乃气血之所化而成也……无气则乳无以化，无血则乳无以生。"治法宜补气以生血，那么乳汁自下。方中以黄芪、白术健脾益气，以补阳明经气，取"阳明之气血自通，而乳亦通矣"（《傅青主女科·产后郁结乳汁不通》），何首乌、熟地黄补血养血，共为君药；当归、王不留行补血养血，活血下乳，为臣药；唐代《经效产宝·产后乳无汁方论》认为产后缺乳是"气血虚弱，经络不调所致也"。治疗上除补气养血外，还要兼顾行气通络，通经下乳，故予川木通、路路通加强疏导通络之效，为佐药。患者舌质偏黯，是因气血虚弱，运血无力，因虚致瘀。治疗大补气血，气血充盛，乳络通畅，乳汁充盈，诸症改善。

（四）结语

产后哺乳期乳汁甚少，或逐渐减少，或全无，不能满足喂养婴儿的需要，称为产后缺乳（postpartum hypogalactia）。产后缺乳多发生在产后数天至半个月内，也可发生在整个哺乳期。发病率约占产妇的20%～30%，不仅影响婴儿的生长发育健康，人工喂养也增加了家庭经济负担。

产后缺乳虽是临床常见疾病，但由于该病涉及下一代健康发育，即使目前有奶粉人工喂养，但世界卫生组织仍积极提倡母乳喂养，同时有较多婴儿经母乳喂养后拒绝奶粉喂养，从而引起婴儿营养摄入不足，因此受到患者及患者家庭的关注。西医学对于产后缺乳无特殊疗法，故多求助于中医药治疗。

王小云教授望诊关注细微，从患者的精神状态、面部色泽、乳房乳汁情况及舌脉等征象"司外揣内"，治疗以补虚为主，培本固元大补气血，故病情很快痊愈，宝宝健康发育。

二、产褥期抑郁症

（一）病案

陈某，女，31岁。就诊时间：2015年1月24日。

主诉： 产后情绪悲观低落3周余。

现病史： 患者2014年12月顺产1男婴，恶露于产后26天净，产后即出现情绪低落、悲伤哭泣，寡言少语，难以入眠，见婴儿无幸福乐趣感，甚至婴儿哭闹时有掐死婴儿的冲动，脑中时有跳楼自杀的念头，家属反复开导无效，至外院精神科就诊SDS评分80分，HAMD评分36分，诊断为"产后抑郁症"，予抗抑郁药物治疗，仍情绪低落，感觉人生无乐趣，近期自杀念头频现，常深夜默默久立于天台边，家属恐其轻生，急带其求诊于此。

既往史及婚育史： 否认家族及本人既往精神疾病史。患者素体肥胖，饮食不慎，脾胃欠佳。已婚育，G_1P_1。

体格检查：

T：35.8℃，P：68次/min，R：22次/min，BP：102/72mmHg。

精神不振，情绪低落，沉默寡言，反应略显迟钝，对答正常，形体肥胖，心肺未及异常，肝脾肋下未触及，全腹软，无压痛反跳痛，神经系统检查未及明显异常。舌淡，边有齿痕，苔薄滑，脉细滑。

辅助检查：2015年1月20日我院血常规、生化、肝肾功能、甲状腺功能：未见明显异常。

中医诊断：郁证。

西医诊断：产褥期抑郁症。

王小云教授诊治经过：

初诊：2015年1月24日。

望诊特点：精神不振，情绪低落，沉默寡言，反应迟缓，形体肥胖，鼻子中部黯斑（参考图2-27），口唇色黯而淡，缺乏润泽（参考图2-48）。

其他特点：全身乏力，周身酸痛，伴脚跟疼痛，右侧腰部酸胀，头痛，以巅顶位、前额为主，疼痛遇风寒加重，怕风，动则汗出，有时大汗淋漓，盗汗，口苦，偶有舌头发麻，纳眠可，二便调。

舌脉象：舌偏黯，以舌根部明显（参考图2-94），边有齿痕，苔白厚，脉细滑。

中医辨证：痰瘀互结，营卫失调。

治法：温通理气，化痰通瘀。

中药处方：

陈皮 15g	法半夏 15g	茯苓 15g	川芎 15g
当归 15g	桂枝 10g	白芍 10g	炮姜炭 10g
			14 剂，水煎服。

养阴舒肝胶囊，口服，4 粒 / 次，3 次 / 天，14 天。

二诊：2015年2月7日。

病情变化：治疗后精神好转，情绪改善，主动交谈病情，情绪障碍量表评分下降（SDS 评分由原80分降至55分，HAMD 评分由原36分降至22分），头部仍有疼痛，以巅顶、前额为主，怕风，汗出减少，全身乏力，周身酸痛，遇冷加重，无口苦口干，纳眠可，二便调。舌偏黯，边有齿痕，苔白偏厚，脉细滑。

中药处方：

佩兰 15g	法半夏 15g	陈皮 25g	白豆蔻^(后下)15g

| 丹参 10g | 白术 60g | 枳实 10g | 桂枝 5g |

14 剂，水煎服。

三诊： 2015年3月1日。

病情变化： 患者就诊面部可见喜悦之色，情绪较前开朗，饮食、睡眠、大小便均正常，患者表示情绪复常，无需再填量表。舌淡红，苔薄白，诸脉皆平。

中药处方：

| 桂枝 15g | 白芍 15g | 川断 15g | 杜仲 30g |
| 肉桂^(焗服) 5g | 吴茱萸 5g | 当归 30g | 炙黄芪 30g |

肉桂^(焗服)5g 吴茱萸 5g 当归 30g 炙黄芪 30g

14 剂，水煎服。

随访： 治疗后1年内随访，患者情绪稳定，睡眠正常，生活工作正常。

（二）临证难点与疗效点评

1. **临证难点** 本患者经精神科检查诊断为产褥期重度抑郁症（SDS评分80分，HAMD评分36分）。由于情绪抑郁、悲观，严重时甚至意欲伤害婴儿及轻生，服用抗抑郁药物后症状无明显改善，属于妇产科及精神科的疑难疾病。

2. **疗效点评** 王小云教授辨证治疗14天，患者已可以主动与医生沟通病情，抑郁量表SDS、HAMD评分变为轻度抑郁，再进14剂中药后，患者已复如常人，其处方精炼、疗效之速，令人咋舌。

（三）名医解析

1. **望诊解病——核心病机分析** 王小云教授认为本病患者核心病机为：阳气不升，痰瘀互结，蒙蔽清窍。

望诊见患者精神不振、情绪低落、沉默寡言、反应迟缓、形体肥胖、舌黯、边有齿痕、苔白厚、脉细滑，均为阳气不足、痰瘀蒙清窍之象。

王小云教授认为患者神疲、全身乏力、精神不振、情绪低落、沉默寡言等一派神气不足之象，实为阳气不足，《素问·生气通天论》有云："阳气者，精则养神，柔则养筋。"这是说阳气养神，则神气精明，阳气养筋，则筋骨柔和。《景岳全书·中兴论》曰："阳主神也。"综观本案患者的临床症状，可以概括为"神、形、行皆颓"。究其原因，乃患者产育过程，耗气伤血，阳气受损，加之分娩抚养宝宝形成压力，精神焦虑、紧张，使产褥期气血不能及时恢复。神机之发，功在阳气。阳气畅达，神机振奋；反之，则阳气不足，神机失养，故而表现精神不振、情绪低落、沉默寡言、反应迟缓等，严重则有轻生之念；素体肥胖，乃痰湿之体，产后阳气不足，气化失司，运化失常，津液流聚成湿，加重痰湿凝滞；痰瘀互结，蒙蔽清窍而见头痛、舌头发麻等不适；躯体不适又加重情志抑郁，悲观厌世。

2. 治则及方药解析 王小云教授指出该病的核心病机为阳气不升，痰瘀互结，二者互为影响。用药当以温通理气、化痰通瘀。《证治汇补·郁症》曰："郁病虽多，皆因气不周流，法当顺气为先，开提为次。至于降火化痰消积，犹当分多少治之。"然气得温则行，痰瘀得温则化，故于理气之中加强温通之药，以期阳气振奋，痰瘀尽散。

方中用桂枝温通血脉、通阳化气，活血化瘀；炮姜振奋阳气，《得配本草·干姜》云"炮姜……能去恶生新，使阳生阴长"，两药合用共达温通理气之功，为君药；以陈皮理气健胃，行滞燥湿；法半夏辛温性燥，燥湿化痰，善化痰通阳，《灵枢·邪客》篇所载半夏汤，用治"厥气客于五脏六腑……阳不得入于阴""目不瞑"者，饮以半夏汤一剂，阴阳已通，其卧立至。茯苓健脾渗湿，渗湿以助化痰之力，健脾以杜生痰之源，为臣药；佐以当归养血活血；川芎通瘀力强，血中之气药，与君臣药合用，能增强温通理气，化痰通瘀之功。

二诊时患者精神明显好转，但诸症结合，仍属于寒湿阻滞，清阳不升，气机不畅。治疗上重用白术为君，健脾燥湿，促进脾运化水湿之力快速复常，继续半夏、陈皮、佩兰、白豆蔻为臣温化中焦寒湿，佐丹参活血化瘀，枳实破气消积，化痰散痞。气血同调。使以辛温之桂枝，桂枝力善宣通，能化气调阴阳，促使阳气的正常运行，湿得阳化，血随气行，是此方的点睛之笔。诸药相伍，患者阳气得升，气机得开，痰湿得清，郁证得解。三诊时面见喜色、情绪复常。痰瘀之邪已去，续以健脾益气之黄芪，调补精血之归、芍，温肾暖阳之杜仲、川断等以顾护正气，培本固元。

（四）结语

产褥期抑郁症（postpartum depression，PPD）指产妇在产褥期间出现抑郁症状，是产褥期精神综合征最常见的一种类型，主要表现为持续和严重的情绪低落以及一系列症状，如动力减低、失眠、悲观等，甚至影响对新生儿的照料能力。产后抑郁由于母子之间的特殊联系，不仅对母体有影响，对其子女的生理及心理发展也会产生不良影响。PPD 母亲的子女更易行为异常，有更多自杀观念，并且抑郁症首发年龄更早。PPD 发病率国外报道约 10%～15%，通常在产后 6 周内出现症状。该病的病因并不明确，西医学认为可能跟遗传因素、心理因素、妊娠因素、分娩因素及社会因素等有关，属于妇产科及精神科的疑难疾病，抗抑郁治疗需长期服药，且病情反复。

产后抑郁症属于中医"郁证——产后情志异常"的范畴。一般认为与素体血虚、产时失血过多，心血不足，心神失养；或产时感寒，瘀血内停，血瘀气逆，扰乱神明；或素性抑郁，产后情志所伤，肝郁化火，上扰神明等有关。治疗时针对病因病机予以健脾益气、养心安神，活血化瘀、镇静安神，疏肝理气、解郁安神为主，有一定的疗效。

王小云教授根据患者外在表现分析阳气不升，痰瘀作怪为核心病机，以温通理气、消痰化瘀治疗为主，重在温通理气，以提纲挈领之法，统御祛邪，终使患者气机得开，痰湿得清，阳气得复，神明复常。

三、胎盘植入

（一）病案

肖某，女，38 岁。2011 年 1 月 24 日初诊。

主诉：引产并清宫术后 3 个月，发现子宫异常回声 10 天。

现病史：患者平素月经规律，于 2010 年 10 月下旬"带环受孕 17+ 周"在某三甲西医院行引产术，随后行清宫加取环术，术后阴道出血 10 余天干净。12 月 26 日少量阴道出血，3 天干净。2011 年 1 月 14 日因腹痛行腹部 B 超检查：宫腔内混合性声像，组织物残留性质待查。1 月 21 日彩色 B 超再次检查：宫腔及宫底混合性回声（大小 37mm×27mm），组织物残留，考虑部分胎盘植入，局部血流丰富，检查血 HCG 定量结果正常。外院专家告知胎盘植入部位血流丰富，手术治疗有子宫大出血及穿孔的风险，建议密切观察，定期复查。患者心中惧怕，故慕名求诊于王小云教授，请求中医药治疗。

既往史及婚产史：无特殊病史。已婚育，无生育要求。

体格检查：体温及血压正常，精神疲倦，面色黯滞，下颌部皮肤粗糙，耳朵三角窝的皮肤见黯色隆起，心肺、肝脾及腹部检查未及异常，双前臂外侧皮肤肌肤甲错。舌质色黯，瘀斑，苔微黄，脉涩细。

妇科检查：外阴阴道正常，宫颈光滑，子宫前位，增大如孕40余天，无压痛，双附件未及异常。

辅助检查：

2011年1月14日B超检查：子宫增大，宫腔内混合性声像，组织物残留性质待查，双附件未见异常。

2011年1月21日彩色B超：子宫大小61mm×47mm×61mm，宫腔及宫底混合性回声（大小37mm×27mm），与宫底基层分界不清，其边缘及内部可见丰富彩色血流信号（RI：0.46），组织物残留，考虑部分胎盘植入。

中医诊断：癥瘕。

西医诊断：胎盘植入。

王小云教授诊治经过：

初诊：2011年1月24日。

望诊特点：精神疲倦，面色黯滞，鼻唇沟色黯，下颌部皮肤粗糙（参考图2-38、图2-55），耳朵三角窝的皮肤见黯色隆起（参考图2-111），双前臂外侧皮肤肌肤甲错。彩色B超检查：宫腔及宫底混合性回声，与宫底基层分界不清，丰富血流信号。

其他特点：无阴道出血，无发热，无腹痛，纳眠可。

舌脉象：舌黯，瘀斑（参考图2-82），苔微黄，脉涩细。

中医辨证：瘀阻胞宫。

治法：理气化瘀，佐以健脾。

中药处方：

陈皮15g	桃仁10g	当归15g	浙贝母15g
乳香10g	川芎10g	炙甘草10g	茯苓20g
醋没药10g	生黄芪20g		

14剂，水煎服，每日1剂。

二诊：2011年2月10日。

病情变化：服中药7天患者心急，自行到医院要求复查阴道B超，结果提示：子宫饱满，宫腔及宫底基层混合性结构（23mm×20mm×30mm）。患者见植入胎盘面积缩小，信心大增。望诊见精神明显好转，面色黯滞、下颌部皮肤粗糙及双前臂外侧皮肤肌肤甲错改善，但仍鼻唇沟色黯，现无腹痛，纳眠一般，二便调。LMP：2月6日，色鲜红，量少，小便抹纸可见，4天干净。舌黯，瘀斑变淡，苔薄白，脉弦细。

中药处方：

桃仁 15g	红花 10g	当归 10g	益母草 15g
枳壳 15g	三棱 10g	莪术 10g	鳖甲（先煎）25g

14剂，水煎服，每日1剂。

随访：2011年2月28日。

2月20日凌晨患者出现下腹绞痛难忍，随之排出一组织物，直径约5cm，送经病理检查：胎盘和绒毛组织，随后腹痛消失，顿觉轻松，阴道出血第2天干净。无其他不适。2011年2月26日复查阴道彩色B超：子宫大小正常，宫壁未见异常，双附件未见异常。

之后随访3个月，月经正常来潮，量正常，无腹痛，面色红润，面部、鼻唇沟及双前臂外侧皮肤恢复如常，耳朵三角窝正常。2011年5月底再行阴道B超复查：子宫大小正常，肌壁光点反射均匀，双附件未见异常。

（二）临证难点与疗效点评

1. **临证难点**　本病例治疗存在两个难点：其一，B超提示宫腔及宫壁基层胎盘植入团块较大，血流丰富，手术存在风险；其二，植入组织物较大，保守治疗的疗效不能保证，若保守治疗不能消除，仍需手术处理。

2. **疗效点评**　经王教授辨治后，服药1周，复查B超宫腔及宫壁肌层植入团块明显缩小，治疗3周余阴道排出植入胎盘，多次复查B超子宫均恢复正常。

（三）名医解析

1. **望诊解病——核心病机分析**　王小云教授认为，本病核心病机是因瘀阻胞宫发为本病。

中医学中没有"胎盘植入"的病名，根据胎盘植入的症状与病因，当属于"癥痕""胞衣不下""堕胎不全"等范畴。《诸病源候论·胞衣不出候》曰："有产儿下，苦胞衣不落者，世谓之息胞。"产后妇女素有"多虚多瘀"的特点。本案患者望诊精神疲倦、面色黯滞、肌肤甲错、胞宫局部有形之物、舌黯、脉涩，此乃明显血瘀之象；耳部三角窝黯色隆起也提示盆腔包块，乃属瘀血阻滞。究其缘由，盖患者大胎引产，引产后又清宫，损伤胞宫胞络，血络阻滞不通，胞衣阻滞而不下，瘀血阻滞胞宫，胞宫难以复旧，即为此病。除瘀血阻滞外，尚兼有正气内虚之象，故见神情疲倦，脉细。

2. 治则及方药解析　根据本病核心病机，治当理气化瘀以祛邪，佐以健脾扶正。

历代医家认为产后有瘀有虚，但当先祛瘀，恐太早补养有"闭门留寇"之嫌，如《冯氏锦囊秘录·产后当知》云："产后以去败血为先，血滞不快，乃成诸病。夫产后元气既亏，运行失度，不免瘀血停留，治者必先逐瘀，瘀消方可行补，此第一义也。"然王教授认为本病治法宜祛瘀与补养并举。方中桃仁活血化瘀，当归养血活血，川芎"血中气药"，兼可理气，增强桃仁化瘀之功，为君药；乳香、醋没药活血兼理气，气行则血行，为臣药；佐以黄芪、茯苓、炙甘草健脾益气，加强脾胃运化功能，扶助正气以防再伤；陈皮理气醒胃，浙贝母降气散结消肿，为使药。诸药合用，溯本求源，扶正行滞，化瘀祛邪，故服药 7 天迅速起效。

二诊患者体质改善，精神状态好转，血瘀状况改善，但宫腔组织仍未排出，故二诊方药力专于活血化瘀，桃仁、红花相须为用，一升一降，一散一收，共奏活血生新，消肿止痛之功。当归、益母草养血活血化瘀促进胞宫修复。三棱、莪术相伍，张锡纯认为二者"既善破血，尤善调气"，加之枳壳，共奏理气活血之力。同时加用醋鳖甲软坚散结，同时鳖甲具有滋阴之功，以防"瘀久伤阴"。以上治法，攻补兼施，温清并用，祛瘀而不伤正，补益而不留瘀，共奏理气祛瘀消癥，排出植入胎盘之效，瘀血祛、新血生、冲任和，胞宫复旧如常。

（四）结语

胎盘植入是指产妇因子宫蜕膜发育不良而导致胎盘绒毛植入子宫肌层。随着剖宫产率和流产率的提高，胎盘植入的发生率也在逐步上升。如诊断、治疗、处理不及时，容易导致严重的产后出血、子宫穿孔和继发感染，甚至威胁产妇的生命，是产科少见的严重并发症之一。对于本病，临床上多采用宫腔镜下清宫术、子宫切除术等手术治疗，但产后宫腔大且宫壁软，宫壁残留组织物不易清除干净，反复清宫容易引起宫腔感染甚至穿孔，子宫切除术又会使患者完全丧失生育能力，因此给产妇带来诸多痛苦。近年来应用化疗药物如5-Fu（氟尿嘧啶）、MTX，或应用孕激素受体拮抗剂等药物保守治疗胎盘残留，但可引起造血功能障碍和较严重的肝肾损害等副作用，因此中医药治疗胎盘植入的有效性与可行性日益成为关注的焦点。

"妇人下腹结块，伴有或胀、或痛、或满、或异常出血者，称为'癥瘕'，癥者，坚硬不移，痛有定处；瘕者，推之可移，痛无定处"（《中医妇科学》），故胎盘植入属于中医"癥"的范畴，治疗当以"活血化瘀消癥"为主要治法。王小云教授针对本例患者胎盘植入的证候表现，辨证为瘀血留滞作祟，给予以理气化瘀，健脾扶正治疗，不仅使患者植入子宫的胎盘完整剥离脱落，自行排出，而且不影响正常子宫功能和盆腔环境。对于胎盘植入而不宜手术患者，使用中医药治疗是为适宜。

第四节　不孕不育

一、女性不孕症

病案一　不孕症（反复IVF着床失败）

（一）病案

张某，女，38 岁。就诊时间：2014 年 10 月 27 日。

主诉： 同居未避孕未孕2年余，体外受精–胚胎移植（IVF-ET）胚胎着床失败3次。

现病史： 患者2012年5月结婚，同居未避孕至今未孕。2013年5月子宫输卵管造影（HSG）提示右侧输卵管积液，左侧输卵管阻塞，2013年7月行腹腔镜下输卵管通液术，提示双侧输卵管通而不畅，腹腔镜探查提示盆腔粘连。术后行常规促排卵4个周期未妊娠。2014年2月行体外受精–胚胎移植（IVF-ET）2个优质胚胎，着床失败；2014年5月行冻胚移植（FET）3个优质胚胎，着床又失败；2014年9月行FET移植1个优质胚胎，再次失败，尚存冻胚1枚。患者畏寒肢冷，下腹冷痛，喜热饮，神疲肢倦，纳可，乳房胀痛，腰酸，二便调。平素月经周期规律，月经量少，色黯红，伴有血块，LMP：10月9日，2天干净，量少色黯，伴血块。

既往史及婚育史：既往无特殊病史。已婚未育，G_0。

体格检查：形体偏瘦，面色泛青，面部散在斑点，心肺、肝脾未及异常，全腹软，无触痛，下腹冰凉，四肢活动正常，神经系统检查未及异常。舌紫黯，舌底静脉迂曲，苔薄白，脉沉涩。

妇科检查：外阴正常，阴道通畅，宫颈光滑，子宫大小正常，活动可，无压痛，双侧附件增厚压痛。

辅助检查：

2013年5月13日输卵管造影检查：右侧输卵管积液，左侧输卵管阻塞。

2014年8月13日血清性激素6项检查（月经周期第2天）：FSH 5.85mIU/ml；LH 4.97mIU/ml；E_2 154pmol/l；P 1.56nmol/L；T 2.142nmol/L；PRL 303.58mIU/L。

2014年9月1日经阴道B超检查（月经周期第21天）：子宫大小正常，子宫内膜厚度为5mm，左侧附件未及异常，右附件区见2mm×8mm液性黯区。

中医诊断：不孕症。

西医诊断：①原发性不孕症；②双侧输卵管阻塞。

王小云教授诊治经过：

初诊：2014年10月27日。

望诊特点：精神疲倦，形体偏瘦，面额部泛青，面部散在斑点（参考图2-7、图2-17），月经色黯红，伴有血块。

其他特点：平素畏寒肢冷，腰腹冷痛，喜热饮，乳房微胀，纳可，二便调。下腹触诊局部冰凉。

舌脉象：舌紫黯（参考图2-76），舌底静脉迂曲，苔薄白，脉沉涩。

中医辨证：气血不足，寒凝血瘀。

治法：暖宫散寒，温养气血，调冲助孕。

中药处方：

炮姜 30g	肉桂（焗服）5g	当归 15g	熟地黄 15g
川芎 10g	生蒲黄（包煎）15g	五灵脂 15g	

14剂，水煎内服，每日1剂。

二诊：2014年11月11日。

病情变化：服药3剂，腰腹冷痛明显缓解，LMP：2014年11月7日，4天干净，量较前明显增多，色红，夹有少量血块，经前乳房微胀及经期下腹冷痛明显改善；望诊面额部青色减退、散斑变淡，精神好转，纳眠可，二便调。舌黯，舌底静脉迂曲，苔薄白，脉沉细。

中药处方：

当归 15g	熟地黄 15g	川芎 10g	白术 15g
鹿角霜 15g	党参 15g	菟丝子 30g	花椒 5g
炮姜 10g	炙甘草 10g		

14剂，水煎服，每日1剂。

三诊：2014年11月27日。

病情变化：畏寒肢冷、腰腹冷痛基本消失，下腹触诊肤温如常；望诊精神好、形体渐充、面色渐显红润光泽，纳眠可，二便调。舌偏黯，舌底静脉迂曲改善，苔薄白，脉沉滑。

中药处方：

熟地黄 30g	当归 15g	白芍 15g	川芎 10g
肉桂^(焗服) 5g	菟丝子 30g	肉苁蓉 15g	枸杞子 30g
紫河车 10g			

30剂，水煎服，每日1剂。

2015年2月在月经周期第11天复查阴道B超：子宫大小正常，内膜厚度为9mm，双附件未及异常。建议患者可考虑FET治疗（尚存1枚冻胚）。并继续服三诊的中药30剂，以巩固疗效。患者于2015年3月行FET后获得妊娠，孕50天B超提示：可见宫内活胎。

随访：2016年初剖宫产一健康男婴，现6岁余，健康活泼。

（二）临证难点与疗效点评

1. 临证难点　本例患者属于妇科疑难病中之疑难。多年未孕，检查输卵管阻塞，行腹腔探查又发现盆腔粘连。术后常规促排卵治疗4个周期未能怀孕，再分别行3次试管婴儿优质胚胎移植，均未着床；月经周期第21天B超检查提示子宫内膜菲薄，厚度5mm。此患者盆腔内环境及子宫内膜容受情况均对妊娠极为不利。综合以上诊治过程，患者受孕之可能，难之又难。

2. 疗效点评　王教授辨证治疗1个月，患者全身证候明显改善，服药2个月在月经的第11天复查B超，子宫内膜恢复正常，治疗4个月将仅剩的1枚冻融胚胎移植成功受孕，且产一健康男婴，属疗效奇佳。

（三）名医解析

1. 望诊解病——核心病机分析　王小云教授对本病例的望诊辨证，分析如下：

全身望诊分析：形体偏瘦，精神疲倦，结合舌淡，乃为虚证之象。《傅青主女科·妊娠恶阻》曰"妇人受妊，本于肾气之旺也，肾旺是以摄精"，且"精满则子宫易于摄精，血足则子宫易于容物，皆有子之道也"（《傅青主女科·身瘦不孕》）。今患者肾阳亏虚，气血不足，胞宫失于煦养，故而难以摄精成孕。

局部望诊分析：面额部泛青，面散在斑点。青为肝色，亦主寒，主痛；结合问诊素有畏寒肢冷，腰腹冷痛，下腹触诊肤温冰凉，考虑患者阴寒内盛所致。寒气外迫，故见面泛青色；阴寒内盛，阳气受损，机体失于温煦，寒客于胞宫血室之地，故见畏寒怕冷，腰腹冰凉；寒性凝滞主收引，必致凝瘀，经脉瘀滞，故见面部黯斑、舌黯、舌底静脉迂曲、月经血块量多、色黯，而难于受孕载胎。正如《傅青主女科·下部冰冷不孕》所云："妇人有下身冰冷，非火不暖……夫寒冰之地，不生草木；重阴之渊，不长鱼龙。今胞胎既寒，何能受孕。"综合分析，王小云教授指出该患者疑难不孕的核心病机主要是阳虚阴寒内盛，寒凝血瘀所致。

2. 治则及方药解析　针对核心病机，治法当宜"寒者温之""虚则补之"，暖宫散寒，温养气血，调冲助孕。

方中重用炮姜温经散寒，肉桂温补元阳，温经助阳散寒，通血脉，暖脾胃以助气血生化，为君药；熟地、当归、川芎以补血益气，活血调经，与炮姜和肉桂合用能增强暖肾散寒，温养气血之功，共为臣药；佐以蒲黄、五灵脂化瘀调冲。全方合用使胞宫胞脉得以温煦，气血运行通畅，改善盆腔和子宫内膜环境。

二诊患者的寒象缓解，本虚之证显现，故治疗重点补气养血、补肾填精为主，以八珍汤加减，益气健脾，滋养气血；鹿角霜补肾助阳，菟丝子平补肾气；花椒、炮姜加强温经散寒。

三诊时寒邪已散，本虚之证好转，故继续用四物汤以养虚固本治疗为主；菟丝子、枸杞子、肉苁蓉等补肾精，益肾阳，滋养肝肾；用紫河车血肉有情之品，促进阴精生长，培补冲任；酌加少量肉桂温经暖宫，鼓动阳气，调冲助孕。守方巩固治疗近3个月，终化解疑难，成功怀孕，圆患者育子之梦，全家皆大欢喜。

（四）结语

胚胎反复着床失败（repeated implantation failure，RIF）是指40岁以下的不孕患者，至少经历3次新鲜或者冻融胚胎移植周期且累计至少移植了4个优质胚胎而未能获得临床妊娠者。胚胎反复着床失败是西医学治疗不孕的诊治难点，其中薄型子宫内膜所致RIF是辅助生殖技术中临床妊娠率不高的重要原因之一，西医学采用大剂量的性激素、阿司匹林等改善生殖内分泌等方法，但均有一定的局限性。干细胞治疗是目前新兴疗法，但其疗效和安全性仍待进一步研究证实。

中医学认为本病属于不孕症的范畴，以肝肾气血亏虚为本，常兼有寒凝、气郁、痰湿、瘀滞等，引起肾-天癸-冲任-胞宫功能失常，导致不孕。

王教授采用全身与局部望诊结合其他三诊资料综合分析，辨证指出患者阳虚、气血不足为本，阴寒内盛、寒凝血瘀为标。针对初诊标实本虚之证，重用温经散寒、通血脉之品治其标，补血益气、兼顾养虚固其本。若急于补虚，必当加重有形之邪。标实之证已去，本虚仍在，再行缓补，不可用药峻猛而致本虚更虚。

病案二　不孕症（子宫内膜容受性下降）

（一）病案

邱某，女，38岁。就诊时间：2018年6月26日。

主诉：自然流产后同居无避孕3年未孕。

现病史：患者于2009年因异位妊娠行腹式左输卵管切除术后一直避孕至2013年。2014年开始未避孕，2014年、2015年分别孕2个月左右自然流产并行清宫术，此后未避孕未孕至今。2018年初拟在南方医院行IVF，已取卵3个，并配3个优质胚胎，因子宫内膜菲薄，取消移植（B超监测月经周期中子宫内膜最厚6mm），曾用戊酸雌二醇治疗半年，结合阿司匹林、那曲肝素钙、雌二醇片/雌二醇地屈孕酮片（芬吗通）、盆腔电刺激，以及干细胞治疗2个疗程，子宫内膜均无明显改善。平素月经规则，28～30天一潮，经期4天，LMP：2018年6月6日，量少，色黯红，无痛经，伴腰酸、健忘、烦躁、多梦。

既往史及婚育史： 否认甲状腺功能亢进（简称甲亢）、免疫性疾病等病史。G_3P_1（2 000顺产1子）A_2。

体格检查： 精神可，发育中等，形体正常，面部潮红，两颧部斑点，右侧重于左侧，唇色黯，面部痤疮色黯，心肺肝脾及腹部检查未及异常，四肢活动正常，神经系统检查未见异常。舌黯红，苔薄白，脉滑细。

妇科检查： 外阴阴道正常，分泌物不多，宫颈光滑，子宫前位，大小正常，无压痛，双附件未及异常。

辅助检查：

2018年2月15日宫腔镜检查＋诊刮：宫腔状况良好，未见粘连，取子宫内膜病理：增殖期内膜，局部增殖失调。

2018年3月25日妇科B超（月经周期第18天）：子宫大小正常，EN 6mm，双附件未见异常。

2018年3月26日查血清性激素（月经周期第19天）：LH 14IU/L，P 0.636nmol/ml，E_2 2242.37pmol/l。

中医诊断： 不孕症。

西医诊断： 继发性不孕。

王小云教授诊治经过：

初诊： 2018年6月26日。

望诊特点： 精神可，面部潮红（参考图2-10），两颧部可见斑点（参考图2-18），右侧重于左侧，唇色黯（参考图2-49），面部痤疮色黯（参考图2-12）。

其他特点： 腰酸健忘，烦躁，睡眠一般，多梦，纳可，二便正常。

舌脉象： 舌黯红，苔薄白，脉滑细。

中医辨证： 肝肾阴虚，气滞血瘀。

治法： 滋养肝肾，理气化瘀，调冲助孕。

中药处方：

女贞子 15g	旱莲草 15g	柴胡 10g	前胡 10g
白术 15g	茯苓 15g	猪苓 15g	赤芍 15g

15 剂，水煎服，每日 1 剂。

二诊： 2018 年 7 月 10 日。

病情变化： 望诊患者面部潮红减退，唇色较前红润，痤疮依旧，色黯，情绪好转，睡眠安稳，腰酸、健忘等症改善。舌质黯红，苔薄白，脉细。

中药处方：

桑白皮 15g	郁金 10g	赤芍 15g	丹参 15g
五灵脂 10g	白术 15g	玉竹 15g	五指毛桃 15g

14 剂，水煎服，每日 1 剂。

三诊： 2018 年 7 月 28 日。

病情变化： 望诊面部潮红消失、红润有泽、唇色红润、痤疮色黯减退、无新发痤疮，情绪正常，睡眠安好，梦少，腰酸健忘消失，视力正常。舌质偏黯，苔薄白，脉细。

中药处方：

桑白皮 15g	赤芍 15g	丹参 15g	白术 10g
香附 10g	续断 15g	黄精 30g	怀牛膝 25g

30 剂，水煎服，每日 1 剂。

四诊： 2018 年 8 月 30 日。

病情变化： 望诊患者面部脸色正常、唇色红润、痤疮旧痕基本消失，情绪与睡眠恢复正常。舌质淡红，苔薄白，脉弦细。

中药处方：

川芎 5g	白术 10g	香附 10g	续断 15g
黄精 30g	怀牛膝 25g	柴胡 10g	当归 15g

30 剂，水煎服，每日 1 剂。

随访： 2018 年 10 月 14 日。

LMP：2018 年 9 月 3 日，因停经 42 天查妊娠试验阳性，属于自然妊娠。

患者于 2019 年 6 月上旬足月剖宫产下健康男婴，月子期间电话告知王主任喜讯。现已 2 岁余，宝宝健康聪慧。

（二）临证难点与疗效点评

1. **临证难点** 本例患者2次自然流产后未避孕3年余未孕，属于妇科疑难病，本来计划在西医院行试管婴儿，已配成3个优质胚胎，但因子宫内膜菲薄，取消植入，生殖中心采用性激素、阿司匹林、盆腔电刺激、干细胞等多种治疗方法终未奏效，医生建议中药调理后再行试管婴儿植入。

2. **疗效点评** 王小云教授见患者经以上西医综合治疗均未能改善子宫内膜容受，考虑病例疑难，原计划给予中医辨证治疗2~3个月，再复查B超了解子宫内膜恢复情况，然而患者就诊4次，还未来得及B超复查了解子宫内膜，已自然怀孕，足月妊娠并安全产子，实属于意料之外。

（三）名医解析

1. **望诊解病——核心病机分析** 王小云教授认为肝肾阴虚，气滞血瘀是其核心病机。

望诊见面部潮红、舌红，结合腰酸、健忘、烦躁、多梦、脉细，考虑乃属肝肾阴虚，阴虚火旺上炎之象。患者自然流产并行清宫手术2次，冲任胞宫受损，精血两亏，肝肾不足，阴虚火旺，而见面部潮红、烦躁、多梦；肝肾阴血不足，胞宫失养，故子宫内膜菲薄，难以受精成孕。诚如《景岳全书·妇人规·女病》曰："妇人所重在血，血能构精，胎孕乃成。欲察其病，惟于经候见之。欲治其病，惟于阴分调之……真阴既病，则阴血不足者不能育胎，阴气不足者不能摄胎……是皆真阴之谓也。"《傅青主女科·妊娠恶阻》云："精满则子宫易于摄精，血足则子宫易于容物。"可见所藏之精满溢、化血之源充足，胞宫得以濡养，方易于摄精使胚胎着床。

除了肝肾阴虚证，患者还夹杂气滞血瘀实证，何以见得？王教授指出：患者性情烦躁，望诊又见面部两颧有斑点、痤疮色黯、再望唇色黯滞、舌黯，此乃瘀阻肝肾之征；面部斑点右侧明显多于左侧，王教授根据《素问·刺禁论》所说"肝生于左，肺藏于右"，更提示患者已存肝失疏泄，肺失宣降之状。《宜麟策·蓄外家》云："而不知产育由于血气，血气由于情怀，情怀不畅，则冲任不充，冲任不充，则胎孕不受。"综上，本病病机虚实夹杂，瘀阻胞宫，是不能摄精成孕的重要原因。

2. **方药解析** 针对核心病机，王小云教授予滋养肝肾，理气化瘀，调冲助孕为治，使用理气中药要注意肝肺同调，适当加入肺经中药，可以起到提壶揭盖的作用。

方以二至丸滋养肝肾，滋阴清热，二至丸出自《医方集解》。女贞子甘平，益肝补肾，旱莲草甘酸，入肾补精，能益下而荣上，两药相合，为滋补肝肾之阴之名方，为君药。柴胡疏肝解郁，赤芍清泻肝火，兼以凉血化瘀，为臣药；白术、茯苓健脾，乃取"见肝之病，知肝传脾，当先实脾"之意，健脾可以疏肝，也可以防肝郁侮脾，为佐药；前胡宣降肺气，《本草纲目》言前胡"其功长于下气"，且其性偏寒，兼可清热，与柴胡配伍，一升一降，疏肝宣肺，通调气机，以起提壶揭盖之意，猪苓性味淡平，入肾经，与二至丸相伍加强调肾之功，为使药。诸药合用，一补一疏，共奏滋阴清热，行气解郁之功。

二诊之时，患者面部潮红减退，提示肾阴得养，虚热得清，但痤疮依旧、色黯；情绪虽然好转，但仍偏急躁，故病机以气滞血瘀为主，治疗上予以郁金合桑白皮，左升右降，肺肝同调以促进气机的正常运转。清代医家黄元御"一气周流"理论认为，恢复脏腑气机升降之常的关键在于调理脾胃中气升降，故此处以白术、五指毛桃运幄中焦。患者血瘀夹杂瘀热为主，故予以赤芍、丹参、五灵脂以凉血活血化瘀。肾阴初复，继续给予玉竹养肺阴促进金水相生以益养肾阴。三诊时潮红已消失，痤疮减退，诸症好转。继续予以桑白皮、香附调理肝肺气机，赤芍、丹参活血化瘀。此方中，大用黄精，《景岳全书·本草正》云黄精"味甘微辛，性温。能补中益气，安五脏，疗五劳七伤，助筋骨，益脾胃，润心肺，填精髓"。王教授认为黄精能填精髓，益肾阴脾土而养内膜。另外，肾主生殖，胞宫胞脉与肾相通，患者不孕、内膜偏薄，仍有肾虚不充养，给予川断、牛膝固养下元。最终通过调理，则肾精足、胞络通，摄精成孕。

（四）结语

不孕症（infertility）是指女性无避孕性生活至少 12 个月而未孕。不孕症分为原发性不孕和继发性不孕两大类。不孕症的发生率有上升趋势，因国家、民族和地区不同存在差别，我国不孕症发病率为 7%～10%。因子宫内膜容受性差引起的不孕症，西医学尚缺少有效的治疗手段。中医药的特色疗法可以改善子宫内膜容受性，提高受孕机会。

中医认为不孕的原因虽有肾虚、血虚、肝郁、痰湿、湿热、血瘀等，但肾主生殖，"胞络者系于肾"，"肾者，主蛰，封藏之本，精之处也"，"肾主冲任，冲为血海，任主胞胎"，故肾虚是不孕症的重要原因，并与天癸、冲任、胞宫的功能失调或脏腑气血不和密切相关。

王小云教授经过多年临床实践，临证善从患者不同部位的望诊，观察其颜色、光泽度、晦暗程度及分布情况等，结合其他诸诊综合辨证，从而确定本虚标实为其核心病机，治疗标本同治，虚实同调，达到阴阳平衡，邪去正复的目的，患者自能摄精成孕。

病案三　不孕症（卵巢早衰性不孕）

（一）病案

陈某，32岁。已婚，2012年10月27日初诊。

主诉：无避孕性生活3年未孕，闭经半年余。

现病史：患者17岁月经初潮，月经周期、经期和经量均正常，5年前开始出现月经稀发，一般40天～3个月月经一行，3～4天净、量少。2009年初人流术后出现停经3个月，考虑宫腔粘连，2009年4月在外院行宫腔镜下子宫内膜粘连松解术。此后月经量极少，每次护垫可，3天净。2011年3月查血清性激素：FSH 95.29 IU/L，LH 23.55 IU/L，E_2 44.04pmol/L；阴道B超检查：子宫后位，大小正常，内膜5mm，双侧卵巢偏小（左24mm×13mm，右20mm×10mm），未见优势卵泡回声。2011年5月复查血清性激素：FSH 70.24 IU/L，LH 25.41 IU/L，E_2 106.43pmol/l。西医院诊断"卵巢早衰"。给予周期性雌二醇片/雌二醇地屈孕酮片激素治疗1年，服激素期间月经正常来潮，但量少。曾于2011年人工授精3次失败，2012年行IVF-ET，促排卵治疗后取卵因卵泡质量差而未能施行辅助生殖技术治疗。末次月经为2012年3月8日，经后停服性激素至今。平素情绪抑郁，易疲倦，近半年潮热汗出明显，记忆力明显减退，腰酸，胃纳一般，失眠多梦，易醒，阴道干涩，性欲下降，二便调。

既往史及婚育史：既往无特殊病史。已婚未育，G_1A_1。

体格检查：神清，发育正常，形体偏瘦，两颧部显见青色，下颌部皮肤隐隐泛红，心肺、肝脾及腹部检查未及异常，四肢活动正常，神经系统检查未及异常。舌稍红，苔薄黄，脉弦细。

妇科检查： 外阴阴道正常，分泌物不多，宫颈光滑，子宫前位，大小正常，双附件未触及异常。

辅助检查：

2011 年 3 月查血清性激素：FSH 95.29 IU／L，LH 23.55 IU／L，E_2 44.04pmol／l。

2011 年 3 月阴道 B 超检查：子宫后位，大小正常，内膜 5mm，双侧卵巢偏小（左 24mm×13mm，右 20mm×10mm），未见优势卵泡回声。

2011 年 5 月查血清性激素：FSH 70.24 IU／L，LH 25.41 IU／L，E_2 106.43pmol／l。

中医诊断： ①月经后期；②月经过少；③不孕症。

西医诊断： ①卵巢早衰；②不孕症。

王小云教授诊治经过：

初诊： 2012 年 10 月 27 日。

望诊特点： 形体偏瘦，两颧部显见青色（参考图 2-13），下颌部皮肤隐隐泛红（参考图 2-51），月经色黯红。

其他特点： 平素情绪抑郁，易疲倦，潮热汗出，腰酸健忘，胃纳一般，失眠多梦，阴道干涩，性欲下降，月经稀发、量少。

舌脉象： 舌稍红，苔薄白（参考图 2-71），脉弦细。

中医辨证： 肾虚肝郁证。

治法： 滋肾疏肝，调经助孕。

中药处方：

熟地黄 30g	女贞子 30g	旱莲草 15g	鹿角胶（烊化）10g
郁金 10g	茯苓 15g	当归 10g	制山萸肉 25g

14 剂，水煎服，每日 1 剂；

中成药： 养阴舒肝胶囊，4 粒/次，3 次/天，14 天。

二诊： 2012 年 11 月 15 日。

病情变化： 精神情绪好转，潮热汗出明显减轻，失眠多梦，阴道干涩，性欲下降改善，但月经尚未来潮。望诊两颧青色减退，下颌部泛红消失。舌稍红，苔薄白，脉弦细。

中药处方：

熟地黄 30g	女贞子 15g	当归 10g	生地黄 15g
赤芍 15g	郁金 10g	茯苓 15g	麦冬 15g
醋制龟板^{（先煎）}10g			

30 剂，水煎服，每日 1 剂。

三诊： 2012 年 12 月 20 日。

病情变化： LMP：2012 年 11 月 30 日来潮，4 天干净，量偏少。望诊两颧青色消失，面色红润光泽，精神情绪正常，潮热汗消失，睡眠安稳。舌脉同上诊。

继续按上方加减治疗 3 个月，每月月经按时来潮，经量正常。

随访： 2013 年 4 月 27 日。

LMP：2013 年 2 月 28 日，监测基础体温呈高温相持续 23 天未降，检查血 HCG：6987.2IU / L，孕酮 106.07nmol / L，提示妊娠。考虑患者卵巢早衰病史，嘱患者门诊复诊安胎至孕 12 周为宜。

患者于 2013 年 12 月上旬足月顺产一健康男婴。2021 年 10 月 30 日再次随访，男孩将近 8 岁，身体健康，发育正常，聪明活泼。

（二）临证难点与疗效点评

1. **临证难点** 本患者有 2 个主要的治疗难点，一是患者人流后出现停经、宫腔粘连，子宫内膜环境差；二是出现卵巢早衰。这其中任何一种情况都是目前医疗界的难题，更何况是两种疾病同时兼具，要恢复正常月经已经较难，要正常受孕、产子就更是难上加难。患者历经宫腔镜下子宫内膜粘连松解术、性激素治疗、人工授精以及 IVF-ET 取卵卵泡质量差失败等一系列求医过程，均难成功妊娠。

2. **疗效点评** 王小云教授中医辨证治疗 4 周，患者的证候大有改善，治疗 2 个月月经自然来潮，半年内成功自然怀孕，顺利产子，母子健康，疗效之显著令人叹服。

（三）名医解析

1. **望诊解病——核心病机分析** 王小云教授认为，本病病因病机错杂，主要责之于肾。望诊可见患者形体偏瘦、面下颌部隐隐泛红、舌稍红、苔薄白，结合月经稀发量少，腰酸健忘，潮热汗出，阴道干涩，性欲下降，均为肾虚之见证。《素问·六节藏象论》曰："肾者，主蛰，封藏之本，精之处也。"《傅青主女科·调经》有语云："经水出诸肾……肾气本虚，又何能盈满而化经水外泄耶？"《医学正传·月经》云："月经全赖肾水施化，肾水既乏，则经血日以干涸。"肾为先天之本，藏真阴而寓元阳，主生殖。本例先天肾气不足，加之后天手术损伤，肾精亏损，天癸竭，经水乏源，血海不能满溢，故致月经停闭；肾虚肝失所养，肝气偏旺，故情绪抑郁，面颧青色；肾虚肝郁，经脉不通、血行不畅，更加重肾-天癸-冲任-胞宫功能失调而导致卵巢早衰。虽然本例卵巢早衰病机多证夹杂，但"肾虚""肝郁"当视为本病的关键病机。

2. **临证思路** 王小云教授诊治妇科疑难疾病的卵巢早衰，注重于"养"与"疏"二法，即滋养与疏通并举，滋养以补源，疏通以行经。《景岳全书》云："经闭有血隔、血枯之不同，隔者病发于暂，通之而愈，枯者其来渐，补养乃充。"说明卵巢早衰有虚实之别，治法攻补各异。卵巢早衰既称"早衰"，并非指先天不足，患者之前正常月经来潮，而缘于后天种种原因，致月经在不当绝之时闭止。此病的发生，与现代社会的工作压力、精神紧张和不健康的生活规律，损害了神经内分泌功能而影响正常月经生理等因素息息相关。王教授临证强调善于从患者的四诊资料中寻找蛛丝马迹，分析"因果"关系，辨证准确，治疗得法，"通经之法在于开源"，她通过运用滋养与疏通的治法，滋肾养肝治其本，疏理肝气调其标，使阴平阳秘，精血俱旺，结果经水自调，孕育自然水到渠成。

3. **方药解析** 中药以四物汤、二至丸加减化裁。方中熟地黄、鹿角胶两药补肾填精，为君药；女贞子、制山萸肉增强补肾作用，同时尚可清热，为臣药；酌加郁金、当归合用，理气解郁，活血化瘀，以防脉络瘀滞，为佐药；旱莲草与女贞子合用，补益肝肾，滋阴养血，茯苓健脾渗湿，养心安神，为使药。

二诊时，患者低雌激素症状已经明显改善，但月经仍未潮。继续予四物汤补血养血，其中重用熟地黄为君药，张景岳认为熟地黄"至若熟则性平，禀至阴之德，气味纯静，故能补五脏之真阴"（《景岳全书·本草正》），"实精血形质中第一品纯厚之药"（《景岳全书·痘药正品》）。卵巢早衰经血无源以下，故非熟地黄不足以达其效，故此处予以重用。当归、生地、赤芍配伍熟地黄以养精血为臣药。佐以女贞子滋补肾阴，配合熟地黄加强填精补肾之力，茯苓养心安神，龟板交通心肾，诚如《本经逢原·龟板》指出："龟禀北方之气而生，乃阴中至阴之物，专行任脉，上通心气，下通肾经。"故二者合用，有利于心火下济肾水，促进肾水复常。麦冬补肺以促进金水相生。使以郁金，疏肝理气，调理气机。全方合用疏养结合，从根本上起到滋肾养肝，疏肝解郁，激发肾主生殖的功能，促进卵巢功能恢复，帮助排卵，恢复月经自然周期，终至患者成功自然妊娠，顺利产子。

（四）结语

卵巢早衰（POF）是指女性在40岁以前出现卵巢功能衰退，主要表现为月经异常（闭经、月经稀发），相隔4周以上2次促性腺激素水平升高（FSH＞40 IU／L），雌激素水平波动性下降。该病的发生率大概为1%～2%，严重影响患者的生育力和生活质量，是目前医学界公认的疑难疾病。西医学的治疗主要方法采用性激素治疗，或依赖于辅助生育技术，目前尚无最佳的治疗方案可以恢复已经衰退的卵巢功能。赠卵体外受精－胚胎移植（IVF-ET）是该病患者解决生育问题的可选途径。赠卵 IVF-ET 的妊娠率可达40%～50%。但卵源缺乏，且不被多数患者所接受。

王小云教授诊治卵巢早衰等疑难病非常重视望诊信息，特别关注证候细微的动态变化，结合诸症，由内司外，内外结合，推断病位所属、证候分型、证变规律等，思辨可行的治疗方案，她考虑本病例属正气亏虚、肾精肝血乏源不足，肝气郁滞，故给予滋养肝肾，疏肝理气，进行积极调治，最终既改善月经，又帮助了受孕。

病案四　不孕症（多囊卵巢综合征不孕）

（一）病案

骆某，女，32岁。就诊日期：2012年7月13日。

主诉：月经稀发8年，无避孕性生活5年未孕。

现病史：患者结婚5年，未避孕至今未孕。月经初潮12岁，初始月经规则，一月一潮，经期7天，量中，无痛经。8年前开始出现月经延后，2～4个月不等，常需服地屈孕酮片治疗后月经来潮。在多家三甲医院诊断为"多囊卵巢综合征"，予去氧孕烯炔雌醇治疗8个月，治疗期间月经按期来潮，但停药后月经再复延后。LMP：2012年6月6日（服用去氧孕烯炔雌醇调经）。外院曾予西药促排卵治疗3个月，提示有排卵，但均未能受孕。觉身体困倦，痰多，嗜睡，多梦，胃纳可，口干。患者多年未孕，有强烈生育要求，慕名求诊于王小云教授。

既往史及婚育史：否认糖尿病、甲亢等内分泌疾病史。已婚，G_0。

体格检查：发育正常，形体肥胖，面部痤疮，色黯，皮肤粗糙，心肺肝脾及腹部检查未及异常，四肢活动正常，神经系统检查未及异常。舌质赤偏红，肿胀，苔厚腻，脉滑细。

妇科检查：外阴阴道正常，宫颈光滑，子宫后位，稍小，无压痛，双附件未及异常。

辅助检查：

2012年5月20日及7月13日妇科B超检查：子宫稍小，双卵巢多囊改变。

2012年6月8日（月经周期第3天）：FSH 6.7U/L，LH 15U/L，E_2: 28pmol/L，T 3.6nmol/L。

中医诊断：①不孕症；②月经后期。

西医诊断：①原发性不孕；②多囊卵巢综合征。

王小云教授诊治经过：

初诊：2012年7月13日。

望诊特点：形体肥胖，颧部痤疮（参考图2-11）、皮肤粗糙，毛孔增粗，双下肢皮肤肌肤甲错。

其他特点：身体困倦，痰多黏腻，嗜睡，多梦，胃纳可，口干。

舌脉象：舌质偏红，舌体肿胀，苔厚腻（参考图2-69），脉滑细。

中医辨证：痰瘀阻络。

治法：理气化痰，祛瘀助孕。

中药处方：

陈皮 15g	浙贝母 25g	枳壳 15g	茯苓 25g
生甘草 10g	川芎 5g	丹皮 15g	肉桂^{（焗服）}5g

14剂，水煎服，每日1剂。

二诊：2012年7月27日。

病情变化：服上药后患者咳出较多痰液，咯痰后觉咽喉舒坦，身体轻松，望诊形体同前，面部痤疮部分消退，面现光泽，面部皮肤粗糙和毛孔增粗改善，双下肢皮肤肌肤甲错明显减轻，月经未至。7月14日开始测量基础体温（BBT），现月经周期第51天BBT单相。舌黯，苔白稍厚，脉滑细。

中药处方：

陈皮 15g	法半夏 15g	茯苓 25g	苍术 10g
生山楂 15g	生神曲 15g	枳壳 15g	川芎 10g

14剂，水煎服，每日1剂。

三诊： 2012年8月20日。

病情变化： 服中药18天月经来潮（LMP：2012年7月31日），经量正常，7天干净。BBT双相。望诊面部痤疮消失、面色红润、面部皮肤细腻光滑、双下肢皮肤光滑，现咳痰减少，近1个月体重减轻2.5kg，周身轻松。舌淡红，苔薄白，脉细滑。

中药处方： 守上方14剂，水煎服，每日1剂。

四诊： 2012年9月15日。

病情变化： 在中药调治下，2012年8月26日月经再次按时来潮，经量正常，7天干净。BBT双相体温。望诊身材匀称，精神好，面色红润，皮肤光滑细腻，双下肢皮肤正常。体重继续减轻，近2个月体重减轻共4kg，腰酸，口干欲饮温水，睡眠可，二便正常。舌淡红，苔薄白，脉细。

中药处方：

女贞子 15g	熟地黄 15g	茯苓 15g	仙灵脾 15g
巴戟天 15g	丹皮 15g	旱莲草 15g	浙贝母 25g

14剂，水煎服，每日1剂。

五诊： 2012年9月30日。

病情变化： 患者月经过期5天，BBT双相，高温相已持续19天未降，检查妊娠试验阳性，诊断早孕，少许作闷，下腹隐痛不适，口干，望诊同前。舌淡红，苔薄白，脉细。

中药处方：

桑寄生 15g	白芍 15g	续断 10g	生甘草 5g
阿胶（烊化）15g	熟地黄 10g	菟丝子 15g	春砂仁（后下）5g

7剂，水煎服，每日1剂。

随访：

停经50天B超检查，宫内活胎。考虑患者多囊卵巢综合征病史，给予中药安胎治疗至 12 周。产检胎儿发育正常，于 2013 年 6 月顺产一男孩，发育健康。产后患者月经基本正常，偶有延后。

2018 年 4 月找王小云教授再调理 1 个月后又顺利妊娠，后顺产二胎女孩，2021 年 11 月随访，两孩均身体健康，发育良好。

（二）临证难点与疗效点评

1. **临证难点** 本案患者多囊卵巢综合征合并不孕，属于排卵障碍性不孕，是妇科疑难病之一，曾经激素治疗，停药复作，西药促排卵治疗 3 次均未妊娠。如何促进患者自发排卵、排卵后如何促进妊娠以及妊娠后如何保胎成功是本案的难点。

2. **疗效点评** 王教授诊治给予辨证治疗，患者服用中药 2 周月经来潮，并且形体肥胖得到明显改善，面部和下肢皮肤恢复正常。服药 2 个月后自然妊娠且顺利分娩健康宝宝，产后月经正常，情况稳定，稍作调理又顺产二胎，疗效快速，稳定持久。

（三）名医解析

1. **望诊解病——核心病机分析** 王小云教授认为本病核心病机为痰瘀阻络，胞宫胞脉阻滞，不能摄精成孕。

综观本案患者望诊形体肥胖、痰多黏腻，结合舌苔白厚、脉滑，均为痰湿之征。关于痰湿不孕，《傅青主女科》设专篇论述，虽仅一页，然而言简意赅，其指出："妇人有身体肥胖，痰涎甚多，不能受孕者。人以为气虚之故，谁知是湿盛之故乎……且肥胖之妇，内肉必满，遮隔子宫，不能受精"（《傅青主女科·肥胖不孕》）。痰湿日久，阻滞气机，气滞血瘀，故见面部痤疮、皮肤粗糙、肌肤甲错等血瘀之象；痰瘀互结，阻碍胞宫胞络，则难以摄精成孕；痰瘀阻络，清阳不升而见疲倦、嗜睡；痰瘀阻络，日久化热，内扰心神则见多梦；痰湿阻滞，津液代谢失常故见口干。

肥胖之人月经后期，世人多注重痰湿为因，然痰属阴邪，其滑利之性易渗于血液中，可随血液流动；其胶黏之性可附着于脉管壁上，影响气血运行，成为"瘀"血的致病因子，故痰饮停滞日久，必致瘀血；瘀血一旦形成，反过来又影响水液代谢，水湿停聚变生痰饮，或加重痰饮。因此王教授认为临床上对痰饮停滞日久的病证要注重瘀血内存，对于瘀血严重的病证，亦要注意痰饮为患。

2. 治则及方药解析 该患者痰瘀之征明显，治疗当先去标实之证，再求治本。

方用二陈汤加浙贝燥湿化痰，加枳壳行气化湿，气行则湿化，川芎、丹皮活血化瘀，"湿为阴邪，易伤阳气"，痰湿患者多脾肾阳虚，肉桂温肾助阳，阳气盛而湿自化，人之生长壮老，皆有阳气为之主，气血精液之生成，皆有阳气为之化。因此痰湿患者除了化痰湿，还要追本溯源，温肾壮阳，以助阳化气，温化痰饮，同时减少痰饮的生成。

二诊患者排出较多痰液，痰瘀症状均较前有所改善，治疗上乘胜追击，二陈汤合越鞠丸加减，二陈汤以燥湿化痰，理气和中以治疗痰郁。枳壳、川芎行气活血，治气郁、血郁。苍术燥湿运脾，以治湿郁；神曲、山楂消食导滞，以治食郁。诸药相合，则痰湿瘀滞标证大减，患者体重也减轻。三诊效不更方。待四诊之时，患者体重减轻 4kg，月经已复，诸证明显改善，痰瘀标证大减，及时固本，健脾补肾，因肾主生殖，肾气盛生殖功能强，气壮则痰湿断流，无以丛生，正如傅山所言："不知湿盛者多肥胖，肥胖者多气虚，气虚者多痰涎，外似健壮而内实虚损也。"（《傅青主女科·肥胖不孕》）加强补肾化痰之功，予巴戟天、仙灵脾、熟地黄、女贞子、旱莲草温肾滋肾，补肾养血，肾主生殖，继续予茯苓、浙贝母化痰，丹皮凉血化瘀，后继续宗补肾化痰治法，终而成孕，借此机会治愈了患疾 8 年的多囊卵巢综合征。

五诊时患者已妊娠，少许作闷，下腹隐痛不适。给予寿胎丸以补肾安胎，如张锡纯所言："男女生育，皆赖肾脏作强。菟丝子能补肾，肾旺自能荫胎也。寄生……大能使胎气强壮，故《本经》载其能安胎。续断亦补肾之药……阿胶系驴皮所熬……最善伏藏血脉，滋阴补肾，故《本经》亦载其能安胎也。"（《医学衷中参西录·寿胎丸》）患者口干，故加入熟地以养肾阴。腹痛，予以芍药甘草汤以柔肝止痛。作闷予以砂仁行气消滞，安胎止呕。诸药相伍，使冲任血旺，肾气充足，则胎气自固。

（四）结语

排卵障碍性不孕症占女性不孕的 25%~35%，排卵障碍中最常见的是多囊卵巢综合征（PCOS）。PCOS 是一种最常见且复杂的妇科内分泌疑难疾病之一，临床上以雄激素过高的临床或生化表现、持续无排卵或稀发排卵、卵巢多囊改变为特征，常伴有胰岛素抵抗和肥胖。主要临床表现为月经周期不规律、不孕、多毛和 / 或痤疮，是育龄期妇女最常见的女性内分泌疾病。PCOS 常伴有代谢异常，如脂代谢异常、胰岛素抵抗和糖代谢异常、心血管疾病等。PCOS 患者因排卵障碍多数患者伴有不孕，妊娠后 PCOS 患者自然流产率高，妊娠糖尿病发生率高，或合并妊娠高血压等。其病因至今尚未阐明。

王小云教授认为 PCOS 肥胖患者多为本虚标实，脾肾虚为本，痰湿瘀为标。治疗当分标本先后。本患者初诊痰瘀互结症状突出，故先治其标，再适时治本，健脾补肾。PCOS 患者怀孕后容易流产，故妊娠后务必安胎固胎，健脾补肾，调固冲任，预防流产。

病案五　不孕症（输卵管阻塞）

（一）病案

文某，女，35 岁。就诊时间：2018 年 3 月 16 日。

主诉： 未避孕未孕 2 年。

现病史： 患者 3 年前因计划生育人工流产 1 次，二胎政策放开后拟生二胎，未避孕至今未孕 2 年余。平素月经周期提前或延后 1 周，经量中等，5 天干净，色黯，血块多，痛经，人工流产后月经量偏少。LMP：2018 年 2 月 24 日，5 天干净，量偏少。2018 年 3 月外院子宫输卵管造影检查结果：左侧输卵管远端阻塞、积水，右输卵管远端不完全阻塞、积水，宫腔粘连。请结合临床。多家中西医院建议患者行宫腹腔镜手术，患者惧怕手术，慕名特找王小云教授要求中医治疗。

既往史及婚育史： 既往无特殊病史。已婚，$G_2P_1A_1$。祖籍湖南，近 5 年居广州，喜食辛辣。

体格检查： 面色晦暗，少许散在黯斑，鼻唇沟发黯，常规体查心肺肝脾及腹部未及明显异常，神经系统检查无异常。舌黯红，舌根苔黄厚，舌底静脉迂曲，脉滑细。

妇科检查： 外阴、阴道正常，分泌物量多色黄稠，宫颈光滑，子宫后位，大小正常，无压痛，欠活动，后壁欠平滑，双附件区增厚压痛。

辅助检查： 2018 年 3 月 3 日子宫输卵管造影：左侧输卵管远端阻塞，积水，远端轻度上举征，缠绕并极度扭曲；右输卵管远端不完全阻塞，积水，远端上举征，较狭长，子宫偏小，右宫角部显著缺损，双宫角不对称，考虑宫腔粘连。请结合临床。盆腔涂布微量造影剂，分布极不均匀，输卵管远端少许滞留影。

中医诊断：①不孕症；②盆腔炎。

西医诊断：①继发性不孕；②盆腔炎性疾病后遗症；③宫腔粘连。

王小云教授诊治经过：

初诊：2018年3月16日。

望诊特点：面色晦暗，少许散在黯斑（参考图2-17），鼻唇沟发黯（参考图2-38），带下量多，色黄质稠。

其他特点：精神可，下腹胀，睡眠欠佳，二便正常，纳可，月经量偏少，月经色黯，夹血块，经行腹痛，喜食辛辣。

舌脉象：舌黯红，舌根苔黄厚，舌底静脉迂曲（参考图2-93、图2-99），脉滑细。

中医辨证：湿热瘀阻胞络。

治法：清热利湿，理气化瘀。

中药处方：

败酱草15g	白花蛇舌草25g	生大黄10g^{（后下）}	枳实15g
毛冬青30g	路路通30g	王不留行30g	忍冬藤30g

14剂，水煎服，每日1剂。

二诊：2018年4月3日。

病情变化：LMP：2018年3月22日，量偏少，色转红，血块减少，腹胀、痛经消失，望诊面色显光泽，少许散在黯斑，鼻唇沟发黯稍退，带下量减，偏黄，二便正常，纳眠好。2018年3月24日B超检查（月经周期第3天）：子宫大小正常，EN4mm，双附件未见异常，双侧窦卵泡数共4个。性激素6项检查：符合卵泡期改变；血甲状腺功能检查正常。舌偏黯，苔薄黄，舌底络脉迂曲，脉弦细。

中药处方：

毛冬青30g	白花蛇舌草25g	路路通30g	柴胡15g
千金拔15g	赤芍15g	黄柏15g	怀山药15g
丹参15g			

30剂，水煎服，每日1剂。

三诊： 2018年5月3日。

病情变化： 面色恢复正常、红润有泽、少许散在黯斑变淡。LMP：2018年4月25日，量中，色不黯，无血块，无特殊不适。大便偏硬，欠畅，舌淡红，苔薄白，脉弦滑。

中药处方：

白花蛇舌草 15g	酒大黄 10g	枳实 15g	毛冬青 30g
大血藤 15g	白术 15g	香附 10g	路路通 30g
千金拔 15g			

30 剂，水煎服，每日 1 剂。

随访： 2018年7月5日。

LMP：2018年5月23日，量中。6月因月经过期10天，自测尿妊娠试验阳性，无其他不适。7月10日查血HCG：5 599IU／L，孕酮：65nmol／L；阴道B超：宫内孕，如孕5+周。现患者面色正常，黯斑基本消失。考虑患者有宫腔粘连病史，根据辨证继续给予补肾安胎中药治疗。

2021年11月再次随访，患者于2019年2月顺产一健康男婴，现已近2岁余，发育良好。

（二）临证难点与疗效评价

1. **临证难点** ①盆腔环境差：本案患者造影显示输卵管阻塞及积水，双侧输卵管形态变异严重，提示盆腔严重粘连；②宫腔状况欠佳：人工流产后月经量少，子宫造影检查提示宫腔粘连；③卵巢储备功能低下：月经周期第3天B超监测窦卵泡总数4个。以上情况除了受孕困难，即使侥幸妊娠，异位妊娠的概率也较大。

2. **疗效分析** 王小云教授给患者辨证治疗共3个多月，成功妊娠并顺利分娩健康胎儿，同时痛经、下腹坠胀等症状完全消失，面部色泽恢复正常，黯斑消失，疗效奇佳。用患者的话说"用最低的费用，最短的时间，收到最好的效果，治愈最难的疾病"。

（三）名医解析

1. **望诊解病——核心病机分析** 本案结合病史及辅助检查，明确诊断不孕的原因主要与输卵管阻塞、宫腔粘连、卵巢储备功能下降密切相关，是属于妇科疑难疾病。

从望诊上看，面色晦暗并见黯斑，鼻唇沟发黯，舌底静脉迂曲，经潮色黯、血块、痛经，妇科检查触及双附件区增厚压痛，乃为明显血瘀之征；舌象虽没有明显湿热之象，但妇检望见阴道内黄稠分泌物多，为局部湿热下注明显，综合考虑，乃湿热瘀互阻之征。缘患者既往人工堕胎，金刃损伤，瘀血留滞，又喜食辛辣，日久肠胃湿热丛生，湿热下注，与瘀血搏结，湿热瘀阻，胞络受阻，故不能摄精成孕；瘀血内阻，气血不能上荣颜面，而见面色晦暗，面部黯斑；鼻唇沟皮肤颜色发黯，提示内生殖器官气血瘀阻，瘀阻胞宫胞脉，故见经血有块，色黯，不通则痛，故见痛经。王小云教授认为本病瘀血为本，局部湿热为标，湿热瘀结，胞络受阻，故而不能摄精成孕。可见湿热瘀阻是本病核心病机的关键所在。

2. 治则及方药解析　根据"热者清之，实者泻之"的治则，治以清热利湿、化瘀通络为法。方中白花蛇舌草清热解毒、利尿除湿，消痛散结，败酱草祛瘀止痛，两药合用能增强清热解毒之力，毛冬青活血通络，清热解毒，三药共为君药；大黄清热除湿，行瘀通便，与理气消积的枳实并用，是取小承气汤缓下热结、荡涤肠腑之意，通腑清热、逐瘀祛湿，使邪从大便而解，为臣药；王不留行活血化瘀，消肿通络，忍冬藤清热解毒，疏风通络，为使药；路路通利水除湿、疏肝活络，为使药。王教授对盆腔炎性疾病或子宫内膜异位症者在子宫后壁或骶韧带触及增厚、触痛者，善用大黄与枳实药对治疗，改善局部组织炎症、增厚、触痛的效果非常显著。其原理是一来取药物直达病所，二来通过荡涤肠腑以逐邪外出而获效。

二诊患者阴道分泌物减少，腹胀、痛经消失，提示湿热消散之象，加强理气化瘀之功，去寒凉之败酱草，加柴胡疏肝理气，千金拔、赤芍以加强行滞化瘀、通经活络之力，山药健脾补肾，扶正化瘀。

三诊湿热之邪基本已去，当扶助正气，加大血藤、白术健脾养血，香附理气，患者大便偏硬欠畅，再予酒大黄、枳实行气通便化瘀，以防大便郁积，瘀留邪复。

经以上治法，患者终于自然受孕，再以补肾安胎中药继续治疗，使孕胎健康成长，母子平安。患者既能自然妊娠，说明宫腔、盆腔的内环境大为改善，阻碍渐除，卵巢储备功能已趋恢复，故诸症全消，如愿以偿。

（四）结语

本例患者基础病较多，宫腔粘连、盆腔炎症、输卵管阻塞、卵巢储备功能下降，病情复杂，病因交错，具有治疗难度大、疗效不理想、或治疗费用高、成功率低等难点，治疗相当棘手。

王小云教授认为本病病因病机复杂，虚实夹杂，热湿瘀邪交错蕴结，正气难以修复，正如《素问·评热病论》曰："邪之所凑，其气必虚。"故临证需注意局部辨证与整体辨证相结合，谨慎详辨，谨守病机，因证施治，祛除病邪，才有利于正气恢复，身体康复。

二、男性不育症

病案一 男性不育症（弱精子症）

（一）病案

陈某，男，32岁。2015年8月15日就诊。

主诉： 无避孕性生活4年未育。

现病史： 4年前夫妻双方"因结婚2年未避孕未孕"至外院就诊，检查提示患者重度弱精子症，PR值3%～10%。妻子因月经量少检查发现子宫内膜菲薄。当地生殖中心专家建议行IVF-ET，于2013—2014年分别进行2次IVF-ET，均失败（妻子取卵后均因丈夫精子质量差未配成胚胎，第一次女方取卵4个，可利用胚胎0个，第二次取卵5个，可利用胚胎0个）。

既往史及婚育史： 常年反复口腔溃疡、下肢小腿外侧皮肤湿疹3年，当地医院多次中西医诊治未效。已婚未育。

个人史： 长居海边城市，工作压力大，性情急躁激动。

体格检查： 精神疲倦，口腔溃疡，面色黯滞，心肺肝脾及腹部体检未及明显异常，四诊活动正常，神经系统检查未及异常。下肢小腿外侧皮肤湿疹，瘙痒，搔抓后见渗液明显。舌淡红，边有齿痕，苔白厚，脉弦细。

辅助检查：

2015年6月2日检查染色体正常。

2015 年 7 月 3 日检查精液常规：精子密度：$6.60 \times 10^6 / ml$，PR：10%。支原体、衣原体阴性。

2015 年 8 月 14 日复查精液常规：精子密度：$5.80 \times 10^6 / ml$，PR：3%。血常规正常。

中医诊断：不育症。

西医诊断：男性不育症（少精子症、弱精子症）。

王小云教授诊治经过：

初诊：2015 年 8 月 15 日。

望诊特点：性格内敛，面色黯滞（参考图 2–17），口腔溃疡，下肢小腿外侧皮肤湿疹，搔抓创面见渗液明显。

其他特点：情绪容易激动，心烦，胃纳一般，睡眠欠佳，二便正常。

舌脉象：舌淡红，苔白厚，脉弦细。

中医辨证：肝郁脾虚，气滞湿阻。

治法：理气行滞，健脾化湿。

中药处方：

香附 10g	白术 10g	茯苓 15g	白扁豆 30g
佩兰 10g	枳壳 10g	泽泻 10g	泽兰 10g

共 14 剂，水煎服，每日 1 剂。

养阴舒肝胶囊，口服，4 粒 / 次，3 次 / 天，14 天。

二诊：2015 年 8 月 30 日。

病情变化：望诊面色黯滞消退，口腔溃疡消失，下肢小腿外侧皮肤湿疹明显减轻，搔抓瘢痕大部分愈合，无瘙痒，未见新皮疹。服中药后大便次数增加，每天 2 ~ 3 次，稀烂气臭，情绪改善，逐渐开朗，偶有心烦，眠纳一般，二便正常。舌淡红，苔薄白有齿痕，苔白稍厚，脉弦。

中药处方：

初诊的中药方去枳壳，加苍术 10g，共 30 剂，水煎服，每日 1 剂。

按上法继续口服养阴舒肝胶囊 30 天。

随访：2015 年 12 月 1 日。

患病夫妇居住外省，电话随访知悉，患者下肢小腿皮肤湿疹已全部治愈，口腔溃疡至今连续 3 个多月未见复发，2015 年 11 月下旬复查精液常规恢复正常，PR：35%。

其妻子经王小云教授中医药治疗 4 个月，月经量正常，B 超复查子宫内膜恢复正常。夫妇二人感觉自然怀孕难度较大，且盼子心切，准备于 2016 年上半年再次接受 IVF，女方完成相关检查在等待取卵前，发现自然受孕，孕 7 周时 B 超检查提示双胞胎，2017 年 4 月剖宫产喜得龙凤胎，现 4 岁多，宝宝健康，聪明可爱。

（二）临证难点与疗效点评

1. 临证难点　本例为男性不育患者，已婚 4 年未避孕未孕，多次精液常规检查：PR 值 3% ~ 10%，诊断弱精子症。女方 2 次行 IVF-ET，取卵均因精子质量较差未配成胚胎，按照此种情况，要正常怀孕似乎难于登天。

2. 疗效点评　王教授针对气滞湿阻的核心病机，立治法为理行滞气，健脾化湿。予纯中药治疗 2 周，治愈了 3 年顽固性的口腔溃疡和小腿皮肤顽疾，服中药 2 个月也治愈弱精子症，复查精子 PR 恢复正常，半年后妻子在王教授的治疗下自然受孕，且为健康龙凤胎，见效之快，疗效之佳，堪称奇效。

本案另一奇妙之处在于，王教授用药之间未见一味补肾壮精之药，仅为寥寥几味行气利湿之药，且用量轻盈，患者服药后精子质量居然恢复正常，王教授中医辨证精妙之所在，令人叹服。

（三）名医解析

正常男性精子 PR 应为 32% 以上，本例患者精子 PR 值只有 3% ~ 10%，属于精子质量极差者，还有患者的口腔溃疡和小腿湿疹反复多年难愈，此等疑难情况，王小云教授是如何思考应诊施药的？

1. 望诊解病——核心病机分析　中医认为不育症（弱精子症）的病机主要与肾虚有关，可兼有气滞、血瘀、痰湿等，临证医者治疗多从护肾考虑，或兼理气、或兼化瘀。但王小云教授对此治疗并没有按照习惯思维，而是反其道而行之，另辟蹊径。王教授初诊时无意中望见患者小腿湿疹，因多年搔抓已成瘢痕累累，同时见患者性格内敛，面色黯滞。首先被望见的这 3 个特征反映了核心病机和疗效的关键环节，王教授透过现象看本质，深入思考，确定核心病机是气滞湿阻。气滞湿阻，何以致不育？气行则水行，气滞则水停。水停为湿，湿性趋下，阻于下焦，流于下肢，故小腿反复湿疹难愈；小腿湿疹似乎属于皮肤疾患，与生殖生育关系不大，但实际患疾部位恰恰反映了肝脾肾所循之经。患者性格内向，肝郁气滞，木克脾土，土虚水泛，水聚成湿，湿阻下焦，一方面湿阻精络，难以通精成育；另一方面湿聚下焦，损伤肾气，影响生殖功能；肝郁日久，气滞致瘀，故见面色黯滞。由于王教授辨证精确，治疗切中核心，疗效显著，疾病痊愈。

2. **治则及方药解析** 针对气滞湿阻的核心病机，王教授确立治法为理气行滞，健脾化湿。方中以香附开肝气之郁，枳壳行中焦之气，共奏行气疏肝解郁之功，"气行则湿化"，为君药；白扁豆、白术、茯苓健脾化湿，并取健脾抑木之功，为臣药；佩兰芳香化湿，《本草乘雅半偈》谓佩兰"臭香，味辛，气化中药也。故主益气，利水道"。泽泻、泽兰清利下焦水湿，泽泻重在清化肾浊，泽兰兼能活血，活血也可利水，共为佐药。再加养阴舒肝胶囊滋养肝肾，疏肝理气，使理气不伤阴，养阴不留湿。患者用药后，肝气得舒，二诊去枳壳，加苍术加强燥湿健脾之功，脾气得健，土能治水，湿气得祛，肾恢复主生殖功能，精子质量提高而受孕。

（四）结语

美国流行病学调查显示，育龄夫妇不孕不育患病率约为 10%～12%。发展中国家育龄期夫妇中约达 10%～15%，其中男性因素造成的不育占 30% 以上。弱精子症即精子活力低下是男性不育症的主要原因之一。

古代中医治疗不育症多从肾入手而采用补肾方法，现代中医或补肾、健脾、活血，或脾肾同治，但因其发病机制复杂，症状和体征表现不明显，难以做到精准分证论治，因而临床疗效不尽人意。

王小云教授从望诊入手，结合四诊，"司外揣内"，抓住患者气滞湿阻的本质，从行滞化湿入手，最终使肝气得舒，脾气得健，土能治水，湿气得祛，恢复肾主生殖功能，精子质量提高而受孕。

病案二　男性不育症（畸形精子症、弱精子症）

（一）病案

钟某，男，36 岁。就诊时间：2018 年 12 月 7 日。

主诉：生育后6年，未避孕2年余未育。

现病史：患者夫妻6年前已育一女，后工具避孕。2年余前开始拟生二胎，未避孕至今未育，女方月经规律，监测排卵正常，半年前子宫输卵管造影提示输卵管通畅，近2年余在女方排卵期性生活密集，但仍未育。近一年患者在外院多次就诊，经检查诊断"畸形精子症，精子活力低下"，中西医药物治疗效果不显，建议行辅助生殖技术（IUI或IVF-ET），患者拒绝，特求诊于王小云教授要求继续中医治疗。

既往史及婚育史：否认腮腺炎及手术史。已婚，育一胎，现有生育要求。

辅助检查：

2018年3月30日性激素 FSH / LH=9.40 / 4.32，T、E_2、PRL 结果正常。

2018年4月4日B超检查：双睾丸及附睾未及异常。

2018年9月19日精液常规检查：精液量5.2ml，精子浓度74.4×10^6 / ml，PR：23.4%，N：1%，染色体检查未见异常。

中医诊断：不育症。

西医诊断：男性不育症（畸形精子症、弱精子症）

王小云教授诊治经过：

初诊：2018年12月7日。

望诊特点：精神疲倦，面色黯滞，油垢感明显。

其他特点：身体困重，口干口苦，渴不欲饮，自觉阴囊局部湿热，勃起不坚，小便黄，大便烂。

舌脉象：舌质黯，边有瘀斑（参考图2-82），苔黄腻，脉滑数。

中医辨证：湿瘀阻滞。

治法：清热利湿，佐以化瘀。

中药处方：

生薏苡仁 30g	赤芍 25g	大腹皮 15g	茯苓 15g
绵茵陈 15g	丹参 15g	苦杏仁 10g	关黄柏 15g

14剂，水煎服，每日1剂。

二诊：2018年12月24日。

病情变化：望诊精神好转、面色黯滞、油垢感消失，疲乏感和阴囊局部湿热感减轻，口干口苦消失，睡眠可，胃纳一般，大便正常。舌黯，边有瘀斑，苔白稍厚，脉滑。

中药处方：

生薏苡仁 30g	泽泻 10g	大腹皮 15g	赤芍 15g
车前子 30g	白术 15g	五指毛桃 15g	杜仲 15g

20 剂，水煎服，每日 1 剂。

三诊：2019年1月14日。

病情变化：2019年1月8日精液检查：精液量5.2ml，精子浓度：32.9 × 10^6 / ml，PR：37%，N：2%。睡眠可，胃纳可，大小便正常。望诊神态正常、面色恢复如常。舌黯，苔薄白，脉弦滑。

中药：继续随诊加减治疗2个月。

随访：2019年3月19日精液常规检查：PR：45%，N：6%。女方自然妊娠，顺利分娩一女婴，现已2岁余，身体发育正常。

（二）临证难点与疗效点评

1. **临证难点**　患者畸形精子症合并弱精子症，且畸形精子症严重，外院中西医诊治一年余未见改善，属于生殖医学疑难疾病，西医治疗一般采用人工授精或辅助生殖技术，但患者拒绝，要求中药治疗。

2. **疗效点评**　王教授诊治后服中药1个月精子活力明显提高，正常形态精子率升高，治疗3个月复查精液常规精子活力大幅度升高，正常精子恢复正常范围。服药5个月后精子活力已经达到正常水平，妻子自然怀孕并顺利分娩。

（三）名医解析

1. **望诊解病——核心病机分析**　王小云教授认为本病核心病机为湿热瘀滞，下注精室，伤及精子，同时湿热阻滞精络，难以通精成育。

畸形精子症属于中医不育症范畴，其发病多之于肾，或肾阳亏虚，或肾阴不足，阴虚火旺，还可因湿热瘀阻为患。本病患者从望诊上看，满面油垢，舌黯红，苔黄腻，此乃典型的湿热之象；湿热熏蒸，循经上泛于面部，故可见满面油垢；湿热熏蒸，浊气不化，而见苔黄腻；同时患者舌边瘀斑明显，舌边属于肝经所主，为肝经瘀滞；患者病在阴器，《灵枢·经脉》曰："肝足厥阴之脉……循股阴，入毛中，环阴器，抵小腹……"湿热下注肝经，故见阴囊局部湿热感，勃起不坚；湿性黏腻，阻滞气机，清阳不升，故见疲倦、身重；湿浊中阻，津不上承，则渴而不欲饮；湿热下注，膀胱气化不利，肠道传导失司，故见小便短少、色黄，大便烂；肝经湿热瘀互阻，下注精室，伤及精子，同时湿热阻滞精络，难以通精成育；同时湿热久聚下焦，肾为水脏，其性属阴，湿热久熏，损伤肾气，也影响生殖功能。

2. 治则及方药解析　根据本病核心病机为湿热瘀滞，治疗当以清热利湿为主，佐以化瘀。

方中重用薏苡仁以利水渗湿，《本草新编》曾言薏苡仁"最善利水，又不损耗真阴之气。凡湿盛在下身者，最宜用之"，乃利湿不伤正之品，黄柏与薏苡仁同用加强清利下焦湿热，以弥补薏苡仁清热不够之弊，且黄柏归肾、膀胱经，善清肾阴不足之虚热，二者相合，使湿热从下焦而解，且利湿不伤阴，为君药；绵茵陈善化中焦肝胆湿热，且能条畅肝胆气机，不育患者多数心理压力较大，肝气不疏，绵茵陈此处一举两得，茯苓健脾渗湿，二者同用，共理中焦湿热，为臣药；《温病条辨·湿温寒湿》言"盖肺主一身之气，气化则湿亦化"，方中同时加杏仁开宣上焦肺气，通调水道，大腹皮入脾、胃经，能够行气导滞、助行中焦湿滞，为佐药；湿热郁久，易郁而成瘀，加赤芍、丹参凉血活血化瘀，与利湿药同用，取"血行水亦行，水行助瘀清"之意，同时赤芍入肝经，有助消除肝经循行之阴器精络精室瘀滞，为使药。综上诸药，有宣上畅中渗下，行上下分消之功，可使气畅湿行，湿去热清，脾运复健，肝气条畅，三焦通畅，诸症自除。

二诊时湿热渐去，当兼顾扶正固本，《神农本草经疏·乌贼鱼骨》曰"男子肾虚则精竭无子"，故男子弱精子症、畸形精子症多夹杂肾虚。肾所藏之精，分为先天之精和后天之精，后天之精依靠水谷化生精微而滋养，其充盈与否则与脾的功能关系密切。故在该患者湿热之象渐缓之时，二诊方中加入五指毛桃、白术以健脾益气祛湿，杜仲以补肾填精，绵茵陈、黄柏苦寒不宜久用，改用车前子、泽泻继续清泄下焦湿热，车前子、泽泻入肾经，兼有引经入药之功。三诊湿热已去，复查精子活力明显增强，效不更方，原方继续调治，终得如愿育子。

（四）结语

男性不育症指夫妇同居2年以上，未用避孕措施而因男方原因所致的无生育现象。不孕不育中，因男性因素造成的不育占30%以上。造成男性不育的原因很多，畸形精子症（正常形态精子＜4%）是男性精液异常的一种，常伴弱精子症。目前西医治疗主要以辅助生殖技术为主，轻－中度畸形精子症采用人工授精，重度畸形精子症用试管婴儿技术。

中医认为本病主要病机以虚为主，也有兼夹气滞、血瘀、湿热之证。本案患者湿热瘀之象明显，辨证不难，难在如何尽快清利湿热，祛邪以复本。王小云教授采用上、中、下分消之法，其中寓"提壶揭盖"之意，有启上焦之塞，促下焦自开的道理，使湿去热解，后期辅以补肾健脾，最终精子形态、活力达到正常，提高生育力。

第五节 杂病

一、盆腔包裹性积液

（一）病案

杨某，女，40岁。就诊时间：2010年4月15日。

主诉： 腹部手术3次，发现盆腔包块5年，现腹胀痛伴大便不畅10天。

现病史： 患者2004年10月因子宫腺肌病及右侧卵巢巧克力囊肿于外院行全子宫切除＋右附件切除术，术后8天因粘连性肠梗阻再次行手术治疗。2005年8月因腹部胀痛行盆腔B超检查，发现盆腔包块120mm×100mm×90mm，再行第3次手术，术后诊断为盆腔包裹性积液。第3次手术后半年因再次腹胀痛急诊，盆腔B超复查又现盆腔包块90mm×60mm×80mm，考虑盆腔包裹性积液复发，外院保守治疗2年未效，盆腔包块增大，建议再次手术，但告知患者手术后仍有复发可能，患者拒绝再次手术。近10天出现腹部胀痛明显，时欲大便，难解，大便排出不畅，不欲饮食，睡眠差。患者自觉痛苦难忍，慕名求诊于王小云教授。

既往史及婚育史： 既往无特殊病史。已婚育，G_1P_1。

体格检查：

T：36.3℃，P：76 次 / min，R：18 次 / min，BP：120 / 78mmHg。

精神疲倦，面部潮红，鼻头颜色深红，鼻翼两旁的皮肤粗糙且油腻，口气异味明显，心肺、肝脾检查未见异常，全腹软，下腹轻压痛，无反跳痛，隐约触及肿块，大小边界不清，神经系统检查未见异常。舌黯，舌底静脉增粗，舌苔黄厚，脉弦滑。

妇科检查： 外阴、阴道正常，宫颈子宫缺如，盆腔可触及包块，质软，大小边界欠清，触痛（+），其余未及异常。

辅助检查：

2010 年 4 月 6 日妇科 B 超提示：盆腔混合性包块 150mm × 100mm × 97mm。

2010 年 4 月 6 日白带常规：清洁度Ⅲ°，余正常，BV（–）。

中医诊断： 癥瘕。

西医诊断： 盆腔包裹性积液。

王小云教授诊治经过：

初诊： 2010 年 4 月 15 日。

望诊特点： 面部潮红（参考图 2-10），面诊中部的鼻头颜色深红（参考图 2-28），鼻翼两旁皮肤粗糙且油腻。

其他特点： 体倦困乏，胃纳欠佳，胃部胀满，嗳气打嗝，口气异味明显，大便不畅，腹部胀痛，矢气及大便后下腹痛减，无发热。

舌脉象： 舌黯，舌底静脉增粗，舌苔黄厚，脉弦滑。

中医辨证： 湿热瘀结，腑气不通。

治法： 理气通腑，清利湿瘀。

中药处方：

生大黄（后下）10g	芒硝（另熔兑服）10g	枳实 15g	法半夏 15g
大腹皮 15g	陈皮 15g	厚朴 15g	五指毛桃 30g

7 剂，水煎服，每日 1 剂。

二诊： 2010 年 4 月 23 日。

病情变化： 精神好转，服药第 2 天大便通畅，每日数次大便，质烂，便味臭秽明显，后期臭味减轻，矢气频多，矢气或大便后腹胀痛减轻，服药第3天腹胀痛消失，口气异味消失；望诊鼻部、面部潮红稍退、皮肤粗糙、油腻减轻，现矢气多，纳一般，眠可，小便正常。舌黯，苔薄白，脉滑细。

中药处方：

大腹皮 15g	法半夏 15g	厚朴 15g	苍术 15g
青皮 10g	木香^(后下)5g	茯苓 30g	肉桂^(焗服)3g

60剂，水煎服，每日1剂。

同时予复方毛冬青灌肠液保留灌肠3个月。

随访： 2011年7月1日。

治疗2个月多月时复查盆腔B超包块消失（2011年6月30日复查B超：子宫缺如，双附件未见异常包块），面色红润，皮肤正常，食欲睡眠正常，口气清新，小便色清，大便通畅。

随访至今10年，每年定期复查妇科B超，盆腹腔均未见包块。

（二）临证难点与疗效点评

1. **临证难点** ①反复盆腔包裹性积液，属妇科疑难疾病之一，患者已行3次手术，每次手术探查均见盆腔粘连更为严重，面对术后反复出现并日益增大的盆腔包裹性积液，西医束手无策；②症状严重：患者腹部胀痛难受10天，大便难解，食欲不下，若不尽快解决，必然出现食不下、解不出的恶性循环，后果堪忧；③病程较长，手术后发现盆腔包块5年，病情反复，多次手术治疗未愈，患者痛苦不已，心生畏惧，治疗信心已受打击，因此治疗要求一击即中。

2. **疗效点评** 王教授诊治后，服中药第2天症状减轻，第3天开始腹胀痛症状消失，其余症状随之缓解或消失。其后治疗2个多月，盆腔巨大包裹性积液包块消失，连续随访7年均无复发。患者感叹当时是"山穷水尽疑无路"，现在是"柳暗花明又一村"，不可谓不奇。

（三）名医解析

1. **望诊解病——核心病机分析** 王小云教授认为该患者核心病机为湿热瘀结，腑气不通所致。

（1）湿热瘀结，腑气不通，不通则痛：本患者望诊面部潮红、面中部的鼻子颜色深红、皮肤油腻粗糙、口气异味、舌苔黄厚，结合腹部胀痛，嗳气打嗝，大便不畅，乃为一派湿热壅滞大肠、腑气不通之象。根据五行分属，鼻子居面部中央，中央属土，归脾胃；鼻头深红、鼻翼皮肤粗糙油腻，提示肠胃湿热，气机壅滞，阻于肠道，腑气不通，故见大便秘结不畅；腑气不通，浊气上逆，故胃胀、嗳气打嗝、口气异味；湿热留滞日久，郁阻脉络，积而成癥，故见盆腔包块形成。包块乃有形之邪，压迫肠道加重气机阻滞与腑气不通。且湿为阴邪，重浊黏腻，既能阻碍脾胃气机加重腑气不通，腑气不通反之加重湿热内蕴，如此反复，则病情逐日加重。

（2）手术打击，正气乃伤：患者一年之内3次手术，金刃所伤，损伤正气，耗气伤血，健运失职，气不行水，湿浊内生，阻塞经脉，瘀血留滞，湿瘀互结，久而成癥，癥瘕阻滞日久，郁而化热，湿瘀热互结，以致诸症丛生。

本病为因虚致实，发为本病，初诊时以实证为主，标证突出。

2. 治则及方药解析　根据本病患者核心病机，治疗当清热利湿，活血化瘀为主，但当前患者腹部胀痛，大便不畅，以"腑气不通"为突出表现，故治疗以行气通腑为主，予大承气汤峻下热结，荡涤肠腑，使邪从大便而出，此乃《素问·至真要大论》所言之"留者攻之"。方中大黄泻热通便，荡涤肠胃，同时有活血化瘀之功，厚朴、枳实行气散结，消痞除满，共为君药；芒硝助大黄泻热通便，并软坚润燥，大腹皮下气宽中，利水消肿，助君药推荡积滞以加速热结排泄，为臣药；因患病多年，多次手术，久病必虚，且湿为脾之所病，故佐以五指毛桃、陈皮、法半夏健脾益气，运脾和中，气足以利水行湿，气旺则活血消癥，以期事半功倍。正如《医宗金鉴·妇科心法要诀》所云："凡治诸癥积，宜先审身形之壮弱，病势之缓急而治。如人虚，则气血衰弱，不任攻伐，病势虽盛，当先扶正气而后治其病；若形证俱实，宜先攻其病也。"王小云教授临证数十年，对于盆腔包块的治疗颇有心得，凡检查发现盆腔包块或痛性结节与子宫后壁、底韧带、或子宫直肠窝关系密切者，可采用理气通腑的方法进行治疗，使邪有出路，病情容易好转改善。

二诊患者腑气通，减大黄、枳实，加青皮、木香以行气破气散结，苍术、燥湿健脾，茯苓健脾渗湿，大剂量使用兼有消癥散结之功；少佐肉桂以温通经脉。毛冬青灌肠液益气利湿化瘀，经直肠壁黏膜直接吸收到盆腔起到驱散病灶的作用，内外合用，标本并治。患者标证已解，后期主要以"化瘀消癥、扶正祛邪"为原则，做到"祛邪不伤正，扶正不留邪"，宗仲景之法，"治之从缓，不求速去"，待正盛邪去，自无复发之虞。

（四）结语

近年来，随着妇女盆腔炎性疾病发病率的上升及妇科手术的增加，盆腔包裹性积液的发生也逐渐增多。盆腔包裹性积液亦称盆腔腹膜假性囊肿、盆腔腹膜炎性囊肿，是一种上皮性囊肿，多发生于生育年龄妇女，往往继发于盆腔手术后，多由妇科手术或慢性盆腔炎、腹膜炎或其他下腹部手术导致盆腔黏连而形成。目前西医多采用开腹或腹腔镜手术切除、B超引导下行囊肿穿刺抽液或穿刺同时注入抗生素及粘连松解剂、激素等药物治疗。但由于手术的创伤性大，费用昂贵，再次手术往往会加重盆腔粘连，使盆腔包裹性积液反复缠绵难愈。

王教授治疗本病"辨证与辨病"相结合，通过西医学检查方法明确诊断，中医辨证治疗须标本兼治，实证以攻伐为主，辅以补益，虚证以扶正为主，佐以攻伐，或攻补兼施，调理脏腑。遵中医的整体观理念指导辨治，方可达到理想的疗效。本案中，王教授善从面部五行望诊出发，结合患者大便不畅的表现特征，上下联系，综合分析，准确找出核心病机，用药直击要点，药到病除。她还强调，癥瘕要辨清善恶，择善而从之。盆腔包裹性积液临床上需与盆腔恶性肿瘤相鉴别，在治疗过程中对盆腔包块可结合妇科彩色B超或MRI等检查，主要观察包块增大趋势、内部结构变化、血流状况、肿瘤标志物水平变化等综合分析，以免误诊、漏诊，耽误病情，延误治疗。

二、慢性盆腔痛

（一）病案

罗某，女，28岁。入院时间：2017年12月20日。

主诉：下腹痛反复2年余。

现病史：患者2年前外伤腰椎骨折卧床2个月余后出现带下增多，下腹疼痛，以右下腹为主，到当地三甲医院检查，诊断为"盆腔炎性疾病、支原体感染、慢性肠胃炎"，给予抗感染、止痛等治疗后腹痛症状有所缓解，但症状反复，并反复支原体感染，近两年间断在多家三甲医院妇科、外科、骨科、心理睡眠科治疗。2017年

8月31日因腹痛，考虑阑尾炎可能予住院治疗，腹腔镜探查，术中见腹腔及盆腔多发性粘连，以升结肠与右侧腹膜粘连明显，子宫及双侧输卵管轻度充血、水肿，手术行阑尾切除，盆腹腔粘连松解术。术后仍有反复右下腹、右侧腹股沟区疼痛，并反复阴痒，辗转多家医院行中西医治疗，症状未有明显好转，2017年12月1日至我院要求入院治疗，诊断为"盆腔炎性疾病后遗症"，予静滴头孢呋辛、甲硝唑抗感染治疗1周，中医辨证用药，并予四黄水蜜散温敷腹部、莪棱液灌肠以活血化瘀止痛，并请传统疗法、康复理疗科、疼痛科会诊协助治疗。经治疗后患者症状稍有缓解，但末次月经后再次出现右下腹及右侧腹股沟区疼痛，现患者疼痛反复，腹部喜按，情绪焦躁，腰骶部不适，失眠，遂请王小云教授指导治疗。

既往史及婚育史：既往无特殊病史。已婚未育，工具避孕。

体格检查：发育正常，精神疲倦，面色青，晦黯无华，心肺未及异常，肝脾肋下未触及，全腹软，右下腹压痛（+），反跳痛（+），莫菲征（-），麦氏点压痛（-），双肾区无叩击痛，右侧腹股沟区肿胀，压痛（+），肠鸣音正常，四肢活动正常，走路时弯腰屈膝，行动缓慢，神经系统检测未及异常。舌淡黯，舌苔中部白厚，脉弦细。

妇科检查：外阴正常，阴道通畅，分泌物少许，宫颈轻度柱状上皮异位，宫颈举摆痛，可向大腿及阴部放射，子宫大小正常，质中，活动尚可，双侧附件区增厚，压痛，以右侧明显，右侧髂窝触痛。

辅助检查：

2017年9月29日腰椎DR片：①腰椎陈旧性压缩性骨折；②腰椎退行性变。

2017年12月7日入院检查：降钙素原检测：0.08ng/ml；12.14复查降钙素原未见异常；CRP、血沉、肿瘤指标（CA125、CA19-9、CEA、AFP）、TSH、血常规、肝功、生化、凝血5项、大便常规、尿常规均未见异常。衣原体、支原体、BV均阴性；宫颈分泌物细菌培养阴性（-），HPV-DNA阴性（-）。

阴道B超：子宫大小正常，左卵巢小囊性改变，右卵巢大小正常。

腹部彩色B超：阑尾切除术后，右下腹阑尾区未见明显包块。

胸片检查正常；心电图检查：①窦性心律不齐；②T波异常。

中医诊断：妇人腹痛。

西医诊断：①慢性盆腔痛；②手术史（阑尾切除术）；③创伤性腰椎病。

王小云教授诊治经过：

初诊： 2017年12月20日。

望诊特点： 精神疲倦，面色泛青（参考图2-13），黯滞无华，走路弯腰屈膝，行动缓慢。耳甲腔上部见小斑点（参考图2-111），中部外侧见青色区域。

其他特点： 情绪焦躁，右下腹及右侧腹股沟区疼痛，经前胀痛明显，经后疼痛缓解，情绪焦虑时右下腹疼痛加重，腹部喜按，腰骶部不适，失眠，纳可，大便偏硬，小便偶有尿不顺畅感。

舌脉象： 舌淡黯，舌苔中部白厚，脉弦细。

中医辨证： 肝郁脾虚，湿瘀内阻。

治法： 调和肝脾，利湿化瘀，缓急止痛。

中药处方：

白芍 10g	炙甘草 10g	枳实 15g	生黄芪 15g
仙鹤草 30g	酒大黄 15g		

7 剂，水煎服，每日 1 剂。

二诊： 2017年12月28日。

病情变化： 患者服中药5剂开始腹痛消失，焦躁情绪改善，精神好转，偶有右下腹胀痛，发作频率及发作时间均明显缩短，腰酸减轻，睡眠改善，食欲正常，二便调。望诊见面色现光泽，走路姿势正常，无弯腰屈膝，行动灵活，耳甲腔中部外侧皮肤颜色正常。

舌脉象： 舌淡黯，苔白稍腻，脉细。

中药处方：

生黄芪 15g	白芍 30g	炙甘草 30g	预知子 10g
仙鹤草 30g	酒大黄 10g		

14 剂，水煎服，每日 1 剂。

随访： 2018年3月15日。

随访当日患者正好来医院常规体检。

病情变化： 精神好，情绪平和，无腹痛，偶尔右下腹胀感，月经正常，无经期腹痛，睡眠安好，胃纳正常，二便调。望诊面色红润，行路正常，行动自如。

至今随访 2 年半，患者腹痛未再发作。

（二）临证难点与疗效点评

1. **临证难点**　患者病程较长，曾经妇科、外科、骨科、心理睡眠科、传统疗法科、康复理疗科、疼痛科等综合治疗，绵延不愈，病情复杂。因其疼痛的反复性和顽固性严重影响患者的工作和生活，导致失眠、焦虑、抑郁等障碍。

2. **疗效点评**　经王教授诊治，患者服中药7天即明显改善疼痛症状，随之情绪明显好转，服药21天后腹痛基本消失，精神恢复正常，饮食、睡眠、二便正常，随访1年半身体状态良好，堪称奇效。

（三）名医解析

1. **望诊解病——核心病机分析**　慢性盆腔痛属于妇科疑难病，症状表现不一，病程长短不定。王小云教授认为，在临床面临错综复杂、千变万化的病情中，一定要化繁为简，动中肯綮，取核心病机，才能犁庭扫穴。

王教授诊见患者腹痛喜按，行走被动体位，并见面色青黯，精神焦虑，疼痛随情绪变化波动，结合舌脉征象，考虑核心病机为肝郁脾虚，湿瘀内阻所致。五行中肝属木，主青色，肝气不舒，木色必现，故见面现青色，耳甲腔中部肝区皮肤色青；肝郁气滞，血行不畅，瘀血阻碍脉络，不通则痛，故腹痛，而腹痛反复未愈，影响情志，气滞血瘀，更加重瘀血停滞，腹痛缠绵难愈，由于病程较久，且逐渐加剧，因此可在耳诊中的腹部区域望见黯色斑点；气滞血瘀，气血不能上荣，故面色晦暗无华；患者因腹痛引致行走弯腰屈膝，可见腹痛程度对患者心身的摧残。正如《望诊遵经·身容望法提纲》曰："夫体以形言，态以容言，观其体，察其态，斯病证明而病情著。"

2. **治则及方药解析**　王教授认为治疗本病当以调和肝脾，缓急止痛为主，同时利湿化瘀，使邪有出路。因病程较长，久病必虚，需谨记顾护正气。

本方在芍药甘草汤基础上化裁而成。芍药甘草汤为《伤寒论》缓急止痛的经典名方，主治脘腹疼痛、筋脉挛急等。《本草备要·白芍》认为："古方治腹痛……芍药甘草汤……白芍能行营气，甘草能敛逆气。又痛为肝木克脾土，白芍能伐肝故也。"方中用芍药养血敛阴，柔肝止痛，甘草健脾益气，缓急止痛，二药相伍，酸甘化阴，调和肝脾，有柔肝止痛之效，为君药。患者多次使用抗生素，影响肠道运化，湿气内生，腑不顺通，故大便干结，舌苔白厚，用酒大黄加枳实导滞通腑，逐瘀湿止痛，腑通则湿自除，气行血通则痛自消，为臣药。"见肝之病，知肝传脾，当先实脾"（《金匮要略·脏腑经络先后病脉证》），在辨治过程中注意虚实，勿伤正气，患者病日较久木克脾土，脾气亏虚，予黄芪补气健脾，培护中州正气，扶正固本，以正能祛邪，邪去痛消，仙鹤草以补虚、祛湿、活血，一箭三雕，寓通于补中，通养结合，标本同治，与黄芪合用补虚而不留邪，攻伐而兼扶正，为佐药。

二诊患者大便已通，减酒大黄用量，去枳实，以免通腑太过损伤正气，同时乘胜追击增加白芍、甘草用量，加强缓急止痛之功，患者情绪抑郁已久，加预知子疏肝理气兼活血化瘀，同时防止木郁乘土，以防木土相争，气逆作痛。

（四）结语

慢性盆腔痛是指持续 6 个月以上的非周期性盆腔疼痛，严重者可产生功能障碍或需要药物或手术治疗，常见于盆腔炎性疾病后遗症、子宫内膜异位症、子宫腺肌病、盆腔静脉淤血综合征等疾病。随着生活方式、环境和心理因素的改变，慢性盆腔痛的发病也逐年上升。

慢性盆腔痛的治疗，一般包括药物，严重者可考虑手术，此外，心理干预与患者管理对于慢性盆腔疼痛的患者来说至关重要，对于顽固的慢性盆腔疼痛患者，可以采用多种方法联合治疗。但总体疗效不尽如人意。

王小云教授于本案例中，细致分析患者腹痛发作的特点及与情志失调的关系，抓住肝郁脾虚，湿瘀内阻的致病核心，妙用芍药甘草汤加减，攻伐得当，通养结合，整个方药用药简练，配伍绝妙，效如桴鼓。

三、子宫腺肌病

（一）病案

朱某，女，45 岁。就诊时间：2014 年 3 月 24 日。

主诉：经行腹痛 2 年多，加重 3 个月。

现病史：患者平素月经规律，周期 28 天，经期 5 天，经量多，每次月经来潮需用 20 片夜用卫生巾，基本湿透，经色黯红，大血块多。近 2 年经期第 1～3 天腹痛明显，伴头昏心慌，恶心欲呕，下腹冰冷，得温痛减。近 3 个月经期腹痛加剧，伴肛门坠胀明显，需服止痛药。近2年在当地医院门诊治疗，服用止痛药（布洛芬、对乙酰氨基酚等）、中药、中成药，痛经未见明显缓解。

LMP：2014年3月14日，经期5天，痛经加剧，服布洛芬2片未能止痛，连及腰骶，不能平卧，慕名前来求诊。

既往史及婚育史： 否认其他特殊病史。已婚，$G_3P_2A_1$，工具避孕。

体格检查： 神清，发育正常，形体消瘦，精神疲倦，面色晦暗，两颧片状色斑，心肺肝脾及腹部检查未及异常，神经系统检查未及异常。舌淡黯，苔白，舌底络脉迂曲怒张，脉沉细。

妇科检查： 外阴阴道正常，分泌物色白质稀，宫颈基本光滑，宫体前位，增大如孕3+月，质硬，压痛明显，欠活动，骶韧带增粗、触痛，双附件未及异常。

辅助检查：

2013年3月30日妇科B超检查：子宫增大10.5cm×8.5cm×10.1cm，EN 3mm，双附件未及异常。考虑子宫腺肌病。

2014年2月27日血清性激素6项检查（月经周期第11天）：FSH 14.22mIU/ml，LH 2.08mIU/ml，PRL 8.16mIU/ml，T 0.24nmol/ml，PRG：0.24nmol/ml，E_2 145.0pg/ml。同时查血 CA125.58U/ml，抗子宫内膜抗体阳性，血常规正常。

中医诊断： ①痛经；②月经过多；③癥瘕。

西医诊断： 子宫腺肌病。

王小云教授诊治经过：

初诊： 2014年3月24日。

望诊特点： 精神疲倦，面色晦暗，两颧片状色斑（参考图2-18），手掌心颜色偏青（参考图2-119、图2-120），手指甲床色紫黯，按之久不复色，怕冷多穿衣。

其他特点： 经行腹痛，月经量多，伴血块，头昏心慌，恶心欲呕，四肢不温，下腹冰冷，腰骶疼痛，不能平卧，得温痛减，胃脘胀闷，手足发麻，胃纳尚可，睡眠不佳，多梦，小便正常。

舌脉象： 舌淡黯，苔白，舌底络脉迂曲怒张，脉沉细。

中医辨证： 寒凝血瘀。

治法： 温经祛寒、化瘀止痛。

中药处方:

制川芎 10g	炮姜炭 5g	生蒲黄^(包煎)15g	五灵脂 15g
小茴香 10g	枳实 15g	醋延胡索 15g	酒大黄 10g

14 剂,水煎服,每日 1 剂。

蛭素胶囊(广东省中医院制剂),口服,3 粒/次,3 次/天,14 天。

二诊: 2014 年 4 月 13 日。

病情变化: 服中药后大便次数增多,质烂,4 月 12 日月经来潮痛经减轻,基本可忍,但患者因惧怕疼痛加重,仍服一片止痛药,原头昏心慌、恶心欲呕、腰骶疼痛等症消失,怕冷、下腹冰冷与手足发麻改善,食欲正常,睡眠好转,仍多梦,小便正常;望诊精神好转,面色晦暗减轻,两颧斑片状色斑仍存,手掌青退,手指甲床色转红润。舌淡黯,苔薄白,舌底络脉迂曲怒张,脉沉细。

中药处方:

制川芎 10g	炮姜炭 5g	生蒲黄^(包煎)15g	五灵脂 15g
小茴香 15g	醋延胡索 15g	肉桂^(焗服)5g	当归 15g
醋没药 10g			

21 剂,水煎服,每日 1 剂。

三诊: 2014 年 5 月 12 日。

病情变化: 服药后 5 月 10 日月经周期第二次来潮,痛经明显改善,仅轻微腹痛,无需服止痛药,经量中等,经色黯红,有小血块。四肢及腹部肤温正常,无腰骶疼痛,睡眠安好。望诊精神较好、面色稍黯、颧部斑片状色斑渐褪、手掌和手指颜色正常。舌偏黯,苔薄白,脉沉细。

中药处方: 守三诊中药处方 14 剂,继续调治以巩固疗效。

随访: 2014 年 10 月 20 日。

2014 年 7 月 2 日复查妇科 B 超:子宫较前缩小 9.5cm×7.5cm×8.0cm,EN 5mm,双附件未及异常,考虑子宫腺肌病。继续中药调治。月经正常来潮 5 个月,均未感觉腹痛,经量基本正常,腰骶疼痛和怕冷症状完全消失。

(二)临证难点与疗效点评

1. 临证难点 子宫腺肌病引起的痛经,可伴随子宫增大而呈进行性加重,疼痛剧烈而顽固，属于妇科疑难疾病。本例患者初始止痛药能暂时缓解，久用则效果不佳，疼痛症状加剧，再服止痛药，收效不显，痛经已严重影响患者生活质量。

2. **疗效点评** 王小云教授治疗后，一诊患者经行腹痛明显改善，二诊已不需服止痛药，治疗50多天痛经消失且疗效稳定，3个多月后妇科B超复查提示：子宫腺肌病病灶缩小，疗效确切，奇效迅速，其中奥妙，亟待细探。

（三）名医解析

1. **望诊解病——核心病机分析** 患者诊见面色晦暗，两颧片状色斑，精神疲倦，怕冷多穿衣，手掌青色，手指甲床色紫黯，按之久不复色，舌淡黯，苔白，舌底络脉迂曲怒张，此乃内寒夹瘀之象，同时问诊得知，痛时欲呕，四肢不温，下腹冰冷，得温痛减，月经量多，兼夹血块，四诊合参，考虑核心病机乃是寒凝血瘀，不通则痛，如《景岳全书·妇人规·经期腹痛》谓："若寒滞于经，或因外寒所逆，或素日不慎寒凉，以致凝结不行则留聚为痛。"

患者常年月经量多，气随血泄，阳气渐耗，阴寒内生，寒主收引，血行不畅，血瘀内阻，停滞胞宫胞络，不通则痛，故经行腹痛，下腹冰冷，寒凝血瘀不除，痛经渐进性加剧；隋代巢元方《诸病源候论·月水来腹痛候》云："妇人月水来腹痛者，由劳伤血气，以致体虚，受风冷之气，客于胞络，损冲任之脉……其经血虚，受冷风，故月水将下之际，气血动于风冷，风冷与血气相击，故令痛也。"瘀血内结，随经下行，经行血块；瘀阻清窍，而见头昏，面颊斑块，片状结聚，说明瘀血较重，非短时所致；手指甲床色紫黯，乃阳气不足，瘀血阻滞，气血不能疏布畅达指末所致，故按久不转红；舌底络脉迂曲怒张，乃血瘀之象。舌底络脉的变化多与血瘀相关，血瘀轻证，或瘀血日浅，可见若隐若现的舌下络脉，若血瘀证较重，无论是寒凝血瘀，或气滞血瘀，或气虚血瘀，均有可能引起舌底络脉迂曲，甚则怒张明显，粗如蚯蚓。所以可以借鉴舌底络脉的变化客观分析病情，从而指导治疗。

2. **治则及方药解析** 王教授针对寒凝血瘀之痛经，给予少腹逐瘀汤加减为治。少腹逐瘀汤是治疗寒凝血瘀痛证的经典方剂，出自清代王清任《医林改错》，是妇科临床常用方剂之一。书中说："此方治少腹积块疼痛，或有积块不疼痛，或疼痛而无积块，或少腹胀满，或经血见时，先腰痠少腹胀，或经血一月见三五次，接连不断，断而又来，其色或紫、或黑、或块，或崩漏兼少腹疼痛，或粉红兼白带，皆

能治之，效不可尽述。"（《医林改错·少腹逐瘀汤说》）

方中用川芎性味辛温，能行气开郁、活血化瘀、止痛，称为血中之气药，《本草汇言·芎䓖》言其"上行头目，下调经水……中开郁结……血中气药……尝为当归所使，非第治血有功，而治气亦神验也"。延胡索活血散瘀，行气止痛，《本草纲目·延胡索》谓其"能行血中气滞，气中血滞，故专治一身上下诸痛，用之中的，妙不可言……盖玄胡索能活血化气，第一品药也"，为君药。小茴香辛散温通，温补肝肾、散寒止痛、理气和中，炮姜味道略带辛辣，性属大热，能温经散寒、理气止痛，引诸药直达少腹，对寒凝引起的腹痛腹泻效果良好，为臣药。患者血瘀痛经，但经量颇多，以失笑散化瘀止痛，通利血脉，散瘀止血，可防活血之药散瘀过度，引经动血，为佐药。瘀血较甚，非破血之品不能散，加酒大黄、枳实以加强祛瘀之力，生大黄泻下之力强，为使药。

二诊正值经期，寒邪稍退，痛经减轻，去酒大黄、枳实以防祛邪太过伤正，加性温之当归养血活血，肉桂、没药温经化瘀止痛。诸药共奏温经散寒、化瘀止痛之效。患者服药后，寒邪去，瘀血消，痛经自善。

（四）结语

子宫腺肌病是指子宫内膜腺体及间质侵入子宫肌层，出现以子宫增大，月经量多，经期延长和渐进性痛经为主要表现的一种病症。研究显示，近77.8%的痛经患者合并子宫腺肌病，近30%的患者出现月经不调（包括月经量多、经期延长或经前点滴出血等），另外有50%的患者可导致不孕。

中医认为本病属于"痛经""癥瘕""月经过多"范畴。其病位在子宫、冲任，病证有虚实之分，实证者可因寒凝血瘀、或气滞血瘀、或湿热瘀阻致气血运行不畅，"不通则痛"；虚证者或气血虚弱，肾气亏损致胞宫失于荣养，"不荣则痛"。

王小云教授通过面部、手部、舌部望诊，结合整体特点，指出本案病机主要以寒凝血瘀为主，以温经祛寒、化瘀止痛治之，因本案病程较久，寒凝较深，瘀血深重，需予温热破瘀之品，但需严格掌握用药剂量，化瘀兼顾温通调经，行血兼顾止血扶正，瘀血去，新血方能归经。

四、外阴硬化性苔藓（外阴广泛性白色病损）

（一）病案

王某，女，50 岁。就诊时间：2012 年 6 月 1 日。

主诉：外阴奇痒4年余。

现病史：患者4年多前出现外阴瘙痒，进行性加剧，以致奇痒难忍，由于患者搔抓厉害以致外阴皮肤多处糜烂破损，曾到多家三甲医院求治，经激素、物理疗法、当地医院中医药等保守治疗外阴奇痒未能根治，症状反复，以致外阴溃疡，色素减退进一步加重。为排除恶性病变，分别2次病理检查结果提示：非特异性外阴炎，萎缩硬化性苔藓。外院专家考虑外阴白色病损面积较大，治疗效果不理想，建议外阴病灶切除术治疗，以防恶性变。患者恐惧手术而拒绝，慕名找王小云教授要求中医药治疗。

既往月经规律，28 ~ 30 天 1 潮。LMP：2012 年 5 月 21 日，4 天干净，量可，夹血块。现症见：神清，精神疲倦，紧张，烦躁易怒，心悸失眠，咽干口燥，腰酸头痛，经前乳房胀痛，阴道奇痒、夜晚加重，阴道干涩，带下量少，性交困难疼痛，胃纳可，二便调。

既往史及婚育史：无特殊病史，平素嗜食海鲜。已婚，$G_6P_2A_4$。

体格检查：精神疲倦，心情紧张，烦躁易怒，形体肥胖，面色黯滞，口唇发乌。舌黯红，苔白厚，脉弦滑。

专科检查：外阴大小阴唇、阴蒂萎缩，大小阴唇、阴蒂、舟状窝等皮肤白色病损，大阴唇中部3个小溃疡病灶，阴道弹性下降，宫颈轻度柱状上皮外移，子宫后位，双附件正常。

辅助检查：

2009—2011 年外院 2 次外阴组织病理检查结果：非特异性外阴炎，萎缩硬化性苔藓。

2012 年 5 月 23 日在本院外阴组织病理检查结果同上。

中医诊断：阴蚀。

西医诊断：外阴硬化性苔藓（外阴广泛性白色病损）。

王小云教授诊治经过：

初诊：2012年6月1日。

望诊特点：神清，精神疲倦，形体肥胖，心情紧张，烦躁易怒，面色黯滞，口唇灰黑（参考图2-50），外阴萎缩，大小阴唇，阴蒂、舟状窝等处皮肤白色病损，局部溃疡，阴道弹性差。

其他特点：外阴奇痒、夜晚尤甚，阴道干涩，性交困难疼痛，伴心悸失眠，咽干口燥，腰酸头痛，胃纳可，二便调。

舌脉象：舌黯，舌根部苔增厚（参考图2-93），脉弦滑。

中医辨证：肝肾亏虚，湿瘀互结。

治法：滋养肝肾，利湿化瘀。

中药处方：

女贞子15g	当归10g	法半夏10g	陈皮15g
茯苓25g	枳壳15g	车前子30g	地肤子15g

60剂，水煎服，每日1剂。

外洗中药：消炎止痒洗剂（广东省中医院院内制剂），3包/次，加热水融化后温泡外阴，每天1次。

指导饮食，交代治疗期间暂禁食海鲜之品。

二诊：2012年月8月3日。

病情变化：经上述治疗后阴痒大减，望诊外阴小阴唇皮肤弹性明显好转，颜色转红，外阴溃疡愈合。望诊见精神较前好转、情绪改善、面色黯滞、口唇灰黑改善，阴道湿润，性交痛减，心悸失眠，咽干口燥，腰酸头痛等症缓解，胃纳可，二便调。舌偏黯，舌根部苔偏厚，脉滑细。

中药处方：

车前子25g	粉萆薢15g	神曲15g	大腹皮15g
地肤子15g	地龙15g	泽泻15g	防风15g

60剂，水煎服，每日1剂。

外洗中药同上。

三诊：2012年10月26日。

病情变化：阴痒消失，精神好，情绪稳定；望诊外阴大小阴唇、舟状窝皮肤颜色恢复正常、但阴蒂处的皮肤色素仍偏白、范围较前明显缩小，性交正常、口干、腰酸明显减轻，胃纳睡眠正常，二便调。舌偏黯，苔薄白，脉沉细。

中药处方：

女贞子 15g	续断 15g	当归 15g	熟地黄 15g
盐山茱萸 30g	白术 15g	猪苓 10g	五指毛桃 30g

31 剂，水煎服，每日 1 剂。

随诊： 2013 年 12 月 4 日。

患者阴痒及诸症消失 2 个月，性生活和谐。妇科检查复查：外阴色素减退病灶痊愈，颜色恢复正常，阴道正常，子宫附件未及异常。嘱咐继续按原方加减治疗 1 个月，以巩固效果，预防复发。

后继续随访 8 年，至今病无复发。

（二）临证难点与疗效点评

1. 临证难点　本病例具有 2 个难点，①复杂性：属于重型外阴硬化性苔藓疾患，发病时间较长，症状反复加重，病损处多发溃疡，白色病损面积已遍及整个外阴范围；②难治性：患者曾到多家医院保守治疗（包括激素、物理疗法、当地医院中医药等）外阴奇痒未能根治，白色病损进一步加重。尤其专家告知恶变率为 2%～5%，建议手术治疗，患者情绪更为焦躁不安，给治疗带来较大难处。

2. 疗效点评　经过王教授精心的辨证治疗，患者服药 2 个月阴痒大减，治疗 4 个月外阴奇痒消失，外阴色素减退病灶痊愈，性生活和谐。在教授指导下，健康饮食，生活规律，至今 8 年病无复发，体态健康。

（三）名医解析

1. 望诊解病——核心病机分析　本例患者望诊见精神疲倦、形体肥胖、情绪烦躁、面色黯滞、口唇灰黑、外阴奇痒干涩，伴外阴萎缩及白色病损，性交困难，心悸失眠，咽干口燥，腰酸等证，结合舌脉，辨证为肝肾亏损，湿瘀互结之象。《素问·上古天真论》指出："女子……七七，任脉虚，太冲脉衰少。"患者年过七七，肾中精气衰减，五脏之阴亦损，肝肾不足，精血亏虚，血虚生风化燥，风燥阻络则阴痒反复难愈；精血不足，不能濡养外阴，肌肤失养，而出现阴部萎缩、干涩、色素减退；肝阴不足，肝气偏旺，肝失疏泄，则烦躁易怒，精神紧张；肝木克脾土，水湿运化障碍，加上患者平素甚喜海鲜食品，湿浊内生，湿阻经络，血行不畅，湿瘀互结，流注下焦，故阴痒加重，白色病损，面色黯滞、口唇灰黑。如此阴血亏虚生风、湿瘀相互胶着，迁延难愈，成为临床上顽固难治之症。

2. **治则及方药解析** 王小云教授针对肝肾阴虚，湿瘀胶结的核心病机，立滋养肝肾，利湿化瘀为主要治法。

方中以女贞子滋补肝肾，《本草纲目》认为女贞子有强阴的作用，《本草再新》则形容女贞子可"养阴益肾，补气疏肝"，配以当归补血和营，使冲任得充，则外阴肌肤得荣，为君药。湿浊属阴寒内凝之物，用陈皮、法半夏行气燥湿，茯苓健脾祛湿，三药合用以加强温煦脾胃，理气化湿之效，为臣药。枳壳行气宽胸以助化湿之力，车前子清热祛湿，既利下焦湿邪，又可防范温燥之虑，为佐药。地肤子祛风止痒，为使药。全方具有滋补精血，利湿化瘀，祛风止痒之功效，故用药后阴痒痊愈，白斑消失，诸症解除，效如桴鼓。

二诊患者虽增厚的舌苔稍减，但面黯、唇黑未能消失，得知患者生活潮汕地区，治疗期间仍在进食大量海鲜。王教授指出海鲜乃为高蛋白食物，进食过多难于消化吸收，对本患者而言是湿瘀胶结的重要原因，对病情恢复极为不利，故再次叮嘱患者注意饮食，并在前方治法基础上加粉萆薢利水祛湿、祛风止痒，如泽泻利水渗湿、泄热通淋，加强清热利湿之力；防风祛风止痒，《本草纲目》对防风的祛风作用评价极高："治三十六般风……经络中留湿……骨节间痛……治风去湿之仙药也"（《本草纲目·防风》）。再予神曲健脾消食，理气化湿，地龙清热通络，增强祛风搜络之功。

三诊在前面祛湿止痒的基础上，考虑患者年老肝肾不足、长期迁延反复难愈，肝血虚损，精血亏少无以充养经脉，故在祛湿止痒的基础上补肝益肾、滋阴润燥；女贞子、续断、熟地、山萸肉滋养肝肾之阴；当归养血祛风止痒；白术、猪苓健脾利湿；五指毛桃补气敛疮。遣方用药灵活，损有余而补不足，以平为期。故二、三诊辨治后患者阴痒完全消失，外阴皮肤恢复正常，湿瘀胶结诸症得解。

（四）结语

外阴硬化性苔藓主要表现为病损区瘙痒、性交痛、晚期可出现性交困难，外阴白色病损。其恶变率为 2% ~ 5%。西医学治疗多采用外用激素、物理治疗及手术治疗等。保守治疗可短期缓解症状，症状改善率可达 80%，但难以根治，手术治疗的复发率也极高，甚至移植皮肤亦可复发，临床上属于难治顽固之疾。

王小云教授敢于面对疑难疾患，将望闻问切四诊资料综合分析，抓住病机核心，调理脏腑、祛湿化瘀，祛风止痒，同时指导患者健康饮食，可谓药方药膳精妙配伍，犹如将军布阵，暗含巧妙构思，如此才能犁庭扫穴，效如桴鼓。

五、晚期卵巢癌合并腹水

（一）病案

张某，女，46 岁。就诊时间：2018 年 7 月 1 日。

主诉： 晚期卵巢癌复发 19 个月余，伴腹胀 8 个月余。

现病史： 患者于 2015 年 10 月 20 日因"左卵巢浆液性乳头状腺癌（Ⅳ期）"行腹式全子宫切除术 + 双侧输卵管 + 卵巢切除术 + 盆腔粘连松解术，术后予 6 程 TC 方案（紫杉醇 210mg + 卡铂 500mg dqd）化疗，过程顺利，化疗后无不适，2016 年 7 月门诊复查肿瘤标志物均正常，未行其他复查。

2016 年 11 月起出现腹胀，呈进行性加重，腹围增大，矢气减少甚至消失，大便量少，遂于 12 月 5 日住院治疗，查腹部 MR 提示卵巢癌复发并腹腔大量积液，12 月 9 日行 TC 方案化疗 6 程（紫杉醇 240mg + 顺铂 100mg），化疗过程顺利，期间无严重并发症。

2017 年 10 月中旬患者再次出现腹胀，遂于 10 月 14 日来我院住院治疗，MR 提示原盆腔软组织结节增大，盆腔结节较前增多，升结肠周围亦见新发多发软组织结节（转移瘤），左侧囊状异常信号影较前略增大，腹腔大量积液，再予 2 程 TP 方案（紫杉醇 240mg + 顺铂 100mg）化疗，症状好转后出院，出院后患者腹水较前减少，但病情未能完全缓解，患者未再返院后续治疗。

2018 年 1 月开始，患者持续出现腹胀，不能平卧，无腹痛，尿量减少，2018 年 4 月 13 日因自行用白介素治疗后腹胀症状加重伴少尿再次入院，查全腹 MR 提示大量腹水，腹腔及远处肝转移，分别于 4 月 24 日至 6 月 9 日行 3 程 TP 方案化疗

（紫杉醇取 210mg ＋ 顺铂 100mg ）。化疗后患者仍明显腹胀，并伴大量腹水，多次放腹水及其他多种中西医治疗（包括中药、针灸、利尿剂等使用）未有改善，病情危重，已向家人发病危通知书。患者悲观厌世，已立遗嘱，交代后事，家人十分焦急，特请王小云教授会诊指导治疗。

既往史： 2009 年因右乳乳腺浸润性导管癌在我院行保乳手术，术后行放化疗及内分泌治疗。否认冠心病、高血压、糖尿病、肝炎、结核等病史。已婚未育。

体格检查：

T：36.1℃，P：70 次 / min，R：25 次 / min，BP：150 / 88mmHg。

形体消瘦，骨瘦如柴，心肺未闻及异常，腹部膨隆如鼓，腹肌紧张，腹部静脉显露，轻压痛，无反跳痛，移动性浊音（＋）。双侧腹股沟可扪及肿大淋巴结，最大者直径约 5mm，活动可，无压痛，其余浅表淋巴结未及明显肿大。

妇科检查： 外阴正常，阴道通畅，阴道残端愈合良好，盆腔左侧可扪及一直径约 7cm 质硬肿物，活动欠佳，无压痛，盆壁未及明显异常。三合诊：直肠表面欠光滑，肠腔受压变窄，指套未见血染。

辅助检查：

2015 年 10 月 28 日手术病理：（左附件）符合卵巢浆液性乳头状腺癌，中分化；输卵管外膜可见癌侵犯；（大网膜）送检网膜可见腺癌结节，结合临床及免疫组化结果，符合卵巢来源免疫组化果：Calretinin（－），CK7（＋），CK20（－），ER（＋），PR（－），CDX2（－），GATA3（－），P53（＋），PLAP（－）。（直肠前肿物）送检组织可见腺癌。（子宫＋右附件）子宫：子宫浆膜可见少量的癌侵犯；萎缩状态子宫内膜；宫颈慢性炎，伴腺体鳞化；右附件：输卵管卵巢粘连成团结构不清，卵巢可见散在的癌巢。（腹水）细胞形态改变符合重度非典型增生。

2018 年 6 月 7 日和 28 日分别阴道彩色 B 超检查：子宫切除术后盆腔混合性团块，范围约 70mm×45mm×54mm，边界欠清，内回声不均匀，CDFI：内未见明显血流信号；近混合回声区前方见高回声为主混合回声团块，大小 58mm×31mm×25mm，边界清，欠规则，内回声不均匀，CDFI：团块周边及内部见丰富血流信号，测得其中一支动脉 PSV：10cm / s，RI：0.47；盆腹腔见大量游离液性黯区，内透声差，深约 94mm。腹水探查：腹腔大量积液［黯区较大前后径约 81mm（下腹）］。建议进一步检查。

2018年6月7日卵巢癌2项：HE4：90.74pmol／L，ROMA值绝经前（%）：28.9%，ROMA值绝经后（%）：72.3%，CA125：387.7U／ml，CA15-3：122U／ml。AFP、CEA、SCC、血常规、生化、肝肾功能、心电图、胸片均未见明显异常。

2018年6月30日腹部＋泌尿系彩色B超检查：肝实质回声稍增粗，肝囊肿声像。胆囊、脾脏、胰腺未见明显异常；双肾未见明显异常，腹腔大量积液。

2018年6月30日腹平片：小肠不完全肠梗阻并腹水。

中医诊断：①臌胀；②妇科癌。

西医诊断：①腹水（大量）；②肠梗阻（不完全性）；③卵巢恶性肿瘤（中分化浆液性乳头状腺癌，Ⅳ期，术后化疗后复发，伴多发转移）；④乳腺恶性肿瘤（右乳，术后、放化疗后）。

王小云教授诊治经过：

初诊：2018年7月1日。

望诊特点：精神萎靡，形体极度消瘦，骨瘦如柴，面色黯黄无华，全唇乌黑（参考图2-49），腹部膨隆，腹围74.5cm，腹壁静脉显露，半卧于床，行走困难。

其他特点：神疲乏力，语声低微，气短懒言，胸闷咳嗽，咳少量白黏痰，不欲饮食，仅进食粥水，纳食饮水后气逆欲呕，睡眠不安，大便不通，4天未解，小便量少，畏寒，四肢厥冷，腹胀满拒按，按之绷紧感明显，有明显胀痛感。

舌脉象：舌质淡紫，苔浊黄白相间，人迎脉细弱，趺阳脉难以触及，寸口脉有力，太溪脉沉细。

中医辨证：脾胃溃败，阳气亏虚，湿邪内阻。

治法：益气扶正，温行化湿，理气通腑。

中药处方：

熟附子^{（先煎）}15g	干姜30g	黄芪120g	白术60g
仙鹤草50g	大腹皮25g	厚朴15g	薏苡仁50g

熟附子（先煎）15g　　干姜30g　　　黄芪120g　　　白术60g

仙鹤草50g　　　　大腹皮25g　　　厚朴15g　　　薏苡仁50g

7剂，水煎服，每日1剂。

二诊：2018年7月8日。

病情变化：患者服药第3天大便通畅，每日一行，稀烂量多，胃纳增强，进食少量米饭，复查腹平片：肠管积气明显减轻，肠梗阻消失。望诊精神状况好转，能平卧，腹部膨隆减轻，腹围缩小，现腹围72cm，腹壁显露静脉消失，行走自如，面色黯黄消退，面略现光泽，全唇乌黑改善，上唇稍显红润，小便量增多，胸闷明显减轻，偶有咳嗽，腹胀痛感明显减轻，按之较柔软，语声有力，睡眠好转。舌质淡紫，苔薄黄，人迎脉稍有力，趺阳脉较前有力，寸口脉有力，太溪脉稍有力。

中药处方：

熟附子^{（先煎）}15g	黄芪 60g	生大黄^{（后下）}10g	高良姜 15g
肉桂^{（焗服）}10g	枳实 15g	白术 60g	厚朴 30g
薏苡仁 100g			

14剂，水煎服，每日1剂。

三诊： 2018年7月22日。

病情变化： 精神状况明显好转，情绪开朗，饮食、睡眠及二便正常；复查彩色B超：盆腹腔未见明显积液；复查血清CEA及CA125均明显下降。望诊腹部稍胀，腹围68cm，行走自如，面色有泽，唇色较前红润，胸闷咳嗽消失，四肢温暖，语声有力。舌质红，苔薄黄，诸脉皆平有力。

续予中药巩固治疗。

随访： 2020年2月10日。

至今1年半，病情稳定，生活状态良好。

（二）临证难点与疗效点评

1. **临证难点** 本例患者属于晚期复发性卵巢癌，王教授归纳本病例的特点有三：第一，发病快，转移快：患者手术及化疗后1年出现远处多发转移病灶；第二，全身状态极差：形体羸弱，骨瘦如柴，语声低微，无力行走，四肢厥冷，仅能进食粥水，但饮后呕吐，病情危重；第三，对治疗不敏感：患者对化疗、对症治疗不敏感，病情不能有效控制，大量腹水，已不能继续耐受相关攻伐治疗，病情危重，如此以往，性命堪忧。

2. **疗效点评** 患者服王教授所开中药第3天，小便量增，大便通畅，量多，复查腹平片：肠梗阻消失，腹水明显减少；服中药21天，精神恢复，饮食、睡眠正常，行走自如，四肢温暖，二便正常，腹部B超复查：腹水消失。现随访1年半，生活状态良好，堪称奇效。

（三）名医解析

如此危重的晚期癌症患者，中西医基本束手无策，王小云教授是如何思考应诊施药？

1. **望诊解病——核心病机分析** 王小云教授指出本病例属于晚期复发性卵巢上皮性癌，虽病情复杂、凶顽、多变、损正、难消，治疗极为棘手，但并非必处绝境，只要抓准核心病机辨治，或许病有一线生机。她认为脾胃溃败、阳气大虚、湿邪内阻是核心病机，分析如下：

本例患者大量腹水伴不欲饮食，食后气逆则呕，一般思维认为腹水压迫，胃脘气滞，影响纳入，大便不通，故常以减少或解除腹水为直接的治疗目的。然而晚期肿瘤的转移与发展，手术、化疗、使用利尿剂、反复放腹水等治疗，无疑都会不同程度地损伤正气，使脾胃受伤。脾胃为"后天之本，气血生化之源"，"有胃气则生，无胃气则死"。患者脾胃溃败，生化乏源，正气重创，可谓"雪上加霜"，故陷入病重而难以恢复的状态，望见精神萎靡，极度消瘦，骨瘦如柴，面色萎黄，黯滞无华，四肢厥冷等一派脾胃败虚、阳气大伤之象。气虚神失所养，精神萎靡，神疲乏力；脾虚四肢形体肌肉失充，故形体极度消瘦，骨瘦如柴；头面失于荣养，见面色黯黄无华；气虚阳气不足，阴寒内生，患者怕冷、四肢厥冷；气虚无力推动肠腑，故大便不通；腹水乃是脾胃溃败，水湿运化失职的结局，"谷入胃不能散其精，水入脾而不能输其气"，水饮内停，发为大量腹水，腹水又加重气机壅滞，影响脾胃升降失调，腑气不通，肠道梗阻，渗出增多，更加重腹水，从而形成了恶性循环。

2. **治则及方药解析** 针对危重病情，王教授指出治疗存在2个难点，其一是不确定性：患者病情传变发展迅速，病情凶险，疗效及预后存在着不确定性；其二是矛盾性：证候错杂，虚实夹杂，扶正又恐敛邪，攻邪唯恐伤正，形成治疗上的矛盾。对此治疗策略要以观其妙，以知其要，临证抓正邪变化、证素变化的特点，灵活施行动态攻补之法。方中重用黄芪、白术大建中州，健脾益气，为君药，脾气健而胃气生，气血生化有源，诸脏得以濡养，并调节水湿，正如《血证论·阴阳水火气血论》所说"气可化水""气行则水行"。干姜主入脾胃而长于温中散寒、助运脾阳，熟附子温肾助阳，温化水饮，同时火生土，也有助于温运脾阳，《金匮要略·痰饮咳嗽病脉证并治》曰"病痰饮者，当以温药和之"，为臣药。君臣药物合用，大补元气，正气盛则推动肠腑有力，肠腑传导功能正常，腑气通达，邪有出路，同时肺与大肠相表里，腑气通则肺主宣降、通调水道功能正常。佐以厚朴、大腹皮宽中行气，助行气通腑、行气化水，薏苡仁健脾渗湿，仙鹤草具有补虚、利湿、化瘀之功，《百草镜》言其"下气活血，理百病，散痞满"。全方诸药配伍，辛温并用，消补兼施，以补为主，共奏益气扶正，温行化湿，理气通腑之功，而奏显效。

二诊时，患者腑气已通，正气未复，故继续重用黄芪、白术补气健脾；用熟附子、肉桂温中助阳，为防续用干姜之温燥，改用温里散寒、性味较温和"南药"高良姜，故同时配伍枳实、厚朴、大黄以行气通腑，"以通为用"；同时，佐以薏苡仁健脾渗湿，全方诸药配伍，辛温并用，消补兼施，以补为主，祛邪不伤正，扶正不留邪，共奏益气扶正、温行化湿、理气通腑之功，而奏显效。

（四）结语

卵巢癌是女性生殖器常见的三大恶性肿瘤之一，2018年中国抗癌协会妇科肿瘤专业委员会《卵巢恶性肿瘤诊断与治疗指南（第四版）》指出卵巢恶性肿瘤处于妇科恶性肿瘤发病的第3位。卵巢上皮性癌预后差，治疗后复发率高。由于卵巢位于盆腔深部，卵巢癌早期不易发现，对于晚期病例至今中西医学均缺乏有效的治疗手段，其病死率高居榜首。

本患者为晚期卵巢上皮性癌（Ⅳ期）术后复发，病情复杂，症状繁多，病情危重，容易障人眼目。王小云教授从纷繁复杂的表象中，力拨重雾，透过现象看本质，抓住3个发病特点，辨准主要核心病机，指出2个治疗难点，扶正之品重拳出击，佐以通腑泻邪，力捣老巢，药到病除，很快解决了患者正气溃败、难治腹水、肠梗阻等病危之象，帮助渡过生死难关，延长了生存期，提高了生存质量。

六、卵巢癌性发热

（一）病案

梁某，女，51岁。就诊日期：2015年5月16日。

主诉：卵巢癌第2疗程化疗后20多天，反复发热10多天不退。

现病史：患者2015年3月因"反复下腹痛伴右腰背部疼痛5个月，加重9天"

住院，2015年3月查CA15-3：67.62U／ml，CA125＞5 000U／ml，HE4：865.4pmol／L。盆腔CT提示卵巢恶性肿瘤并肝内转移可能，腹水。行腹腔穿刺及盆腔肿物活检，腹水病理诊断：①腹水细胞形态考虑为癌细胞；②盆腔肿物穿刺病理：符合浆液性腺癌。结合MR及病理，诊断为卵巢浆液性腺癌Ⅳ期。于2015年3月23日，2015年4月16日行第1、2程TC方案化疗，2015年5月6日入院行第3程化疗，入院后出现反复高热，最高达40℃，精神疲倦，伴头痛，双下肢乏力，腹部胀满感，血常规检查全血细胞减少，提示骨髓抑制；MR检查提示：①符合双侧卵巢浆液性腺癌，合并癌灶出血，侵犯子宫、直肠上段、乙状结肠；子宫直肠窝多发实性结节，考虑种植转移；双髂血管旁及右侧腹股沟多发淋巴结，考虑转移。②子宫多发肌瘤（肌壁间及浆膜下），宫颈纳氏囊肿。入院后已给予抗感染、升白细胞、止血等治疗，白细胞恢复正常水平，癌灶出血已控制。患者热势有所下降，但仍波动在38℃上下，容易出汗，口干口苦，大便水样，味臭。故延请王小云教授会诊。

既往史及婚育史：否认冠心病、高血压、糖尿病、肝炎、结核等病史。已婚育。

体格检查：

T：38.1℃，P：85次／min，R：19次／min，BP：109／72mmHg。

神志清楚，精神疲倦，发育正常，营养中等，面部晦暗，暗斑明显，全身皮肤无黄染，颈前触及肿大淋巴结，左侧2粒，右侧4粒，较大者约1cm×1cm，较小者0.3cm×0.3cm，边界清，活动可；左腋窝触及肿大淋巴结2cm×2cm，活动度好，无触痛，右腹股沟触及肿大淋巴结约0.8cm×0.8cm。心肺听诊未及异常，未见皮疹及出血点。腹部膨胀，左下腹触及包块，大小约13cm×9cm，边界尚清，表面欠平整，质硬固定，与左盆壁关系密切，无压痛，无反跳痛，肝脾肋下未扪及，莫菲征（–），麦氏点压痛（–）。肠鸣音正常。双肾区无叩击痛。双下肢无浮肿。舌黯红，苔厚腻偏干，脉弦滑。

妇科检查：外阴正常，分泌物量中，宫颈轻度柱状上皮异位，盆腔可扪15cm×15cm×12cm肿块，表面凹凸不平，与子宫及附件连成一片，包块与左侧盆壁关系密切，活动度差，三合诊触及直肠腔变窄、隆突，直肠指套无血染，黏膜光滑。

辅助检查：

2015年3月18日盆腔肿物穿刺病理：穿刺送检组织中见巢状分布的上皮细胞

团，细胞排列为乳头状或筛状，细胞有异型性，可见核分裂。免疫组化：CK7（+），CK20（-），WT-1（+），CD34（血管+），P53（少量细胞+），ER（+），Calretinin（-），CK5/6（-）。病理诊断：（穿刺组织）结合临床，符合浆液性腺癌。

2015年3月25日全身骨ECT：①全身骨扫描未见明确骨转移征象；②腰椎退变，L4/5椎间盘膨出，L5/S1椎间盘后缘突出（后正中型）；③所见肝脏多低密度影，右肾下盏小结石，盆腔巨大囊实性肿块。

2015年5月6日我院CA125：>5 000U/ml，HE4：262.1pmol/L，CA15-3：59.62U/ml，降钙素原：0.35ng/ml，CRP：7.8mg/L。

2015年5月6日血常规：WBC：1.50×10^9/L，N%：56.3%，RBC：3.05×10^9/L，Hb：90g/L，HCT：27.9%，PLT：176×10^9/L。

2015年5月12日血常规（升白细胞药治疗后）：WBC：6.99×10^9/L，N%：77.3%，RBC：3.41×10^9/L，Hb：93g/L，HCT：28.8%，PLT：180×10^9/L；血培养阴性；彩色B超检查：肝、肾功未见明显异常；宫颈分泌物支原体、细菌培养阴性；胸片未见异常。

2015年5月13日腹部MR：①符合双侧卵巢浆液性腺癌，合并出血，侵犯子宫、直肠上段、乙状结肠；子宫直肠窝多发实性结节，考虑种植转移；双髂血管旁及右侧腹股沟多发淋巴结，考虑转移。②子宫多发肌瘤（肌壁间及浆膜下），宫颈纳氏囊肿。③左下前腹壁皮下异常信号影，请结合临床。

中医诊断：①发热；②妇科癌。

西医诊断：①发热；②卵巢恶性肿瘤（浆液性腺癌Ⅳ期，术后化疗后复发，伴多发转移）；③骨髓抑制。

王小云教授诊治经过：

初诊： 2015年5月16日。

望诊特点： 精神疲倦，面部晦暗，暗斑明显（参考图2-18），腹部膨胀。

其他特点： 发热，体温38.1℃，容易汗出，口干口苦，水样大便2~3次/天，味臭。

舌脉象： 舌黯红，苔厚腻偏干，脉弦滑。

中医辨证： 湿热瘀阻。

治法：泄热攻积，利湿化瘀。

中药处方：

生大黄^(后下)10g	丹参 15g	桃仁 15g	生薏苡仁 30g
芒硝^(冲)9g	厚朴 25g	冬瓜仁 30g	白花蛇舌草 30g

生大黄^(后下)10g　　丹参 15g　　　桃仁 15g　　　生薏苡仁 30g

芒硝^(冲)9g　　　厚朴 25g　　　冬瓜仁 30g　　白花蛇舌草 30g

2 剂，水煎服，每日 1 剂。

外敷中药：四黄散，调成水蜜，外敷腹部，每天一次。

二诊：2015 年 5 月 18 日。

病情变化：服上药 2 剂大便黄色稀水样，每天 1 次，少许味臭，体温正常，波动在 36.3 ~ 36.8℃之间，自汗减少，无明显腹胀腹痛，口干不苦，望诊精神好转，面部晦暗，暗斑稍减。舌黯红，苔黄腻，脉弦滑。

中药处方：

桃仁 15g	酒大黄 10g	生薏苡仁 30g	白花蛇舌草 30g
丹参 15g	茯苓 15g	枳实 15g	生甘草 5g

3 剂，水煎服，每日 1 剂。

患者 5 月 16 日服中药后连续 5 天体温正常。考虑患者持续发热刚退，体质较弱，暂不适宜继续化疗，故于 2015 年 5 月 21 日带中药出院调理身体，嘱咐定期复诊。

随访：2015 年 6 月 20 日。

患者体温一直正常，经中西医治疗持续调治，精神好，大便如常。

（二）临证难点与疗效点评

1. 临证难点　本例患者属于晚期卵巢癌，已广泛转移，不宜手术，在拟行第三次化疗时出现持续发热不退，给予抗感染和支持疗法治疗后，患者热势虽有下降，但仍在 38℃上下波动。患者处于正虚邪实状态，若发热消耗，久则易致正气溃败，预后不容乐观。

2. 疗效点评　经王教授会诊，患者服中药 2 天，发热即可控制，再服药 3 剂，体温完全正常，精神好转。随访 1 个多月再无复发，可谓良效。

（三）名医解析

在发热抗生素治疗后仍未好转的情况下，王小云教授如果做到两剂药物即药到热退身解呢？

1. **望诊解病——核心病机分析**　恶性肿瘤患者往往病程缠绵，正气虚，邪毒重，导致病情错综复杂。王教授分析病例的标本缓急，热势特点，证候变化，指出其核心病机是以标实为主，湿热瘀邪壅闭。望诊虽见患者精神疲倦，但持续发热不退、口干苦、腹胀，大便臭秽，面色晦暗，面斑明显，舌黯红，苔厚腻偏干，脉弦滑，均提示是湿热瘀邪壅闭的标实证。大便虽稀，但气味异臭，表明燥屎坚结于里，胃肠炽热不通，欲排不能，逼迫津液从燥屎旁流。正如《温疫论·大便》所言："热结旁流者，以胃家实，内热壅闭，先大便闭结，续得下利，纯臭水。"王教授指出该患者的热结旁流症，符合痞、满、燥、实的正阳明病。

2. **治则及方药解析**　《金匮要略·脏腑经络先后病脉证》曰："夫病痼疾，加以卒病，当先治其卒病，后乃治其痼疾也。"《素问·标本病传论》亦说："先热而后生中满者治其标……先病而后生中满者治其标……小大不利治其标。"说明当两病同发时，卒疾危及生命及影响治疗的情况下，先卒病治其标，待病情相对稳定后，再固本治疗。本病例虽本虚为要，但目前处于邪实阶段，当遵循"急则治其标，缓则治其本"的原则，先泻其实。治疗的难点在于虚实的把握和着眼点。

王小云教授指出患者初诊以正阳明病"胃家实"为主，同时夹杂湿瘀阻滞，治"宜下之"，急下存阴，佐以祛湿化瘀。方中取大承气汤和大黄牡丹皮汤合方之意。其中大黄泄热通便，荡涤肠胃，为君药；芒硝助大黄泄热通便，并能软坚润燥，与大黄相须为用，峻下热结之力甚强，桃仁、丹参凉血祛瘀，与大黄配伍，增加破血祛瘀之力，三者共为臣药；积滞内阻，腑气不通，故以厚朴、枳实行气散结，消痞除满，并助芒硝、大黄推荡积滞以加速热结之排泄，冬瓜仁清肠中湿热，消痈排脓，助胃肠积滞排出，为佐药；薏苡仁健脾渗湿，祛邪不伤正，白花蛇舌草清热解毒，利尿除湿，可导湿热下行，为使药。全方诸药配伍，以泻下攻积为主，辅以利湿化瘀。

二诊时患者正阳明病"胃家实"诸症已改善，王教授还指出，对于虚实夹杂的患者，攻伐不可太过，"衰其大半"而止。因此遵循"中病即止"的原则，将大黄改为酒大黄，避免生大黄泻下攻积力猛，损伤正气，改用酒大黄，配伍丹参以增强活血之力，并酌加枳实行气通腑、茯苓健脾利湿，甘草甘温除热，调和诸药，全方诸药配伍，以泻下攻积为主，辅以利湿化瘀，辨证合理，用药得当，故2剂中药即退热，5剂中药则能出院。

（四）结语

卵巢癌是妇科三大肿瘤之一，近年来，中国卵巢癌的发病率有上升趋势，据《中国卵巢上皮性癌维持治疗指南（2021年版）》数据显示，中国人群卵巢癌新发病例为52 100例/年，死亡达22 500例/年，严重威胁女性健康。因卵巢解剖位置在盆腔深处，早期症状十分隐蔽，目前卵巢癌患者中70%被确诊时已属晚期，其常规治疗方式为手术和化疗。尽管卵巢癌诊疗方面取得了一定进展，但5年生存率仍低于25%。

癌症在病情的发展过程中尤其是疾病的后期经常都会出现非感染性的发热，被称为癌性发热，又称肿瘤相关性发热，一般是指癌症患者出现的在排除感染、抗生素治疗无效的情况下出现的直接与癌症有关的发热和患者在肿瘤发展过程中因治疗而引起的发热，是肿瘤在发生发展过程中出现的常见并发症之一。肿瘤热的发病机制至今尚没有完全清楚，引起肿瘤热的致热原可能来自多方面，既来自肿瘤本身及其坏死产物，又来自于宿主对肿瘤的免疫反应所产生的免疫细胞。癌性发热常表现为夜间与午后反复发热，以低热为主，与其相关的感染性实验室检查指标处于正常范围，西医学的抗感染治疗疗效有限，多以非甾体抗炎药物或激素治疗为主，但这两类药物不能长期使用，且副作用较大。中医治疗该病有独特的优势，既可以通过扶助正气以祛邪或通过祛邪以扶正，达到清热除热的目的，同时又可以减轻西药的副作用。

王小云教授在中医经典理论的指导下，根据全身症状，关注细微，抓住邪实为主的特征，急性期急下泻实为治，从而药到热解。

七、盆腔淋巴囊肿合并感染（宫颈癌手术后）

（一）病案

吴某，女，46岁。就诊时间：2016年12月16日。

主诉：宫颈癌化疗后反复腹痛伴发热29天。

现病史：患者因"宫颈癌根治术+淋巴清扫术"后2016年11月5日入院行第一程TC方案化疗，于2016年11月19日出现发热、腹痛，完善检查后诊断为淋巴囊肿（大小约75mm×50mm×54mm）。经抗感染治疗后，热退，腹痛缓解，淋巴囊肿较前缩小（大小约70mm×38mm×37mm）。12月2日再次入院接受第2程TC方案化疗后，12月14日再次出现发热38～39℃之间，伴腹痛，血常规提示白细胞正常，CRP、血沉、降钙素等指标升高，CT提示淋巴囊肿合并感染，经莫西沙星抗感染治疗4天体温未见改善。现仍发热，精神疲倦，腹痛，遂延请王小云教授会诊，指导治疗。

既往史及婚育史：患者于2016年10月25日行腹式子宫广泛根治性切除术+输卵管卵巢切除术+盆腔淋巴结清扫术+输尿管逆行插管引流术，术后病理提示宫颈鳞状细胞癌，中分化，伴脉管浸润。已婚育。

体格检查：

T：39.3℃，P：92次/min，R：24次/min，BP：117/82mmHg。

精神疲倦，双目乏神，面色㿠白，眼周瘀紫，全身皮肤无黄染，四肢皮肤见斑点状皮疹，稍高于皮肤表面，无皮下紫癜，浅表淋巴结无肿大。双肺呼吸音稍粗，未闻及干湿性啰音，心界不大，心率92次/min，各瓣膜区听诊未闻及病理性杂音。肝脾肋下未扪及，莫菲征（-），腹肌稍紧，右下腹压痛及反跳痛明显，麦氏点压痛（-），肠鸣音正常，双肾区无叩击痛，双下肢无浮肿，手纹及指甲颜色发黯，唇黯，舌黯，苔白腻，脉细滑。

妇科检查：外阴正常，阴道灼热感，内见少量白色分泌物，阴道残端愈合良好，子宫缺如，盆腔压痛明显，盆腔右侧可扪及囊性包块，大小约6cm×4cm，活动欠佳，触痛明显，盆腔左侧增厚、轻压痛。

辅助检查：

2016年10月25日手术病理：送检宫颈镜下见肿瘤浸润深度0.2cm（宫颈壁总厚度1.0cm），癌组织浸润深度<1/2宫颈壁，浸润癌位于宫颈3～5点及12点（顺时针），宫颈6～11点可见高级上皮内瘤变；组织学类型：鳞状细胞癌；组织学分级：G2（中分化）；阴道前后左右穹隆、阴道壁切缘、左右宫旁均未见癌转移；淋巴管-血管浸润；可见脉管内癌栓；淋巴结检查：送检各组淋巴结均未见癌转移。（左侧）输卵管慢性炎，未见癌；卵泡滤泡囊肿，左侧骶韧带残端未见癌；送

检侧膜腹为纤维脂肪组织，并可见小灶卵巢成分，请结合临床。

2016年12月15日我院血常规：白细胞：$5.42 \times 10^9/L$，中性粒细胞：$0.64 \times 10^9/L$，中性粒细胞百分比73.2%；血沉：120mm/h↑，CRP：149mg/L↑，降钙素原：0.22ng/ml↑。肝、肾功能未见明显异常。心电图、胸片未见异常。SCC、CEA、AFP、CA199、CA125、CA15-3未见异常；盆腔CT：盆壁左侧髂外动脉旁见一椭圆形囊性低密度影（46mm×24mm×31mm），考虑淋巴管囊肿并感染；子宫直肠窝少量积液；右侧髂窝见类椭圆形囊性低密度影（50mm×63mm×62mm），考虑局部包裹积液并感染。

中医诊断：①发热；②癥瘕；③妇科癌。

西医诊断：①盆腔淋巴囊肿合并感染；②宫颈鳞状细胞癌（IA，中分化，伴脉管浸润）。

王小云教授诊治经过：

初诊：2018年12月16日。

望诊特点：精神疲倦，双目乏神，面色㿠白（参考图2-14），眼周黯滞（参考图2-65），唇黯（参考图2-49），手纹及指甲颜色发黯（参考图2-123）。

其他特点：发热（体温39.3℃），下腹隐痛，喜揉喜按，睡眠欠佳，大便稀烂。

舌脉象：舌黯，苔白腻，脉滑细，太阴脉、趺阳脉弱。

中医辨证：脾虚，湿瘀互结。

治法：健脾补虚，祛湿化瘀。

中药处方：

生黄芪 30g	党参 15g	当归 10g	三七片 15g
苍术 15g	土茯苓 30g	陈皮 15g	白花蛇舌草 25g
川芎 10g	生薏苡仁 25g	炒蒲黄（包煎）15g	

3剂，水煎服，每日1剂。

外敷中药：大黄、芒硝各100g封包，隔水蒸热后外敷左下腹20分钟，每天一次。

二诊：2016年12月20日。

病情变化：口服中药2天，发热下降，体温37～38℃，腹痛减轻，胸满而烦，大便量少，偏硬。望诊精神明显好转、面色萎黄减轻、眼周瘀紫较前减退。舌黯，苔薄黄，脉弦细。

中药处方：

柴胡 12g	黄芩 10g	芍药 10g	半夏 10g
枳实 10g	生姜 15g	大枣 10g	生大黄 3g

5 剂，水煎服，每日 1 剂。

三诊： 2016 年 12 月 26 日。

病情变化： 服中药后无发热 3 天，体温 36～36.7℃，无腹痛。望诊精神好、眼周微黯、面色正常、无萎黄之象。舌黯，苔微腻，脉细。

中药处方：

柴胡 20g	黄芩 10g	芍药 10g	法半夏 10g
枳实 10g	生姜 15g	大枣 10g	酒大黄 10g

4 剂，水煎服，每日 1 剂。

随访： 2017 年 1 月 1 日。

患者无发热及腹痛 9 天，复查盆腔 B 超检查：左附件液性包块（27mm×26mm×59mm），右附件无异常，予出院。

2017 年 2 月 1 日再次复诊，守上方加减，继续调治。

出院后体温一直正常，半年后 B 超复查，盆腔包块消失。

现随访已 4 年余，定期妇科 B 超：子宫大小正常，双附件未见异常。

（二）临证难点与疗效点评

1. **临证难点** 本病为宫颈癌手术化疗后因淋巴囊肿合并感染出现发热、腹痛，且热势持续较高，最高 39.3℃，在给予莫西沙星等抗感染治疗数天体温仍处于上升态势，患者同时出现神疲乏力等正虚不胜邪之象，如此发展下去，正气溃败，病情容易加重。

2. **疗效点评** 王小云教授用药 3 天热势开始下降，腹痛减轻，再用药 5 天体温恢复正常，腹痛消失，盆腔 B 超复查淋巴囊肿明显缩小，半年后再 B 超复查盆腔包块消失。王小云教授在患者危急、抗感染治疗未效情况下，精确辨治，使正复邪去，患者得安，遣方用药之妙效，令人叹服。

（三）名医解析

1. **望诊解病——核心病机分析** 患者虽然发热，但不见典型的身大热、汗大出、口大渴之类的实热之象，反而望见精神十分疲倦、双目乏神，面色萎黄，显现出一派正气衰败之象。缘于患者在经历了癌症消耗、手术攻伐、术后化疗讨伐，加上本次感染，正气在数次博弈中大伤，脾胃亏虚。脾为后天之本，生化之源，若脾虚失运，气血生化乏源，不能生化精血，则见正虚诸症。且患者腹痛喜揉喜按，大便偏烂，脉细滑，太阴脉及趺阳脉弱，均是正气亏虚之见证。李东垣在《内外伤辨惑论·饮食劳倦论》云："脾胃气虚……则气高而喘，身烦热，为头痛，为渴，而脉洪大……然而与外感风寒所得之证颇同而理异。内伤脾胃，乃伤其气；外感风寒，乃伤其形。"提出了脾胃亏虚，导致大热的现象。王小云教授辨识错综复杂之势，精确核心病机为脾虚为本，湿瘀互结为标，制定辨治法则，急挽正气为主，而速收良效。

二诊时，望见患者精神明显好转，面色萎黄较前改善，提示正气来复，发热转为低热为主，腹痛减轻，胸满而烦，大便由烂转硬，舌苔由白腻转黄，脉弦细。提示此时邪正交争，邪气偏胜，故按《金匮要略·腹满寒疝宿食病脉证治》所言"按之心下满痛者，此为实也……宜大柴胡汤"加减治之。

2. **治则及方药解析** 王小云教授认为治疗关键在于把握好纠正邪正胜负的时机，分阶段论治，当着力扶正气时则应强壮正气，当着力攻邪时当全力祛邪，重拳出击。患者初诊的第一个阶段，以脾气亏虚身大热为主，治疗首当补虚扶正以攻邪、甘温除大热为治法，才能抢得继续与邪气作战的机会，否则一味攻敌，只能节节溃败。健固正气的同时，也需注意患者盆腔液性包块、眼周瘀紫、唇黯、手纹及指甲颜色发黯、舌黯、苔白腻等湿瘀阻滞的邪实之象，补虚为主，不忘祛邪，佐以祛湿化瘀之品。

方中借鉴李东垣补中益气汤之意，以黄芪为君，以益气敛阳除热。臣以党参、苍术健脾祛湿，其中当归、川芎为血分之主药，合用称为佛手散，二者性温而味甘辛，以温能和血，甘能补血，辛能散血，共奏活血祛瘀养血之功。三七片、炒蒲黄化瘀散结止痛，为佐药。薏苡仁、陈皮理气利湿，白花蛇舌草清热解毒，为使药。诸药合用，共奏健脾祛湿，化瘀退热之功。正如《素问·至真要大论》所言："谨守病机，各司其属，有者求之，无者求之，盛者责之，虚者责之，必先五胜，疏其血气，令其调达，而致和平。此之谓也。"

二诊患者面色改善，大便稀烂消失，腹痛减轻，眼周瘀紫减退。以低热、腹痛、胸满而烦、便干为主，表明病邪已入阳明，有化热成实之象，给予大柴胡汤。方中用柴胡为君药，配臣药黄芩和解清热，以除少阳之邪。轻用大黄配枳实以内泻阳明热结，行气消痞，为臣药。芍药柔肝缓急止痛，与大黄相配可治腹中实痛，与枳实相伍可以理气和血；半夏和胃降逆，配伍生姜共为佐药。大枣与生姜相配，能和营卫而行津液，并调和脾胃，功兼使药。

三诊时患者热去腹痛止，继续给予大柴胡汤加减善后，其中易大黄为酒大黄，为阳明热结已消，重在取酒大黄增强活血祛瘀之功。

（四）结语

宫颈癌是最常见的女性生殖道恶性肿瘤，发病率在女性恶性肿瘤中居第二位，在某些发展中国家甚至位居首位。宫颈癌全球每年新发病例约50万，每年超过26万妇女死于宫颈癌。中国每年新发病例达13.15万，宫颈癌死亡人数每年约5.3万，约占全部女性恶性肿瘤死亡人数的18.4%。可见宫颈癌是危害我国女性健康与生命的重要疾病。

盆腔淋巴囊肿是宫颈癌术后较为常见的并发症，主要发生在手术后5~8天，发生率差异较大，文献报道约为2%~54%。由于囊肿的大小及其位置的不同常会出现相关的压迫症状，如盆腔及腰部疼痛、尿路梗阻、深静脉血栓形成等症状，另外还会通过血源性、淋巴管源性等发生感染出现发热、血象升高、甚至导致脓毒症等危及生命。严重影响患者术后的生活质量及心理健康。目前对于盆腔淋巴囊肿的治疗有两种方式超声介入、手术治疗和保守治疗，但对于症状性淋巴囊肿的治疗方法尚无没有规范、统一治疗措施。

由于恶性肿瘤病程长，性质恶，变化多端，并发症多，因此中医辨证多属虚实夹杂。难点在于根据不同时期症状恰当掌握标本虚实，灵活调整补虚祛实，以缓解患者症状，提高生存质量和生存率。王小云教授能通过望诊的"神"和"面色"，抓住正邪的核心病机，准确把握不同阶段的关键病机，给予分阶段的标本论治，在抗生素治疗未效的情况下，用纯中药内服外敷，最终邪去正安，病情得以舒缓。

八、胃痛（绒癌化疗后）

（一）病案

卞某，女，34 岁。就诊时间：2014 年 6 月 9 日。

主诉： 绒癌化疗后反复胃部胀痛 7 天。

现病史： 患者"因产后 11 个月出现不规则阴道出血"在外院诊断"滋养细胞肿瘤伴肺转移瘤"，于 2014 年 3 月、4 月、5 月在我院住院拟"绒癌 III 期"行三次化疗（先期行 5- 氟尿嘧啶（5-FU）+ 更生霉素（KSM），因 HCG 下降不理想，后改用 EMA-CO 方案治疗），第三次化疗结束日期为 5 月 21 日。化疗后复查血常规提示存在骨髓抑制，白细胞总数及血红蛋白降低，肝功能提示转氨酶升高，予对症升白细胞、护肝降酶后，转氨酶下降，但白细胞总数仍低，HCG 已降至正常范围。6 月 3 日开始出现持续性胃脘部胀痛不适，口服铝碳酸镁、多潘立酮、中药，吴茱萸外敷，症状未能缓解，严重困扰患者，延请王小云教授指导治疗。

既往史及婚育史： 既往无特殊病史。已婚育，工具避孕。

体格检查：

T：36.6℃，P：78 次 / min，R：18 次 / min，BP：113 / 54mmHg。

神清，精神可，形体中等，头发脱落，头顶皮肤见密集的黯斑点，面色黯滞无华，全身皮肤晦暗，心肺检查未及异常，全腹软，无压痛，无反跳痛，肝脾肋下未扪及，莫菲征（-），麦氏点压痛（-）。肠鸣音正常。双肾区无叩击痛。下肢内侧皮肤色黯，唇黯。舌淡黯，边有齿痕，苔白微腻，脉弦，重按无力。

妇科检查： 外阴正常，阴道通畅，分泌物量多，色黄，阴道壁及宫颈未见紫蓝结节，宫颈轻度柱状上皮异位，子宫前位，大小正常，质中，活动可，无压痛，双侧附件区未及异常包块，无压痛。

辅助检查：

2014 年 5 月 18 日我院妇科 B 超：子宫双侧附件无异常。

2014 年 5 月 18 日我院胸腹部 CT 示：①右肺上叶结节影（1.8cm × 1.7cm），结合病史，考虑转移瘤，较前缩小。②双肺叶少许纤维灶，右肺病灶较前增多、左肺病灶较前吸收。③肝 S4 段圆韧带旁低密度影，考虑假病灶，建议随访观察。④两侧附件区低密度影，考虑正常卵巢可能性大，请结合临床。

中医诊断：①胃痛；②伪胎。

西医诊断：①胃痛；②绒毛膜上皮癌（Ⅲ期，第二次化疗后）。

王小云教授诊治经过：

初诊：2014年6月9日。

望诊特点：形体中等，头发脱落，头顶皮肤见密集黧斑点，面色黧滞无华（参考图2-18），全身皮肤晦暗，下肢内侧皮肤色黧，唇黧（参考图2-49）。

其他特点：胃脘部胀痛，食入疼痛更明显，无呕吐吞酸，大便不通，无黑便，带下稍多质稀。腹部切诊无特殊。

舌脉象：舌淡黧，边有齿痕，苔白微腻，脉弦，重按无力。

中医辨证：阴寒内盛，瘀邪内阻。

治法：温阳散寒，理气祛瘀。

中药处方：

肉桂^{（焗服）}3g	乌药15g	生蒲黄^{（包煎）}15g	五灵脂15g
制川芎10g	当归15g	茯苓15g	五指毛桃30g
生甘草10g			

3剂，水煎服，每日1剂。

二诊：2014年6月12日。

病情变化：胃脘部胀痛明显缓解，食物后仍胃轻微胀痛，胃纳好转，小便正常，大便通调，无黑便，白带减少。望诊面色仍晦暗，肤色稍有华。舌黧，苔薄白，脉细。

效不更方，守前方3剂，水煎服，每日1剂。

随访：2014年6月15日。

患者服中药共5剂，胃脘胀痛消失，矢气多，胃纳如常，无特殊不适而出院。2014年6月30日、2014年7月15日分别又随访一次，患者无胃脘疼痛，胃纳正常，二便调。

（二）临证难点与疗效点评

1. **临证难点** 该患者属于继发于妊娠后的绒癌Ⅲ期，绒癌恶性程度较高，患者经历了3次化疗，且第二、三次化疗时启用了EMA-CO方案，属于相对疑难患者。此次化疗后5天开始出现胃痛症状，经西药制酸、止痛药、胃肠动力药、中药口服外敷均未能完全缓解。

2. 疗效点评　王小云教授3剂中药使患者胃痛减，5剂胃痛止，随诊胃痛未再复发。

（三）名医解析

1. 望诊解病——核心病机分析　王小云教授认为本病患者核心病机为阴寒内盛，瘀邪内阻。

患者化疗后出现胃脘痛，望诊见头顶皮肤密集黯斑点，面色黯滞无华，全身皮肤晦暗，下肢内侧皮肤色黯，头发尽脱，唇黯，舌淡黯，尽显一派气血不畅，瘀滞内阻之象。究其原因，绒癌Ⅲ期，病程较长，邪毒较重，损伤阳气，加之化疗重剂，更伤阳气，阳气不足，阴寒内生，寒主收引，凝滞气血，不通则痛，故见胃脘部疼痛；正如《素问·痹论》说："痛者，寒气多也，有寒故痛也。"又有"寒性凝滞而主痛"之说；头为诸阳之会，头顶出现密集黯斑，面色黯滞无华，是因阳气不能上达，血行不畅，瘀血阻滞引起；皮毛是一身之表，赖阳气的滋养和温煦，若阳气不足，阴寒凝结，瘀血阻滞，则及全身皮肤晦暗。唇黯，舌淡黯，切脉重按无力，综合诸症，是阴寒内盛、瘀邪内阻之见证。

2. 治则及方药解析　王教授针对阴寒内聚，瘀邪内阻病机，予温阳散寒，活血化瘀为治法，以调畅阳气，流通气血，通则不痛，故痛止病安。诚如《丹溪心法·心脾痛》所言："若明知身受寒气……当与温散或温利之药。"此外患者正气不足，当遵《金匮玉函要略辑义》所言："上中二焦所以受寒邪者，皆由于中气素虚也……故取辛热之品以散其邪，甘温之品以培其土。"

方中用大辛大热之肉桂以温经补阳，温助人体之肾阳，荡涤体内之阴寒，散寒止痛，肉桂能入血分，善清血中瘀血，乌药味辛气温，入足少阴肾经及阳明胃经，行气止痛，温肾散寒。《本草新编》谓其"性多走泄，能除诸冷。"王小云教授体会到乌药能通达三焦，共为君药。失笑散、佛手散能活血化瘀，助阳气通行血脉之力，为臣药；其中失笑散出自《太平惠民和剂局方》，该方主治瘀血停滞证，具有活血祛瘀、散结止痛之功效，临床上常用以治疗慢性胃炎、痛经、冠心病、宫外孕等属瘀血停滞之心腹刺痛、少腹急痛等症。《医宗金鉴·删补名医方论》对佛手散的论述是：

"命名不曰归芎，而曰佛手者，谓此方治妇人胎前、产后诸疾，如佛手之神妙也。"佛手散中的当归、川芎为血分之主药，性温而味甘辛，以温能和血，甘能补血，辛能散血，治疗血瘀疼痛也有良效。佐以五指毛桃、云苓、甘草以健脾益气，甘温补土，并防祛邪太过伤正。诸药合用，共奏温阳驱寒，活血化瘀，益气健脾之功。

（四）结语

妊娠滋养细胞疾病（GTD）是一组来源于胎盘滋养细胞的疾病，妇科绒膜癌是一种高度恶性肿瘤，绝大多数与妊娠有关，可继发于葡萄胎、流产、宫外孕、足月产之后。偶发于未婚女性的卵巢称为原发性绒癌。流行病学资料显示，葡萄胎在我国及亚洲一些地区较常见，发病率高达 2 / 1 000 次妊娠；欧洲和北美发病率通常小于 1 / 1 000 次妊娠。治疗以化疗或综合手术治疗为主，相比其他妇科恶性肿瘤，本病治愈率比较高。

中药在治疗本病的过程中主要起到增效减毒的作用。王小云教授抓住望诊所见的皮肤晦滞、巅顶密集瘀斑等特征表现，结合舌脉，准确判断阴寒内聚，瘀滞而痛是为核心病机，以肉桂、乌药温经散寒，佛手散合失笑散活血化瘀，从而速效缓解胃痛。中药运用得当，强有力地扶助患者正气，减低化疗药的副反应，以利于患者顺利完成化疗，提升生活质量，促进身体康复。

九、宫颈癌伴皮肤奇痒

（一）病案

邵某，女，60 岁。就诊时间：2015 年 3 月 10 日。

主诉：子宫颈癌术后 3 年，四肢皮疹奇痒伴失眠 1 个月。

现病史：患者因宫颈癌Ⅱb 期于 2012 年行宫颈癌根治手术，术后行后装照射放疗，近 1 个月出现四肢皮疹，奇痒无比，坐卧不安，焦虑烦躁，严重影响睡眠，伴短气懒言，食纳减退，全身困倦，头重如裹，带下量多，色黄质稀，小便正常，大便质硬，2～3 天一解。1 个月内多次到三甲医院皮肤科就诊，口服抗过敏药物，外涂糖皮质激素软膏，瘙痒症状不能缓解，痛苦万分，慕名求治于王小云教授。

既往史及婚育史：2012 年行宫颈癌根治手术。已婚育。

体格检查： 体温、血压正常，精神疲倦，体型偏胖，情绪焦躁，面色㿠白虚浮，声音低微，四肢皮肤见广泛斑点状皮疹，高于皮肤表面，大面积的抓痕糜损，无皮下紫癜。心肺、肝脾及腹部检查未及异常，四肢活动正常，神经系统检查未及异常。舌淡黯，苔白厚浊腻，脉滑细。

妇科检查： 外阴阴道萎缩，分泌物量多，色黄质稀，无异味，阴道残端无异常，宫颈、子宫缺如，无压痛。

辅助检查：

2015年2月血常规、肝肾功能检查未及异常，空腹血糖正常，血尿酸：461μmol／l；CA15-3：25.68U／ml，CA19-9、CA125、CEA、AFP均未及异常。

2015年3月7日妇科彩超检查：子宫加双附件切除术后征象，盆腔未见明显占位病变，未见积液。阴道残端TCT检查：萎缩性改变，HPV阴性。

中医诊断： ①皮痒症；②子宫颈癌。

西医诊断： ①瘙痒症；②宫颈恶性肿瘤（ⅡB期）。

王小云教授诊治经过：

初诊： 2015年3月10日。

望诊特点： 体型偏胖，面色㿠白虚浮（参考图2-14），精神疲倦，声音低微，焦虑面容，四肢皮肤见广泛斑点状皮疹，高于皮肤表面，抓痕糜损，带下量多，色黄质稀。

其他特点： 皮肤奇痒难忍，短气懒言，食纳减退，全身困倦，头重如裹，焦虑烦躁，睡眠难安，大便质硬，2~3天一次。

舌脉象： 舌淡黯，苔白厚浊腻，脉滑细。

中医辨证： 肺气不足，湿浊外泛。

治法： 宣肺健脾，利湿化浊。

中药处方：

石菖蒲 15g	茯苓 15g	鸡蛋花 15g	大腹皮 15g
前胡 10g	赤芍 15g	苍术 10g	五指毛桃 15g

7剂，水煎服，每日1剂。

二诊： 2015年3月17日。

病情变化： 患者服中药7剂，奇痒明显减轻，望诊见四肢皮疹消退约三分之一，精神好转，焦虑面容消失，面色仍㿠白，虚浮消，带下量减少，全身困倦乏力症状减轻一半，交谈对答积极主动，胃纳好转，睡眠改善，易醒，大便质烂，每天一次，小便正常。舌淡黯，苔中根部白腻，脉滑细。

中药处方：

白术 15g	五指毛桃 30g	当归 10g	紫苏 10g
香附 10g	夜交藤 15g	黄精 15g	桂枝 10g

7剂，水煎服，每日1剂。

三诊： 2015年3月24日。

病情变化： 望诊皮肤痒疹基本消退，皮肤干燥，面色红润，精神好，全身困倦、头重如裹症状消失，食纳正常，口干喜饮，睡眠可，多梦，带下正常，大便正常，每天一次，小便正常。舌偏黯，苔白稍厚，脉弦细。

中药处方：

杜仲 30g	枸杞 15g	熟地黄 30g	白术 15g
生黄芪 15g	狗脊 15g	香附 10g	百合 15g

7剂，水煎服，每日1剂。

随访： 2015年4月14日。

患者四肢皮屑已蜕完，皮肤平滑光洁，食欲正常，睡眠安好，大便正常通畅，小便正常。

此后继续随访1年，未见复发。

（二）临证难点与疗效点评

1. **临证难点** 本例为宫颈癌手术放疗后，出现皮肤奇痒，因症状较重，外院辗转求医，激素治疗不能止痒，严重困扰患者生活，导致情绪焦虑、严重失眠。因奇痒难忍，皮肤已经抓痕糜损。

2. **疗效点评** 王小云教授接诊后，服药7天，患者皮疹即消退三分之一，奇痒明显缓解，情绪稳定，能够入睡；共就诊3次，瘙痒全消，糜损痊愈。至随访，皮肤平滑光洁，二便规律，恢复常人，真正是"药到痒消"。

（三）名医解析

如此奇痒难忍之症，激素都奈何不了，王教授却以清灵奇巧的八味中药，轻松解决了患者焦虑难耐之苦。

1. 望诊解病——核心病机分析　皮肤奇痒，常规思维往往将治疗重心放在皮痒标症上，仅仅针对皮肤治疗，难以奏效。王教授认为该病看似棘手，其实只要抓住核心病机，用药准确，必见疗效。综合分析，王教授认为本例的核心病机为肺气不足，湿浊外泛。

虽病在皮肤，但主要病机与脏腑功能失调有关，王教授望诊技巧主要抓住四点：一望"神"，患者精神疲倦，焦虑面容，声音低微，伴短气懒言，初步判断肺气不足所致；二望"形"，体型偏胖，面色㿠白虚浮，乃与肺气不足，无力宣降水行，湿气停留，泛于肌肤从而引起形体变化；三望"局部"，针对本例既是皮肤的改变。中医认为肺主皮毛，肺气宣发，可以起到"温分肉，充皮肤，肥腠理，司开阖"的作用。清代唐宗海《中西汇通医经精义·五脏所属》云："皮毛属肺，肺多孔窍以行气。而皮毛尽是孔窍，所以宣肺气，使出于皮毛而卫外也。"患者肺气不足，不能宣发卫气，输精于皮毛，故容易遭受邪气侵袭，肌肤出现瘙痒皮疹。正如《素问·咳论》所云："皮毛者，肺之合也，皮毛先受邪气，邪气以从其合也。"此外，还需注意肺与大肠相表里，肺气不宣，腑气不通，排泄不畅，邪无出路，邪走皮毛，则又是加重皮肤瘙痒的重要原因；另外，脾主运化，脾土生金；若脾虚水湿代谢障碍，水湿内停，加上土虚化金不足，水湿难化，溢于肌肤，瘙痒更甚难愈。四望"舌"，舌淡黯，苔白厚浊腻，是气虚湿浊外泛之见证。

2. 治则及方药解析　王教授抓住"肺主皮毛""肺与大肠相表里"的主要机制，以补气宣肺、祛湿化浊为大法，先以理气、祛湿、通腑治其标，再以益气宣肺，培土生金固其本，促进皮疹消退。

患者初诊辨证湿浊外泛明显，本着"急则治其标，缓则治其本"的原则，以理气化湿为主。方中用大腹皮以行气导滞、利水消肿，石菖蒲化湿和胃、开窍宁神，鸡蛋花润肺、利湿、解毒，后者配合大腹皮，能增强理气行滞，通畅腑气，祛除湿浊的作用，共为君药。前胡开宣肺气、助气机运行、行气化湿，苍术燥湿健脾、祛风湿，为臣药。湿邪易阻气机，导致血行不畅，故用赤芍以活血祛瘀、疏通脉络，五指毛桃健脾补肺、行气利湿、舒经活络，为佐药。茯苓利水渗湿、健脾安神，为使药。由此，湿邪可除，正气可复。

二诊时湿浊之邪已祛，加强健脾益气固本，以防正虚邪复。重用五指毛桃并配用白术健脾益气化湿，当归、黄精补肾养血，予夜交藤、桂枝等藤枝类药物通络祛风，香附理气活血，共奏活血行气、祛风通络之效。三诊在前方基础上，重用熟地、杜仲补肾滋阴，使得"金水相生"，配以狗脊、枸杞补肾祛风，黄芪、白术益肺健脾；百合宁心安神，随症化裁，使肺气充足，湿气以除，肠道腑气通畅，邪有出路，故顽疾除之。

（四）结语

皮肤瘙痒症是一种由多种内外因素引起的仅有皮肤瘙痒症状而无原发性皮肤损害的皮肤病。多见于老年人，多数为良性病程，但病因较为复杂，通常认为与气候干燥、过敏、肝肾疾病等有关。其发病率随年龄增加而逐渐升高，国外流行病学研究显示，65 岁患者发病率为 12%，85 岁以上患者发病率为 20%。

而恶性肿瘤患者以皮肤瘙痒症成为就诊的首发症状，推测其发病机制：①肿瘤组织产生的组胺、癌胚蛋白等生物活性物质的释放刺激机体感觉神经末梢所引起；②肿瘤组织或放疗引起的免疫反应或自身免疫反应导致机体其他组织细胞溶解、释放炎性介质所引起。

患者为宫颈癌手术且放疗后出现皮肤瘙痒，奇痒难忍，多处辗转求医，中西医结合治疗效果不佳。王小云教授从望神、望形、望局部、望舌，司外揣内，以"肺主皮毛""肺与大肠相表里"为辨证依据，抓住其核心病机，益气宣肺，培土生金，利湿通腑，一宣一泄，从而获效。

十、会阴淋巴水肿（子宫内膜癌手术化疗后）

（一）病案

黎某，女，60 岁。就诊时间：2019 年 2 月 23 日。

主诉：宫颈癌术后 8 个月余、术后放化疗后 4 个月，阴部肿痛 3 个月。

现病史：患者因"绝经 10 年阴道异常排液"于 2018 年 5 月宫颈活检提示宫颈乳头状鳞状细胞癌（临床分期ⅡA 期），2018 年 5 月 23 日行 TC 方案新辅助化疗后于

2018年6月11日行腹腔镜下子宫广泛根治性切除术＋盆腔淋巴结清扫术，术后病理提示：宫颈鳞状细胞癌（中分化），病理学分期：pT2a2，pNO，pMx[FIGO ⅡA2]。6月26日至7月24日共25次盆腔放射治疗；9～10月分别行TC方案化疗，放疗及化疗过程顺利。2程化疗结束复查血常规，提示骨髓抑制，予重组人粒细胞刺激因子升白细胞及对症处理。2018年11月患者出现阴阜、大阴唇红肿疼痛，曾在西医三甲医院就诊治疗，未见改善，在某中医院予清热利湿消肿中药内服，四黄水蜜膏外敷后疼痛缓解，但肿胀未见明显改善，收入院中西医结合治疗效果不明显。

既往史及婚育史： 无其他特殊疾病。已婚育。

体格检查：

T：36.5℃，P：80次／min，R：18次／min，BP：143／90mmHg。

生命体征平稳，精神疲倦，形体偏瘦，面色萎黄无华，心肺、肝脾检查未及异常，全腹软，无明显压痛、反跳痛，四肢活动正常，全身浅表淋巴结未及肿大。舌淡黯，苔薄白，脉沉细。

妇科检查： 阴阜、大阴唇肿胀，皮肤韧厚，皮色偏黯，肤温偏低，压之皮肤略紧绷，无凹陷感，阴道通畅，阴道残端愈合可，盆腔未及肿物，无触痛。

辅助检查：

2018年6月12日手术病理结果：宫颈鳞状细胞癌，中分化。病理学分期：pT2a2，pNO，pMx[FIGO ⅡA2]。

2018年9月27日盆腔MR平扫＋增强：①宫颈癌切除术后复查，子宫缺如，局部未见肿瘤复发征象；②下腹部皮下脂肪层水肿，双侧髂腰肌后缘少量积液。

2018年10月23日血常规（升白细胞治疗后2天）：WBC：2.31×10^9／L，NE：1.26×10^9／L，Hb：105g／L，RBC：3.91×10^{12}／L，PLT：300×10^9／L。

中医诊断： ①阴肿；②妇科癌。

西医诊断： ①淋巴水肿；②手术后恶性肿瘤化学治疗；③宫颈恶性肿瘤乳头状鳞状细胞癌（FIGO ⅡA，子宫广泛根治性切除术后）；④化疗后骨髓抑制。

王小云教授诊治经过：

初诊： 2019年2月23日。

望诊特点： 精神疲倦，形体偏瘦，面色萎黄无华（参考图2-16），阴阜、大阴唇肿胀，皮肤韧厚，皮色偏黯。

其他特点： 胃纳可，大便偏硬，外阴肤温偏低，压之皮肤略紧绷，无凹陷感，睡眠欠佳。

舌脉象： 舌淡黯，苔薄白（参考图2-76），脉沉细。

中医辨证： 气血两虚，气机郁滞。

治法： 补益气血，理气行滞。

中药内服处方：

生黄芪 30g	土炒白术 30g	茯苓 15g	紫河车 30g
陈皮 25g	大腹皮 15g	当归 15g	炒薏仁 15g

3剂，水煎内服，每日1剂。

中药外用处方：

酒大黄 30g	川芎 30g	厚朴 30g	大腹皮 30g
芒硝^(冲) 30g	茯苓 60g		

芒硝(冲)30g　茯苓60g

3剂，水煎浸泡外阴，每次20分钟，一日2次。

随访： 2019年2月27日。

患者经3天中药治疗后阴阜及大阴唇肿胀消失，外阴肤温正常，皮色稍偏黯，皮肤略感紧绷感，精神明显改善，面色有光泽，大便正常，睡眠改善，继续中药巩固治疗。

出院后1个月、3个月复诊，检查：外阴未见肿胀疼痛，皮肤颜色恢复正常，弹性稍逊。

（二）临证难点与疗效点评

1. **临证难点** 本例患者为宫颈癌手术加放疗后开始出现阴阜、大阴唇肿胀，考虑与放疗后并发症有关，引起淋巴管狭窄、闭塞、局部淋巴管纤维化，使局部及远端淋巴回流受阻而引起局部组织肿胀，目前此病暂无特效疗法，患者经中西医治疗阴部虽红痛消失，但肿胀持续2个月难消，患者倍感不适，也加重其心理负担，影响下一次化疗的疗前评估，令人倍感棘手。

2. **疗效点评** 本患者外阴肿胀2个月未消，中西医治疗未能消肿，王教授诊治后中药内服外敷3天局部肿胀消失，谓之疗效奇速。3个月后随访病无复发。

（三）名医解析

1. **望诊解病——核心病机分析** 王小云教授对本病的辨证主要抓住2个特点。第一是整体特点。本病例望诊见精神疲倦，形体偏瘦，面色萎黄无华，舌淡，结合脉细乃一派正气不足，气血亏虚之象。第二是局部病变特点。外阴局部，虽肿胀，但无潮红，皮色偏黯，局部肤温偏低，可排除实热证所致肿胀，如《素问·刺志论》说"气实者，热也；气虚者，寒也"，此可解释为何入院后予清热利湿消肿之剂并未取效之缘由。

王教授给患者检查是特别注意会阴部位，按压皮肤紧绷而无凹陷感，提示为气滞肿胀而非水湿潴留，然患者既为气血亏虚，何以局部气滞肿胀？《丹溪心法·水肿》云："气肿者，皮厚，四肢瘦削。"张景岳言"气之在人，和则为正气，不和则为邪气"（《类经·情志九气》）。考虑患者历经手术及多次放疗、化疗，正气大伤，气血亏虚，故阴部肿胀持续难消；"气行则血行""气虚则血滞"，气虚推动无力，容易导致气行不畅，气血阻滞，结于局部，故见会阴局部肿胀，压之紧绷而无凹陷，皮色偏黯；气血亏虚，形体失于濡养，而见形体偏瘦，疲倦乏力；气血虚不荣颜面，则面色萎黄无华，舌淡。气血亏虚脉管不充，血行无力，故见脉沉细。分析诸证，可见核心病机为正气不足，气滞而肿。

2. **治则及方药解析** 患者正气不足，气血虚弱，气阻局部而成病，"虚则补之"，故治疗当大补气血，健脾益气，行气消滞。

方中重用黄芪、白术、陈皮，健脾益气行气，一方面大振中土助气血生化，另一方面健脾行气消滞，为君药。紫河车甘、咸、温，有益气养血、补肾益精之功，此患者大虚之体，非血肉有情之品气血难以速生，当归补血活血，佐紫河车补气养血，又助大腹皮、陈皮行气消滞，大腹皮佐陈皮加强行气消滞之功，为臣药。茯苓、炒薏仁健脾利湿，水道通畅，则气机易行，为佐药。同时外用酒大黄、川芎活血化瘀，厚朴、大腹皮理气行滞、化瘀利湿，芒硝、大剂量茯苓软坚散结，共奏行气化瘀散结之功。中药内服外敷共奏补益气血，理气行滞之功。气血生而气行有力，气机得运则局部肿胀消除。本患者若按一般常理，认为肿胀为气滞血瘀或气滞湿阻，单用行气化瘀或行气化湿，则断难速效，且易犯"虚虚实实"之戒，犹如"涸泽而渔"。

（四）结语

宫颈癌同步放、化疗发生淋巴水肿的主要机制是手术放疗损伤了淋巴系统，表现为毛细淋巴管和小淋巴管闭塞、大淋巴管狭窄、淋巴结萎缩或淋巴系统周围组织纤维化，使淋巴回流受阻，部分淋巴液进入组织间隙导致水肿的发生。大部分以下肢淋巴水肿为主，部分伴有阴部肿胀。由于淋巴水肿没有统一的评估和诊断标准，不同文献中的宫颈癌患者治疗后淋巴水肿发生率不同，在 2.3%～47.6% 波动，差异较大。因其病症的特殊性和顽固性，目前在临床上暂无特效治疗方法。

中医药注重个体化的整体观念和辨证论治，王小云教授善于望患者的整体特点与局部病变特征，综合分析，辨证论治，准确判断核心病机，以内外合治的中医综合疗法调治，内服中药补虚为主，培本固元；外用中药行气消滞，避免祛邪伤正，共奏扶正消滞之效。

十一、面部斑疹

（一）病案

黄某，女性，41岁。就诊时间：2018年12月10日。

主诉： 面部红色斑疹1周

现病史： 患者1周前因熬夜两颊中部出现红色斑块，触之皮肤稍隆起，局部少许瘙痒，无灼热疼痛，无发热，皮肤科检查诊断过敏性皮疹，予清热凉血中药内服一周，并外擦皮肤科抗过敏药物均未见改善，严重影响患者容颜，颇为困扰。

中医诊断： 斑疹。

西医诊断： 过敏性皮炎。

王小云教授诊治经过：

初诊： 2018年12月10日。

望诊特点： 两面颊颧区下方出现大片状红色斑块，触之皮肤稍隆起，两手小鱼际下部皮肤发红（参考图2-128）。

其他特点： 局部少许瘙痒，口气异味，大便不畅，黏腻，小便色黄，睡眠可。

舌脉象： 舌质红，苔黄腻（参考图2-86），脉弦滑。

中医辨证：大肠湿热。

治法：清肠腑，利热湿。

中药处方：

鸡蛋花25g，煮水代茶，1剂，内服。

患者当天晚上将鸡蛋花加水800ml，煎煮成300ml，分2次服下，大便通畅，稀烂、气臭。第二天晨起竟然发现两颊红斑消失。

第二天睡前再取鸡蛋花15g，煎水内服，巩固疗效。

随访：停药至今2年余，皮疹未见复发，面部皮肤较前更加光滑、细腻、红润光泽。

（二）临证难点与疗效点评

1. 临证难点　本病患者熬夜后出现面部斑疹，口服及外擦皮肤科抗过敏药物1周未见改善，虽病不致痛痒，但恐有毁容颜，使患者十分焦虑害怕。

2. 疗效点评　一般过敏性皮炎用抗过敏药物均有效，本例患者用药1周未见改善，而王小云教授用单味岭南草药1剂，即药到病除，疗效神速。

（三）名医解析

1. 望诊解病——核心病机分析　在面部、手部与脏腑对应关系中，两颊颧区下方及手的小鱼际均属于大肠所主。王小云教授望诊患者面部两颊中部凸起红色斑疹，两手小鱼际下部皮肤发红，舌红，苔黄腻，伴大便不畅、黏腻，即考虑为大肠湿热所致，湿热蕴结大肠，下泻不畅，热性上炎，沿经络上溢于面手肌表，故见面部红色斑疹，手小鱼际发红。

2. 治则及方药解析　王教授根据"热则清之""湿则利之"的原则，嘱咐患者服用单味岭南草药——鸡蛋花，可以1～2天痊愈，且面上斑疹不留痕迹。果然迅速痊愈，患者不胜感激。鸡蛋花是岭南草药，为广东著名五花茶中的五花之一，性凉，味甘淡，归大肠和胃经，具有润肺解毒，清热利湿，滑肠解暑的功效，可以内清湿热，外解表热。主治湿热黄疸、泄泻痢疾、尿路结石、夏月感冒夹湿热之证。据王教授经验，成人每次20～30g，煎水顿服，可以润肺、清肌表之热，祛除大肠湿热，疗效极佳，但需中病即止。

（四）结语

面部、手部与脏腑功能密切相关，当脏腑功能紊乱，发生病变时可在面部和手部的特定区域找到反应点。王小云教授根据多年临床经验，将面部望诊分为三部，其中以眉毛以下至鼻翼以上为面中焦，对应人体的中焦，主要反映人体中焦脏器，如脾胃、肝胆、大小肠等信息。若鼻头潮红，提示脾胃湿热；若两颊上部潮红或红斑，提示大肠湿热；若鼻子中部潮红或红斑，多提示肝胆郁热。"有诸内者形诸外"，通过望诊，包括望面部、耳部、手部与脏腑的对应处变化，可以化繁为简，抓住病症的主要矛盾，使临证疑难容易迎刃而解，药到病除。

参考文献

[1] 段素社, 赵艳, 周焕荣, 等. 用现代科学手段丰富中医望诊内容 [A]// 中国中西医结合学会消化系统疾病专业委员会. 第二十九届全国中西医结合消化系统疾病学术会议论文集 [C]. 成都: 中国中西医结合学会, 2017: 2.

[2] 郑洪新. 中医基础理论 [M]. 10 版. 北京: 中国中医药出版社, 2016.

[3] 李灿东. 中医诊断学 [M]. 10 版. 北京: 中国中医药出版社, 2016.

[4] 谢幸, 孔北华, 段涛. 妇产科学 [M]. 9 版. 北京: 人民卫生出版社, 2018.

[5] 闫周丹. 补肾调周结合低剂量雌孕激素序贯疗法治疗青春期无排卵性异常子宫出血的临床研究 [D]. 南京: 南京中医药大学, 2016.

[6] 傅山. 傅青主女科 [M]. 北京: 人民卫生出版社, 2006.

[7] 陈乐真. 妇产科诊断病理学 [M]. 2 版. 北京: 人民军医出版社, 2010.

[8] 董明理, 田爽, 张云鹤, 等. 子宫内膜增生症的组织学特点与临床治疗进展 [J]. 中国医刊, 2017, 52 (9): 36-40.

[9] 卢敏. 中医治疗原发性痛经概况 [J]. 中外女性健康研究, 2018, (16): 16-17, 33.

[10] 王小云, 黄健玲. 中西医结合妇产科学 [M]. 3 版. 北京: 科学出版社, 2017.

[11] MAURER E R, SCHAAL J A, MENDEZ F L JR. Chronic recurring spontaneous pneumothorax due to endometriosis of the diaphragm[J]. J Am Med Assoc, 1958, 168(15): 2013-2014.

[12] LILLINGTON G A, MITCHELL S P, WOOD G A. Catamenial pneumothorax[J]. JAMA, 1972, 219(10): 1328-1332.

[13] SCHOENFELD A, ZIV E, ZEELEL Y, et al. Catamenial pneumothorax—a literature review and report of an unusual case [J]. Obstetr Gynecol Surg, 1986, 41(1): 20-24.

[14] 范晨伊. 王秀霞教授治疗肝郁型经行头痛的临床观察 [D]. 哈尔滨: 黑龙江中医药大学, 2018.

[15] 陈子江, 田秦杰, 乔杰, 等. 早发性卵巢功能不全的临床诊疗中国专家共识 [J]. 中华妇产科杂志, 2017, 52 (9): 577-581.

[16] 陈畅乾, 王小云. 王小云巧用祝由综合治疗疑难杂病经验采撷 [J]. 中华中医

药杂志，2017，32（12）：5409-5411.

[17] European Society for Human Reproduction and Embryology (ESHRE) Guideline Group on POI, WEBBER L, DAVIES M, et al. ESHRE Guideline: management of women with premature ovarian insufficiency[J]. Hum Reprod, 2016, 31(5): 926-937.

[18] 中华中医药学会. 中医妇科常见病诊疗指南 [M]. 北京：中国中医药出版社，2012.

[19] 金勤，黄铖，花琪，等. 更年期门诊妇女绝经综合征与抑郁症状相关性的初步研究 [J]. 中华生殖与避孕杂志，2018，38（6）：441-447.

[20] 覃晓燕，赵利华，麦威. 更年期女性中医体质与焦虑、抑郁的相关性研究 [J]. 贵阳中医学院学报，2018，40（1）：64-68.

[21] 文彩玉珠，刘亚飞，张红星，等. 针灸治疗围绝经期潮热出汗的研究进展 [J]. 湖北中医药大学学报，2016，18（1）：110-113.

[22] 袁瑞丽，樊新荣. 从"胃不和则卧不安"理论探讨失眠的辨证论治 [J]. 医学综述，2020，26（4）：748-752, 757.

[23] North American Menopause Society. Management of symptomatic vulvovaginal atrophy: 2013 position statement of the North American Menopause Society[J]. Menopause, 2013, 20(9):888-902.

[24] 绝经生殖泌尿综合征临床诊疗共识专家组. 绝经生殖泌尿综合征临床诊疗专家共识 [J]. 中华妇产科杂志，2020，55（10）：659-666.

[25] CARP H J. Progestogens in the prevention of miscarriage[J]. Horm Mol Biol Clin Investig, 2016, 27(2): 55-62.

[26] 陈子江，林其德，王谢桐，等. 孕激素维持早期妊娠及防治流产的中国专家共识 [J]. 中华妇产科杂 2016，51（7）：481-483.

[27] 尚宝兰. 关于宫外孕保守治疗研究进展分析 [J]. 医学信息，2017，30（8）：17-18.

[28] 辛虹，黄静，王璐璐. 2018 年美国妇产科医师学会实践简报：妊娠期恶心呕吐（No.189）解读 [J]. 医学研究与教育，2018，35（3）：6-19.

[29] 朱敏，王小云. 王小云治疗木火刑金之"子嗽"的临证经验 [J]. 湖北中医药大学学报，2015，17（5）：99-100.

[30] 谢幸，孔北华，段涛. 妇产科学 [M]. 9 版. 北京：人民卫生出版社，2018.

[31] 王彩珊，王朝红. 产后缺乳治疗研究进展 [J]. 中国妇幼保健，2016，31（10）：

2232-2234.

[32] 安冬，周晨，董元魁，等. 中医药治疗产后缺乳的研究进展 [J]. 针灸临床杂志，2017，33（5）：81-84.

[33] 产后抑郁防治指南撰写专家组. 产后抑郁障碍防治指南的专家共识（基于产科和社区医生）[J]. 中国妇产科临床杂志，2014，15（6）：572-576.

[34] 刘晓玲，刘红梅，刘寨华. 产褥期抑郁症的中西医诊治进展 [J]. 中国中医基础医学杂志，2017，23（10）：1495-1498.

[35] 傅金英，王冰玉，胡俊攀. 益气化瘀、消癥杀胚法治疗胎盘植入 [J]. 中医学报，2020，35（2）：412-414.

[36] 冯璇，王小云. 王小云活血化瘀法治疗胎盘植入经验采撷 [J]. 辽宁中医杂志，2014，41（10）：2066-2067.

[37] 栾彩霞. 不同内膜准备方案对薄型子宫内膜患者冷冻胚胎移植临床结局的影响 [J]. 中国医药指南，2019，17（1）：79-80.

[38] 李军，李永香，杨娜，等. 中医药应用于辅助生殖技术中改善卵巢储备功能和子宫内膜容受性效果观察 [J]. 中国现代药物应用，2018，12（21）：206-208.

[39] 钟素琴. 滋肾活血方治疗肾虚血瘀型卵巢早衰的临床研究 [J]. 中国中医药现代远程教育，2019，17（1）：76-78.

[40] 王焱平，张钦昌，王振焕. 五子衍宗丸联合针刺治疗男性不育症临床观察 [J]. 实用中医药杂志，2018，34（12）：1415-1416.

[41] 王旭初，郑加涛，马建新，等. 四子种玉胶囊治疗弱畸精症的卫生经济学研究 [J]. 中国处方药，2019，17（12）：9-10.

[42] 朱敏，骆赟韵，王小云. 王小云治疗盆腔包裹性积液验案介绍 [J]，新中医，2016，48（3）：202-204.

[43] 沈宇凤，付金荣. 中西医治疗慢性盆腔疼痛研究进展 [J]. 江西中医药，2017，48（5）：72-75.

[44] 中华医学会妇产科学分会子宫内膜异位症协作组. 子宫内膜异位症的诊治指南 [J]. 中华妇产科杂志，2015，50（3）：161-169.

[45] 邢春英. 免疫细胞疗法治疗晚期卵巢癌患者的临床疗效分析 [J]. 中国药物经济学，2018，13（10）：102-104.

[46] 高庆蕾，孔北华，尹如铁，等. PARP 抑制剂治疗复发性卵巢癌专家共识 [J]. 现代妇产科进展，2018，27（10）：721-725.

[47] TORRE L A, BRAY F, SIEGEL R L, et al. Global cancer statistics, 2012[J]. CA: A Cancer Journal for Clinicians, 2015, 65(2):87-108.

[48] CHEN W, ZHENG R, BAADE P D, et al. Cancer statistics in China, 2015[J]. CA: A Cancer Journal for Clinicians, 2016, 66(2):115-132.

[49] 王珏，杜琰，王烨菁，等. 2002—2011 年上海市原卢湾区居民卵巢癌的发病和死亡资料分析 [J]. 中国癌症杂志，2018，28（6）：407-410.

[50] 康姣姣，方朝义，刘童童，等. 基于伏邪理论探讨癌性发热的辨证论治 [J]. 河北中医药学报，2019，34（4）：7-9，14.

[51] 刘萍. 中国大陆 13 年宫颈癌临床流行病学大数据评价 [J]. 中国实用妇科与产科杂志，2018，34（1）：41-45.

[52] 何秀丽，兰竹，孔德娜，等. 超声介入治疗妇科恶性肿瘤术后盆腔淋巴囊肿的疗效分析 [J]. 中国临床医学影像杂志，2013，24（9）：668-669.

[53] 韩丽萍，侯娜，高美，等. 盆腔淋巴结清扫术后盆腔淋巴囊肿预防探讨 [J]. 国际妇产科学杂志，2012，39（2）：202-205.

[54] 黄思哲，易玉萍，张瑛，等. 超声介入治疗妇科恶性肿瘤术后盆腔淋巴囊肿的疗效分析 [J]. 实用妇科内分泌电子杂志，2018，5（33）：91，93.

[55] 向阳，周琦，吴小华，等. 妊娠滋养细胞疾病诊断与治疗指南（第四版）[J]. 中国实用妇科与产科杂志，2018，34（9）：994-1001.

[56] YALÇIN B, TAMER E, TOY G G, 等. 老年患者皮肤病患病率：对 4099 例老年患者的分析 [J]. 世界核心医学期刊文摘（皮肤病学分册），2006，（10）：51.

[57] 朱霄霄，翟晓翔. 从"肺主皮毛"论清燥救肺汤治疗皮肤病 [J]. 浙江中医杂志，2018，53（8）：613-614.

[58] 赵辨. 中国临床皮肤病学 [M]. 2 版. 南京：江苏科学技术出版社，2017.

[59] 王霞，丁焱. 宫颈癌术后下肢淋巴水肿的研究进展 [J]. 护理研究，2014，28（9）：3209-3212.

[60] 苏伟才，梁雅楠，路虹，等. 宫颈癌患者治疗后下肢淋巴水肿的调查分析 [J]. 中国肿瘤临床与康复，2018，25（11）：1314-1316.